5-7, rue de l'Ecole-Polytechnique, 75005 Paris

www.harmattan.fr

ISBN : 978-2-343-13452-9
EAN : 9782343134529

La thérapeutique de Fracastor

Lexique des médicaments

Acteurs de la Science

Fondée par Richard Moreau,
professeur honoraire à l'Université de Paris XII
Dirigée par Claude Brezinski et Roger Teyssou

La collection Acteurs de la Science est consacrée à des études sur les acteurs de l'épopée scientifique moderne ; à des inédits et à des réimpressions de mémoires scientifiques anciens ; à des textes consacrés en leur temps à de grands savants par leurs pairs ; à des évaluations sur les découvertes les plus marquantes et la pratique de la Science.

Dernières parutions

Roger TEYSSOU, *Jérôme Fracastor (1478-1553), De la nature des choses à la nature des germes,* 2017.

Alain GIRET, *Les températures et l'effet de serre. Essai sur l'histoire et l'avenir du climat,* 2017.

Edouard PÉLISSIER, *Ambroise Paré. Chirurgien des soldats et des rois (1510-1590)*, 2017.

Letizia JOUFFROY, *Bach et Händel, Deux musiciens illustres dans le noir, Les barbiers à l'aube de la chirurgie*, 2016.

Michel ROUFFET, *Mais comment en est-on arrivé là ? La terre de 4000 à 4,5 milliards d'années,* 2016.

Roger TEYSSOU, *Jean Wier. Des dieux, des démons, des sorcières,* 2016..

Sofiane BOUHDIBA, *Pavillon jaune, Histoire de la Quarantaine, de la Peste à Ebola,* 2016.

François DEMARD, Pierre MANDRILLON, *Dans l'œil du cyclotron,* 2016.

Gilles GROS, *Pierre Fauchard, ce génie de l'épistémologie en art dentaire*, 2016.

Robert LOCQUENEUX, *L'électricité au Siècle des lumières. Nollet, Franklin & les autres,* 2016.

Jean PERDIJON, *Les physiciens sont-ils des intellectuels ? Petit traité (illustré) de culture physique*, 2016.

Francis WEILL, *Folie du monde et vertige des religions : mémoires d'un vieux médecin,* 2016.

Jean Dominique BOURZAT, *Une dynastie de serruriers à la cour de Versailles. Les Gamain*, 2016.

Roger Teyssou

La thérapeutique de Fracastor

Lexique des médicaments

L'Harmattan

Du même auteur

Jean Wier, Des dieux, des démons, des sorcières, Editions L'Harmattan, 2016.

Orfila, le doyen magnifique et les grands procès criminels au XIX^è^ siècle, El decano magnifico, Editions L'Harmattan, 2015.

Freud, médecin imaginaire... d'un malade imaginé, Editions l'Harmattan, 2014.

Une histoire de la circulation du sang, Harvey, Riolan et les autres... Des hommes de cœur, presque tous, Editions l'Harmattan, 2014.

Paul Sollier contre Sigmund Freud, l'hystérie démaquillée, Editions l'Harmattan, 2013.

Gabriel Andral, la médecine dans le sang. Un pionnier de l'hématologie, Editions l'Harmattan, 2012.

Charcot, Freud et l'hystérie, Editions l'Harmattan, 2012.

L'aigle et le caducée. Médecins et chirurgiens de la Révolution et de l'Empire, Editions L'Harmattan, 2011.

Une histoire de l'ulcère gastro-duodénal. Le pourquoi et le comment, Editions L'Harmattan, 2009.

Dictionnaire des médecins, chirurgiens et anatomistes de la Renaissance, Editions L'Harmattan, 2009.

Dictionnaire mémorable des remèdes d'autrefois, Editions L'Harmattan, 2007.

Quatre siècles de thérapeutique médicale du XVIe au XIXe siècle en Europe, Editions L'Harmattan, 2007.

La Médecine à la Renaissance, Editions L'Harmattan, 2002.

Nam si de nihilo fierent, ex omnibu'rebus omne genus nasci posset, nil semine egeret. (Si le néant les eût enfantés, tous les corps seraient à même de produire toutes les espèces ; à aucun il ne faudrait de semence).
Lucrèce (-99/-55), *De rerum natura,* Nisard, Paris, 1843, livre **I**, 11, vers 160-161.

Ah ! Si la génération spontanée était possible ! Si on pouvait créer de toute pièce, faire sortir de la matière minérale inactive une cellule vivante, combien il serait plus facile de lui donner une direction, de faire entrer dans sa substance, et par là dans ses manifestations vitales, ces dissymétries prévues dont nous parlions plus haut.
Duclaux E., *Pasteur, Histoire d'un esprit*, Paris, 1896, 67.

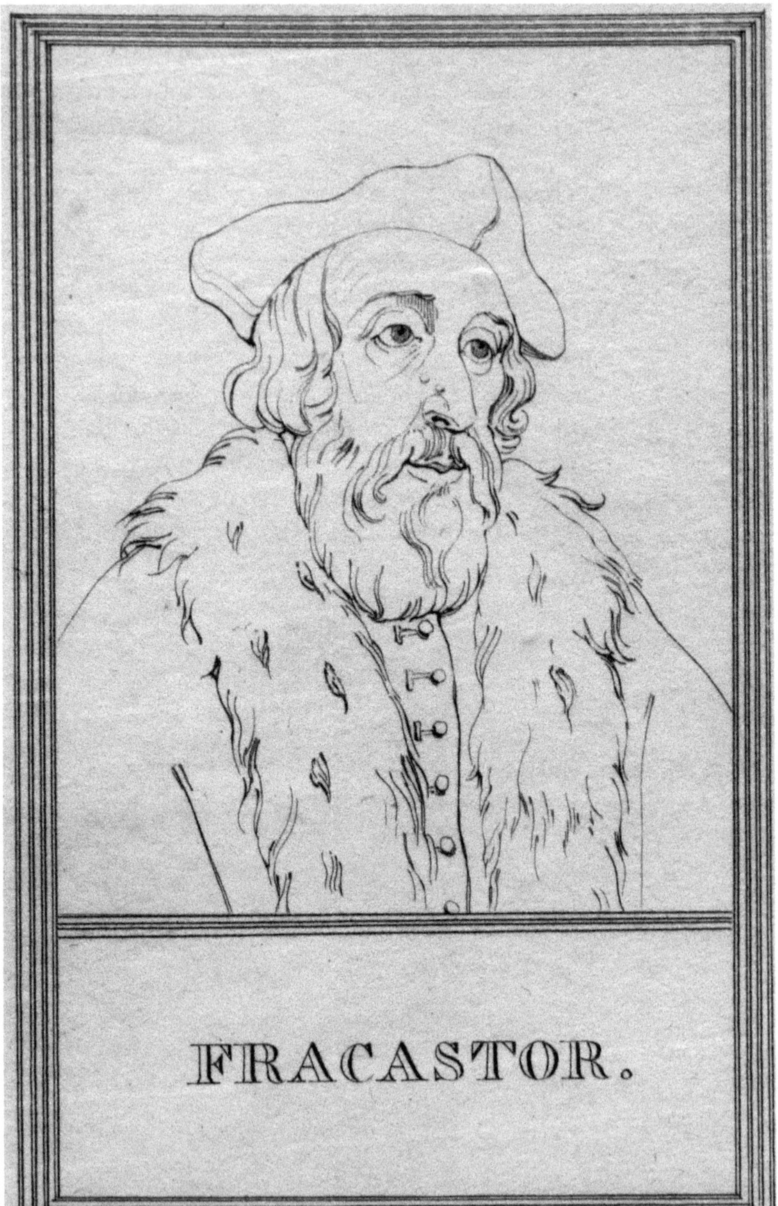

Jérôme Fracastor (1483-1553) Collection particulière

Avant-Propos

La nomenclature, les propriétés et les indications des médicaments utilisés par Fracastor et relevés dans les *Trois livres sur la contagion*, sont détaillées dans le lexique qui suit. Les numéros des pages des *Trois livres* de Fracastor dans lesquelles figurent ces remèdes sont également indiqués au tout début de la courte bibliographie qui termine chaque notice de ce lexique. Ces données sont mises à la disposition du lecteur car il a semblé qu'elles seraient plus accessibles classées séparément par ordre alphabétique que disposées en notes de bas de page. C'était déjà l'opinion de Michel Ettmuller (1644-1683) qui affirmait dans sa *Pharmacopée raisonnée*, en 1698 : *On a aussi gardé l'ordre alphabétique afin qu'on pût d'abord trouver sous ses yeux & sous la main ce qu'on désire sçavoir*[1]. Ainsi on peut accéder à plus de cent-soixante entrées correspondant soit à des préparations médicamenteuses, soit aux *simples*, médicaments non composés des règnes végétaux, animaux et minéraux, qui constituaient la matière médicale dans laquelle Fracastor puisait pour traiter ses malades. La source de cette documentation provient pour l'essentiel de notre *Dictionnaire Mémorable des remèdes d'autrefois,* publié à l'Harmattan en 2007. Chaque rubrique consacrée à un remède a été refondue, complétée et mise à jour par la consultation inédite de diverses pharmacopées du XVIème, du XVIIème, du XVIIIème, du XIXème et du début du XXème siècle auxquelles nous n'avions pas eu recours à l'époque, comme celles de Matthiole, de Fuchs, de Dodoens, de Duchesne, de De Meuve, de Gaspard Bauhin, de Johann Schroeder, de Pierre-Jean-Baptiste Chomel, d'Albrecht von Haller, de A.-J.-L. Jourdan et de Heursel-De Meester. Chaque article consacré à un médicament détaille sa nature, son mode d'action et ses indications à travers les travaux des différents auteurs cités, montre la place que lui accordèrent les

[1] Ettmuller, *Ibid.*, préface.

médecins au fil du temps, précise leur appréciation sur les vertus thérapeutiques de tel ou tel agent thérapeutique, au gré des progrès de la pharmacologie mais aussi de phénomènes de mode. L'évolution des points de vue du corps médical concernant les remèdes des trois règnes, végétaux, animaux et minéraux, ne changea guère jusqu'au dix-huitième siècle. On classait toujours les facultés des médicaments en trois catégories : la première dépendait de quatre qualités : le chaud, le froid, l'humide et le sec ; chacune de ces qualités existait au premier, second, troisième ou quatrième degré et représentait le commencement, le milieu et la fin. Il y avait donc douze possibilités pour chaque qualité, trois pour le chaud, trois pour le froid, trois pour l'humide et trois pour le sec. Un même médicament pouvait posséder, à des degrés divers, toutes les facultés, par exemple chauffer et humidifier, chauffer et sécher, refroidir et humecter, refroidir et sécher. La seconde faculté découlait de la première : les remèdes qui désobstruaient et attiraient étaient chauds ; ceux qui bouchaient et repoussaient étaient froids ; ceux qui ramollissaient et humectaient étaient humides ; enfin, ceux qui durcissaient étaient secs. La troisième faculté était dite occulte : cette qualité concernait non seulement les médicaments comme les cantharides qui, bien que chaudes, n'enflammaient pas tout le corps mais seulement la peau et la vessie, mais aussi les aliments, certains individus supportant sans dommage de manger une viande qui rendrait malade le voisin. Invariablement, on décrivait quatre degrés d'intensité croissante de ces propriétés : par exemple les feuilles d'agrimoine, les fleurs de buglosse, l'amande douce, les graines de coriandre, le suc de bdellium et la graisse de cerf étaient chauds au premier degré ; les feuilles d'absinthe, les fleurs de mélisse, les racines de persil, l'écorce de casse, la résine d'aloès, la graisse du lion, étaient chauds au second degré ; le soufre, les feuilles de dictame, les fleurs d'*agnus castus*, les graines d'anis, la racine d'acore, l'écorce de macis, la gomme ammoniaque, étaient chauds au troisième degré ; le vitriol, les feuilles de thapsia, les grains de poivre, les racines de pyrèthre, la gomme d'euphorbe, étaient chauds au quatrième degré. Les feuilles de myrte, les fruits du prunier, les grains d'orge, les racines de mauve, le suc d'acacia, les pierres précieuses comme l'hyacinthe ou le saphir, étaient froids au premier degré ; les feuilles de laitue, l'orange, la graine de l'alkékenge et le bois de santal, étaient froids au second degré ; la feuille de joubarbe, les fleurs du grenadier, le coing, les semences de pavot, les racines de mandragore étaient froids au troisième degré ; la feuille de ciguë, le fruit de la stramoine, l'opium en larmes étaient froids au quatrième degré. La feuille de buglosse, la fleur de mauve, le fruit du jujubier ou de l'amandier, la semence de mauve ou de sésame, la racine de mauve ou de réglisse, étaient humides au premier degré ; la feuille d'arroche, les fleurs de nénuphar, le melon, étaient humides au second degré ; la feuille du fenouil, les fleurs du mélilot, la châtaigne, l'orge, les racines de bryone, l'encens étaient secs au premier degré ; les feuilles de bétoine, les fleurs d'anémone, la noix de muscade, la racine de chicorée, le bois de santal, l'opoponax, étaient secs au second degré ; l'alun, les fleurs de germandrée, le poivre, la semence d'aneth, la racine de persil, l'aloès, étaient secs au troisième degré ; enfin, le sandaraque, le cresson de fontaine, l'ail, étaient secs au quatrième degré. On retrouvait les mêmes qualités à des degrés différents pour le poivre notamment chaud au quatrième degré et sec au troisième, pour l'amande douce chaude et humide au premier degré. Cela permettait d'effectuer de subtiles préparations ou les composants étaient présumés se potentialiser ou se neutraliser, s'exalter ou s'atténuer, agissant à différents niveaux du tempérament du malade et de la maladie.

Il fallut les progrès de la chimie pour remettre en question les associations hétéroclites de multiples substances médicinales. Initialement la préférence fut donnée à l'utilisation des simples aux dépens des remèdes composés puis on se tourna vers les principes actifs aux dépens de l'utilisation des plantes entières. Quand on compare l'attitude sceptique de Vitet vis-à-vis des anciennes médications à celle de Gubler près d'un siècle plus tard, on s'aperçoit que le premier rejetait le passé au nom d'un principe philosophique de doute universel et de rejet du principe d'autorité, exigeant le contrôle des médicaments par l'observation, le second, conformément à la méthode expérimentale, ayant recours à des critères biochimiques et physiologiques d'acquisition récente. L'entrée en scène des chimistes et des physiologistes avec l'extraction des principes actifs, en attendant leur synthèse, et la pratique de l'expérimentation animale, avait changé la donne. François Magendie (1783-1855) écrivait dans la seconde édition de son *Formulaire pour la préparation et l'emploi de plusieurs nouveaux médicaments* paru en 1822[2] : *Parmi les causes qui ont retardé les progrès de la matière médicale, il faut compter l'impossibilité où l'on était d'isoler, par l'analyse chimique, les divers éléments qui composent les médicamens.* Il ajoutait que le refus d'admettre que les poisons et les médicaments agissaient de façon identique chez l'homme et chez l'animal était l'autre raison du retard de la matière médicale

Ce lexique est donc le complément du volume du même auteur paru dans la même collection et intitulé *Jérôme Fracastor (1478-1553) De la nature des choses à la nature des germes*.

---

[2] *Formulaire pour la préparation et l'emploi de plusieurs nouveaux médicaments*, Paris, 1822, VI.

Lexique des médicaments

Ache, ou persil des marais, céleri sauvage, *Apium graveolens* L. : on l'utilisait comme diurétique. On pensait qu'elle rendait stérile. Pour Leonhart Fuchs (1501-1566), l'ache de *maretz* avait le même *tempérament* que le persil, *chaut au second degré, & sec au milieu du troisiesme*. Rembert Dodoens (1517-1585) en prescrivait le jus pour mondifier (déterger) les ulcères malins de la bouche et du pharynx ; il la recommandait également contre les morsures d'araignées. Ses vertus fébrifuges étaient attestées par Joseph Tournefort (1656-1708). On la classait avec les cinq grandes racines apéritives (qui ouvraient les pores et les canaux de l'organisme) : le persil, l'asperge, le fenouil, le *bruscus* (fragon ou petit houx). Les graines d'ache faisaient partie des cinq semences chaudes carminatives (qui chassaient les gaz intestinaux), avec l'anis, la coriandre, le carvi et le fenouil. Albrecht von Haller (1708-1777) recommandait l'huile de la semence qui concentrait l'odeur et les vertus de la plante. Il prescrivait la racine comme diurétique et affirmait qu'*appliquée à l'extérieur elle résout le lait caillé ; son suc dissous puissamment le calcul*[3]. Vitet (1738-1809) préconisait sa racine essentiellement dans les affections de l'appareil urinaire : troubles de la miction, obstructions uretérales, lithiases urinaires et dans les maladies hépatiques, notamment les ictères par obstruction. Dès la fin du XIXème siècle, l'ache fut surtout connue comme plante potagère. Fracastor, *Les trois livres,* 238 ; Dodoens Rembert, *Histoire des plantes, en laquelle est contenue la description entiere des herbes, c'est à dire, leurs Especes, Forme, Noms, Temperament, Vertus et Operations : non seulement de celles qui croissent en ce païs, mais aussi des autres estrangeres qui viennent en usage de Medecine*. Par Rembert Dodoens Medecin de la Ville de Malines. Nouvellement traduite

---

[3] Haller Alb. de, *Histoire des plantes suisses ou matière médicale et de l'usage économique des plantes*… traduit du latin…, Berne, 1791, **1**, 285.

de bas Aleman en François par Charles de l'Escluse, Anvers, 1557, 421 ; Fuchs Leonhart, *L'histoire des plantes mis en commentaire par Leonart Fuschs medecin tresrenomme et nouvellement traduict de Latin en Françoys avec vraye observation de l'auteur, en telle diligence que pourra temoigner cette œuvre presente,* Lion, 1560, CIV, 190 ; Haller Alb. de, *Histoire des plantes suisses ou matière médicale et de l'usage économique des plantes*... traduit du latin..., Berne, 1791, **1**, 285 ; Vitet, Louis, *Matière médicale réformée ou pharmacopée médico-chirurgicale contenant l'exposition méthodique des médicaments simples...*, Lyon, 1780. 88 ; R. Teyssou, *Ibid.*

Agaric. Cette variété de champignon parasite à chapeau sans pétiole et formant la moitié d'un cercle, comprenait notamment l'agaric du chêne, *Agaricus quercinus*, et l'agaric du bouleau, *Agaricus betulinus*. Matthiole (1500-1577) prescrivait celui du mélèze (conifère), *Agaricus larignus, agaric blanc, Polyporus officinalis,* contre les tranchées, les humeurs crues et indigestes, les plaies et les contusions. On en confectionnait une boisson avec de l'eau miellée *à ceux qui ont la jaunisse, qui ont l'aleine courte, qui ont mal au foye & aux reins, & aux dysenteries. On en ordonne une drachme* (3,6 g) *à la difficulté d'urine, à la suffocation de la matrice, à la palleur et à la mauvaise couleur de toute la personne, aux tabides* (consumés par le marasme) *avec du vin faict de raisins cuits en la vigne, au mal de ratelle avec miellé, aux devoyemens d'estomac tel qu'il ne peut retenir la viande... il est bon aux sciatiques, douleurs de jointures... c'est un souverain remède contre les morsures & piqueures des serpens.* Gaspard Bauhin (1560-1624) affirmait qu'il était *bon à toutes les maladies causées par de mauvaises humeurs & on le donne dans du vin ou dans de l'hydromel, selon les maux, l'age et la force du malade ; mais on le corrige avec du gingembre & de l'oxymel. On le fait bouillir dans de l'eau de lessive*[4] *avec des herbes cephaliques pour fortifier*

[4] Il existait diverses sortes de lessive. Elles résultaient de l'infusion de diverses cendres de plante dans de l'eau de chaux notamment ou dans un autre excipient liquide comme du vin blanc. La lessive dite *avec la chaux vive, lixivium cum calce viva*, à base de cendres d'absinthe et de vin blanc, était considérée comme un remarquable diurétique prescrit dans les hydropisies. Quincy, *Ibid.*, 504-505.

le cerveau, arrester le catharre & guerir le vertige. L'agaric blanc, polypore du mélèze, agaric-amadouvier, était un champignon dont Jean de Renou (1568-1620) disait qu'il *purge très bien le phlegme* (la pituite), *il désoppile* (qui détruisait les obstructions), *atténue et dissipe les ventosités et, avec cela, soulage grandement tous ceux qui sont affligés par les humeurs froides, épaisses et visqueuses.* Chaud et dessicatif (qui desséchait les ulcères en absorbant le pus ou en arrêtant sa sécrétion), il purgeait la pituite du mésentère, de la tête et des poumons. On l'associait au sirop rosat résolutif (qui faisait disparaître les engorgements en ouvrant les pores ou en ramollissant l'humeur ou en calmant les mouvements des esprits) dans la fièvre pétéchiale et il figurait dans le traitement de la vérole. *L'agaric est un champignon qui nait sur le tronc du mélèze*, nous apprenait Chomel (1671-1740) dans son *Abrégé de l'histoire des plantes usuelles...*, en 1712. Il l'employait *en infusion dans de l'eau à la dose de deux dragmes* (7g) *jusqu'à celle d'une demi once* (12,4g) ou en poudre *depuis un gros* (3,6g) *jusqu'à deux.* Il lui reprochait d'être irritant, de provoquer des nausées, de fatiguer le malade et d'agiter les humeurs plus que de les purger. Aussi le prescrivait-il avec du gingembre ou de la cannelle et jamais seul. L'agaric gardait néanmoins de nombreuses indications : maladies du foie, de la rate, du mésentère, la jaunisse, le météorisme, l'asthme humide, la sciatique, le rhumatisme, la rétention d'urine, l'aménorrhée et, pour certains, l'épilepsie. Depuis le XVIIIème siècle, on lui attribuait des propriétés antisudorales. L'agaric, le plus souvent sous forme d'amadou, servait, en topique, à arrêter les hémorragies. J.-L. Jourdan (1788-1848) le faisait encore figurer dans sa Pharmacopée comme un purgatif peu usité. Par voie interne, il donnait lieu *à des vomissements et à de la diarrhée. Il est entièrement superflu*, écrivait, en 1880, Hermann Nothnagel (1841-1909). Son prétendu principe actif, l'agaricine, était en réalité composé de quatre substances : une résine blanche, une résine rouge, de l'acide agaricique, seul véritable principe actif, de l'acide pseudo-agaricique. Ses propriétés anhydrotiques (antisudorales) furent confirmées par Franz Hofmeister (1850-1922) et Combemale, en 1891. Fracastor, *Les trois livres de Jérôme Fracastor sur la contagion, les maladies contagieuses et leur traitement*, traduction et notes par Léon Meunier, Paris, 1891, 270, 329, 330, 369 notes ; Matthiole, *Commentaires de M. Pierre*

André Matthiole sur les six livres de Ped. Dioscor. Anarzeeben de la matière médicinale... mis en françois sur la dernière édition latine de l'autheur par M. Iean des Moulins, Lyon, 1579, 387 ; Bauhin Gaspard, *Histoire des plantes de l'Europe et des plus usitées qui viennent d'Asie, d'Afrique et d'Amérique...,* Lyon, 1706, **2**, 688 ; Alexandre, *Dictionnaire botanique et pharmaceutique*, 1748, 5 ; Chomel, *Ibid.,* **1**, 88-89 ; Jourdan A. J. L., *Pharmacopée universelle ou conspectus des pharmacopées...*, Paris, 1828, **1**, 56 ; Leclerc Henri, *Précis de phytothérapie*, Paris, 1922, 80-81 ; R. Teyssou, *Dictionnaire mémorable des remèdes d'autrefois*, Paris, 2007.

Agnus castus. L'*agnus castus*, agneau chaste, petit poivre, lygos ou gattilier, *Vitex agnus castus* L., était connu depuis l'Antiquité et renommé pour ses vertus anaphrodisiaques : les femmes grecques, avant de célébrer la déesse Cérès, dormaient sur une couche constituée des feuilles de cette plante, pour chasser les idées impures. On préparait avec ses fruits un sirop distribué dans les couvents. Dioscoride (1er siècle) la recommandait en applications externes sur les morsures de serpents. On l'employait au traitement des plaies, des contusions et des abcès. Les femmes utilisaient la décoction des feuilles de l'*agnus castus* pour leur toilette corporelle. Matthiole (1500-1577) le situait dans les *médecines* échauffantes (substances médicamenteuses qui excitaient l'action organique, accéléraient la circulation et augmentaient la chaleur animale) et restrictives. En breuvage, la semence était alexitère, bonne pour l'hydropisie, et pour les maladies de la rate. Bue avec du vin, elle favorisait la lactation, inhibait la spermatogenèse, faisait dormir. La décoction des feuilles et de la graine était indiquée, en fumigations locales, pour les inflammations et les maladies utérines. La semence associée à du pouliot prise en boisson faisait venir les règles, surtout à la dose d'une drachme avec du vin, si l'on en croyait Bauhin. Inhalée ou appliquée sur le front, cette même préparation calmait les céphalées. Mélangée à l'huile et au vinaigre, cette semence était indiquée en applications sur la tête des malades atteints de *phrénésie* ou de léthargie. Bauhin (1560-1624) le mettait au nombre des médicaments chauds et secs au troisième degré, qui ouvraient, résolvaient, nettoyaient, amollissaient et provoquaient des céphalées. De Meuve confirmait le *tempérament* de l'*Agnus castus* comme chaud et sec au troisième degré. Apéritif (qui ouvrait les pores et les canaux de l'organisme), il élaborait l'humeur mélancolique, et agissait comme un anaphrodisiaque. On l'utilisait au début des infections. Nicolas Lémery (1645-1715) recommandait les fleurs, les feuilles et surtout les semences de l'*agnus castus* comme résolutif (ayant une activité anti-inflammatoire qui dissipait les engorgements) et atténuatif (qui fluidifiait les humeurs). Il le prescrivait comme emménagogue (qui déclenchaient les règles), diurétique, carminatif (qui dissipait les gaz intestinaux) et pour *chasser les duretés de la rate*. Le XIXème siècle exprimait son scepticisme quant aux prétendues vertus anaphrodisiaques du gattilier et Antonin Bossu (1809-1897) manifestait parfaitement ce sentiment quand il écrivait que *les semences étaient particulièrement employées, le croirait-on ? pour émousser les désirs vénériens, malgré leur action véritablement stimulante. Mais autrefois, les préjugés, la superstition, une absurde tradition, décidaient des vertus qu'il fallait attribuer aux plantes*. Fracastor, *Les trois livres,* 238 ; Matthiole, *Ibid*., 141 ; Bauhin, *Ibid*., 830 ; De Meuve, *Ibid.* 1789, 20 ; Lémery, *Ibid.,* 16 ; R. Teyssou, *Ibid.*

Alleluia. Leonhart Fuchs 1501-1566) l'appelait Pain à cocu ou *Panis cuculi, par ce que le cocu* (coucou) *en mange volontiers ou par ce que quand elle commence à sortir de terre, le cocu commence à chanter.* Une floraison inhabituellement abondante de cette plante était annonciatrice de pluies abondantes et d'inondations. L'éventualité inverse annonçait la sécheresse. Fuchs précisait : *Elle porte medecine contre ulceres, playes & fistules, signamment contre celles de la bouche. Elle engarde d'avoir soif, & pour dire en sommaire, elle ha telle vertu que l'ozeille, ou la vinette* : son *tempérament* était donc froid et sec. Dodoens (1517-1585) la disait excellente *à ceux qui ont l'estomach debile et maladieux, car il seche & renforcit l'estomach, & reveille l'appetit.* Bauhin (1560-1624) qui l'appelait *Trifolium acetosum vulgare* recommandait l'eau distillée de toute la plante dans les fièvres chaudes bien que le suc ingéré avec du sucre soit plus efficace. Il soulignait son action rafraîchissante (qui diminuait la température du corps) sur le foie et apaisante sur les brûlures gastriques. Pierre-Jean-Baptiste Chomel (1671-1740) utilisait toute la plante en infusions, destinées à modérer l'agitation du sang, de préférence à l'oseille, dans les fièvres malignes avec délire et menace pour le cerveau. Le *Trifolium acetosum* était identifié à l'*Oxalis Acetosella* L., par Vitet (1738-1809) qui l'indiquait dans le scorbut, les fièvres putrides, ardentes ou inflammatoires. En 1834, François V. Mérat (1780-1851) et Adrien De Lens (1786-1846), dans leur *Dictionnaire universel de matière médicale,* confirmaient sa parenté botanique et thérapeutique avec l'oseille. Connue de Pline (29-79), qui la nommait oxys, l'alleluia ou petite oseille ou surelle ou pain de coucou, elle fortifiait le cœur, excitait l'appétit, résistait au venin et à la corruption, arrêtait diarrhées et saignements, préservait de la peste et du scorbut. Elle était prescrite dans les inflammations des gencives et de la gorge. Elle s'opposait à la contagion dans la fièvre lenticulaire et les fièvres vraiment pestilentes, car agissant par une double antipathie. Elle était encore utilisée pour combattre les hémorragies, à la fin du XIXème siècle. Fracastor, *Les trois livres,* 271, 280, 281, 293, 297 ; Fuchs Leonhart, *L'histoire des plantes mis en commentaire par Leonart Fuschs medecin tresrenomme et nouvellement traduict de Latin en Françoys avec vraye observation de l'auteur, en telle diligence que pourra temoigner cette œuvre presente,* Lion, 1560, 393 ; Dodoens *Ibid.*, 344 ; Bauhin, Ibid., 625 ; Chomel, Pierre-Jean-Baptiste, *Abrégé de l'histoire des plantes usuelles, contenant leurs différens noms latins, français et vulgaires, leur dose, leurs principales compositions en pharmacie, et la manière de s'en servir,* Paris, 1804, 1, 394 ; Alexandre, *Ibid.*, 8 ; R. Teyssou, *Ibid.*.

Aloès. L'aloès, au XVIème siècle, était unanimement reconnu pour ses multiples vertus thérapeutiques : avant tout, c'était un cordial (qui augmentait rapidement la chaleur du corps). Mais il possédait également des qualités alexitères (antipoison), sudorifiques et emménagogues (provoquant les règles). D'une manière générale, tout le monde lui accordait le pouvoir de dessécher et d'échauffer (activité de substances médicamenteuses qui excitaient l'action organique, accéléraient la circulation et augmentaient la chaleur animale). Purgatif doux, il chassait les humeurs excrémenteuses bilieuses ou pituiteuses. Selon Matthiole (1500-1577), *il purge l'estomac prins en breuvage avec eau fraiche ou tiède... il restraint les crachements de sang... il guerit la jaunisse... lasche* *le ventre... il cicatrise les ulcères... il est spécialement bon aux génitoires ulcérés...* Fuchs (1501-1566), qui l'appelait Perroquet, lui attribuait *la vertu de restreindre*, de *concilier, & de moyenner sommeil, de dessecher, espessir les corps, lascher le ventre, & purger l'estomach.* Dodoens (1517-1585) lui attribuait un tempérament chaud presque au deuxième degré et sec jusqu'au troisième. Pierre Pomet (1658-1699) lui reconnaissait des vertus cordiales (qui augmentaient rapidement la chaleur du corps), aromatiques, céphaliques et vermifuges et confirmait sa très grande rareté. Le bois d'aloès, cordial et vermifuge, qui était très recherché au XVIIème siècle car *venant de contrées des Indes peu accessibles et peuplées d'animaux sauvages*, provenait d'arbres résineux d'Extrême-Orient et n'avait rien de commun avec les liliacées du genre *aloe.* Si l'on en croyait Dom Nicolas Alexandre (1654-1728) : *Il est propre pour tuer les vers et les chasser dehors ; il résiste à la corruption étant appliqué extérieurement, il resserre, consolide et déterge ; en un mot c'est un excellent vulnéraire* (cicatrisant des plaies). Vitet (1738-1809) en décrivait surtout les effets indésirables, le jugeant nocif chez les pléthoriques, les bilieux, les femmes enceintes, les *hémoptisiques*, les malades de la poitrine. Il le contre-indiquait formellement dans toutes les maladies inflammatoires, dans les affections douloureuses et convulsives. Néanmoins, il admettait son action fortifiante, à dose faible, sur l'estomac et l'intestin *relâchés par d'abondantes sérosités*, et un certain pouvoir vermifuge. Adolphe Gubler (1821-1879) le prescrivait encore dans trois indications : d'une part comme apéritif (qui ouvrait les pores et les canaux de l'organisme) et stomachique sous forme par exemple de pilules *ante cibum* ou pilules de vie, contenant 10 cg d'aloès, 5 cg d'extrait de quinquina, 2 cg de cannelle, qsp sirop d'absinthe ; d'autre part, comme purgatif, notamment sous la forme de pilules d'Anderson ou pilules écossaises, dosées à 8 cg d'aloès et de gomme gutte, essence d'anis et sucre, 4 cg ; enfin la troisième indication était gynécologique et recherchait l'action emménagogue (qui déclenchait les règles) de l'aloès : on prescrivait alors, entre autres, les pilules de Rufus, 10 cg d'aloès, 5 cg de myrrhe, 25 mg de safran, qsp sirop d'absinthe. Heursel était plus explicite : *l'aloës amer et purgatif congestionne l'utérus, devient ainsi emménagogue et abortif.* Fracastor, *Les trois livres,* 231, 238, 260,

270, 280, 328, 329, 331, 369 notes ; Matthiole, *Ibid.*, 412 ; Fuchs, *Ibid.,* 104 ; Dodoens, *Ibid.,* 239 ; Framboisière, *Ibid.*, **888** ; Alexandre, *Ibid.*, 10 ; Vitet, *Ibid.*, 36 ; Gubler, *Ibid.*, 11-12 ; Heursel-De Meester V., Delmotte Robert, *Archéologie végétale des simples...*, Ypres, 1912, 21 ; R. Teyssou, *Ibid.*

Alun. L'alun était connu depuis l'Antiquité. On le trouvait à l'état naturel au voisinage des volcans. Selon Matthiole (1500-1577), *presque toutes les especes d'alum se trouvent en Egypte, & en mesmes mines*. Ce même auteur signalait des gisements en Macédoine, en Sardaigne, en Arménie, en Afrique, *& plusieurs autres regions, comm'on trouve en plusieurs lieux la terre rouge.* Ses propriétés astringentes (qui provoquaient une rétraction au niveau des parties au contact et ralentissaient ou arrêtaient les évacuations), échauffantes (qui excitaient l'action organique, accéléraient la circulation et augmentaient la chaleur animale) et détergentes (qui enlevaient les matières visqueuses ou putrides des surfaces auxquelles elles adhéraient : synonyme d'abstersives), le prédestinaient au traitement des ulcères pourris, des flux de sang, des gingivites. Associé au miel et au vinaigre, il soignait les parodontites ; associé au miel seul, on le prescrivait pour les ulcères buccaux, les bubons. On l'appliquait aux excroissances de chair de la cavité buccale, des oreilles et des organes génitaux. L'alun de potassium, le plus répandu, était utilisé à l'extérieur pour cicatriser les ulcères, faire disparaître les démangeaisons. Il entrait dans la composition des gargarismes, des collutoires. Hippocrate (-460?/-377?) l'employait dans les maladies des gencives. Pris à l'intérieur, il était utile dans les hémorragies, les diarrhées, les gonorrhées. On utilisait encore le sulfate d'alumine et de potasse, peu avant 1900, à l'intérieur et à l'extérieur, dans les diarrhées, les hémorragies, la coqueluche, les aphtes et les angines. J.-L. Jourdan (1788-1848) le citait dans sa pharmacopée comme adjuvant au traitement de la gonorrhée et pour l'hémoptysie légère, mêlé à la teinture de cannelle ou au sirop de coquelicot. Fracastor, *Les trois livres,* 236, 237, 325, 348, 354, 368 notes ; Matthiole, *Ibid.*, 760 ; Jourdan A. J. L., *Pharmacopée universelle ou conspectus des pharmacopées…*, Paris, 1828, **1**, 103 ; R. Teyssou, *Ibid.*

Alysson. L'Alyssa ou Alysson, *Alysson Dioscoridis, Alyssum maritimum, Alyssum clipeatum, Alysum L.*, alysse odorant, arabette, corbeille d'or ou d'argent selon la couleur des fleurs, était une plante crucifère à étamines qu'on trouvait en Europe, en Afrique et en Asie occidentale. Ses fleurs jaunes ou blanches étaient en grappes, ses feuilles alternes étaient duveteuses. On le préconisait contre la rage. Matthiole (1500-1577), ajoutait que *pendue es maisons est salutaire, & sert de contrecharme aux homes & aux bestes. Liée dedans un linge purpuree chasse toutes maladies des bestes*. Dodoens (1517-1585) rappelait que certains auteurs modernes la désignaient comme *Lunaria major,* la classaient parmi les plantes de *tempérament* desséchant (qui desséchait les ulcères en absorbant le pus ou en arrêtant sa sécrétion) et affirmaient que bue ou flairée elle faisait cesser le hoquet, qu'elle guérissait la rage, que suspendue dans le logis, elle protégeait gens et bêtes de toute sorcellerie, ce que Matthiole nous avait déjà enseigné ! Bauhin (1560-1624), en accord avec Dodoens, reconnaissait à l'alyssa des propriétés modérément asséchantes. Néanmoins, il convenait de son action digestive (qui avait la propriété de désagréger et de disperser les matières stagnant dans les tissus) et abstersive (qui enlevait les sécrétions à la surface des tissus lésés). Sa décoction bue arrêtait les sanglots (hoquets, du latin *singultus*) en l'absence de fièvre, cette propriété se retrouvant en humant la plante ou en la portant dans la main, ou bien encore en mélangeant son broyat aux aliments. Il la préconisait dans les morsures de chiens enragés. Schroeder (1600-1664) le comparait au marrube et confirmait sa spécificité pour traiter la rage. Fracastor, *Les trois livres,* 316 ; Matthiole, *Ibid.* IIIème livre, 478 ; Dodoens, *Ibid.*, 81 ; Bauhin, *Ibid.*, 124 ; Schroeder J., *La pharmacopée raisonnée de Schröder commentée par Michel Ettmuller,* Lyon, 1698, **1**, 36 ; *Lémery*, *Dictionnaire universel…* 29 ; Dechambre, *Ibid.*, S1, **3**, 467 ; Heursel-De Meester V., Delmotte Robert, *Ibid.,* 25.

Ambre jaune. L'ambre jaune, carabe ou karabe, *Succinum electrum*, succin, était cette résine fossile qui, pour Dioscoride (1er siècle), provenait soit de l'urine du lynx, soit des larmes du peuplier noir. On le faisait porter en collier au cou des enfants pour faciliter la venue des dents et prévenir les convulsions. Pulvérisé et réduit en poudre, on le donnait comme astringent (qui avait la propriété de provoquer une rétraction au niveau des parties qu'il touchait et de ralentir ou d'arrêter les évacuations), diurétique et aphrodisiaque. *Il convient aux catarrhes, à l'apoplexie, épilepsie, léthargie, au vertige, aux flux de ventre, flux de sang, il résiste aux venins.* Matthiole (1500-1577) recommandait les trochisques d'ambre dans les hémoptysies, les toux rebelles, *et à ceux qui commencent être phtisisics, à ceux qui gettent hors de la poitrine grande pourriture…* En 1842, Alexandre Gérard (1776-1858), ancien médecin de la Grande Armée installé à Etain, décrivait le cas d'une jeune femme guérie d'une maladie convulsive en portant, en permanence, un collier d'ambre jaune. Ce praticien attribuait la guérison à un champ magnétique agissant sur le système nerveux. Armand Trousseau (1801-1867) abondait dans son sens et relatait une observation identique concernant une de ses malades. Cette croyance persistait encore à la fin du XIX^{éme} siècle et l'on mettait des colliers d'ambre au cou des enfants pour prévenir les convulsions et faciliter l'évolution dentaire. Fracastor, *Les trois livres,* 240 ; Matthiole, *Commentaires,* 111 ; Alexandre, *Ibid.*, 12 ; R. Teyssou, *Ibid.*

Ammoniaque. Le sel ammoniac des Anciens, selon le Mérat et De Lens, aurait été du sel gemme. Dom Nicolas Alexandre (1654-1728) ne s'intéressait qu'à l'ammoniaque saline. Il affirmait qu'autrefois, on la tirait de l'urine des chameaux ou d'autres animaux, et donnait la recette pour la fabriquer : cinq parties d'urine, une partie de sel marin, une demie-partie de suie de cheminée, cuits ensemble puis sublimés pour en extraire le sel d'ammoniaque. Il le prescrivait comme sudorifique, apéritif (qui ouvrait les pores et les canaux de l'organisme) et le considérait comme actif contre la gangrène. Selon Pierre Pomet (1658-1699), *il est apéritif, sudorifique, résiste à la corruption et à la gangrène ; on l'ordonne dans les fièvres quartes, pris intérieurement, le soir de l'intermission, ou avant l'accès.* Il entrait dans la composition de l'eau bleue des oculistes, pour ôter les taches des yeux. On utilisait encore au XIXème siècle une potion diaphorétique (qui faisait transpirer) composée de sous carbonate d'ammoniaque, de suc de citron, de sucre et d'eau de menthe (Jourdan). L'origine commune attribuée à l'époque à la gomme ammoniaque et au sel ammoniac, le temple d'Ammon en Libye, était certainement due à une confusion de nom. Du reste Fracastor (1483-1553) et Matthiole (1500-1577) ne parlaient que de la gomme ammoniaque, suc d'un certain arbrisseau, l'*Agasyllis*. Ce *jus* possédait des vertus amollissantes, attractives (remèdes vésicants ou suppuratifs, qui provoquaient une irritation attirant les fluides là où ils avaient été appliqués), échauffantes (substances médicamenteuses qui excitaient l'action organique, accéléraient la circulation et augmentaient la chaleur animale), eupnéisantes et résolutives (qui faisaient disparaître les engorgements). En onctions, mêlé à du *vinaigre, il faisait fondre les duretés du foie, & de la ratelle : incorporé avec miel ou poix resout les nœuds qui survienent aux jointures. Il est bon d'en oindre les sciatiques, & les membres lassés avec nitre, & huile cyprin*. De Meuve, en 1678, consacrait un article de son *Dictionnaire pharmaceutique* à cette gomme recueillie d'un arbre nommé, selon Pline, *Metopium*, près du sanctuaire de Jupiter Ammon, en Egypte. Il la considérait comme chaude et sèche, appropriée en topique au traitement des écrouelles. Prise par voie buccale, ses qualités apéritives (qui ouvraient les pores et les canaux de l'organisme) en faisaient le remède miracle pour dissiper les obstructions les plus tenaces. Fracastor, *Les trois livres*, 329, 353 ; Matthiole, *Ibid.*, 474 ; De Meuve, *Ibid.*, 34 ; Jourdan, *Ibid.*, **1**, 149 ; R. Teyssou, *Ibid.*

Amomon. C'était la graine de paradis, *Amomum granum paradisi* L., confondue jadis avec la grande cardamome, *Cardamomum longum*. On la dénommait également maniguette, poivre de Guinée. Ses indications étaient identiques à celles de la cardamome. Comme elle, elle facilitait la digestion et dissipait les gaz intestinaux. On l'employait comme expectorant en la mâchant. Sinon, elle était censée raréfier les humeurs grossières, chasser les vents, fortifier le cerveau et l'estomac, exciter la sécrétion des urines. Appliquée sur le front, elle calmait les maux de tête, murissait et résolvait les inflammations. En pessaire, elle traitait les maladies de la matrice. Dodoens (1517-1585) jugeait la cardamome chaude et sèche au second degré. Il la prescrivait dans l'épilepsie, la sciatique, la toux, la paralysie, les convulsions, les ruptures internes, les douleurs abdominales, les vers plats. Avec du vin, elle était diurétique et aussi pouvait être *utile à gens qui ne* *peuvent pisser sinon goute à goute, & contre douleurs des rognons : & si on la boit avec l'écorce de la racine du laurier, elle rompt la pierre & la pousse hors.* Il existait trois autres espèces de cardamomes dans les officines : la petite ou cardamome de Malabar, fruit de l'*Elettaria cardamomum* ; la moyenne ; la grande ou cardamome de Ceylan, produite par *l'Elettaria major.* Aromates appréciés en Orient, elles avaient toutes les mêmes indications thérapeutiques. Pierre-Jean-Baptiste Chomel (1671-1740) parlait de l'*Amomum cardamomum* L., proche de la maniguette, possédant les mêmes vertus thérapeutiques, les deux plantes étant souvent utilisées indifféremment. Alexitère, tonicardiaque, on la donnait pour *ranimer un sang trop ralenti,* et... *réparer les esprits dissipés*, à la dose d'une dragme (3,6 g) de poudre infusée dans du vin blanc. J.-L. Jourdan (1788-1848) la citait comme une graine excitante et diurétique. Pour Adolphe Gubler (1821-1879), en 1868, la graine de paradis était un stimulant à usage vétérinaire et un additif industriel employé dans la confection de la bière, du vin, du vinaigre et des alcools, pour en renforcer la saveur. Fracastor, *Les trois livres*, 328 ; Matthiole, *Commentaires,* 42 ; Chomel, *Ibid.,* **1**, 406 ; Jourdan, *Ibid.*, **1**, 150 ; Dodoens, *Ibid.*, 572-573 ; R. Teyssou, *Ibid.*

Antimoine. L'antimoine, ou *stibium*, Sb, était déjà mentionné, avec d'autres substances minérales, par Dioscoride (1er siècle). Ses minerais et ses composés étaient connus depuis longtemps, mais il aurait été décrit pour la première fois par Basile Valentin (?-?) au XVème siècle. Le chlorure d'antimoine ou poudre d'Algaroth, du nom du médecin de Vérone, Victor Algarotto (?-?) qui l'inventa au XVIème siècle, était utilisée comme purgatif et vomitif. Comme pour l'antimoine en général, un décret du Parlement de Paris, en 1566, en interdit l'usage qui ne fut rétabli qu'un siècle plus tard. Matthiole (1500-1577) prétendait que *le tresbon antimoine est celui qui est tres-resplendissant, & reluisant comme les vers luisans de nuit, crousteux quand on le rompt, n'ayant aucune terre ni autre ordure meslée parmi, aisé à esmier, quaucuns apellent Stibi, les autres Platyophtalmon.* Il célébrait ses vertus thérapeutiques : il avait le pouvoir *de restraindre* (resserrer le par opposition à lâcher), *estouper* (boucher) *les conduits du corps, de refroidir, de consumer les excroissances de chair, cicatriser et* *mondifier* (déterger) *les ulcères, & ordures des yeux : il arreste le sang coulant des pannicules du cerveau.* Longtemps, l'antimoine métallique fut utilisé comme purgatif, sous forme de petites sphères qu'on avalait. Comme elles étaient récupérables, on les avait baptisées pilules perpétuelles et elles faisaient partie du patrimoine familial. L'emploi médical de l'antimoine métal disparut au XIXème siècle. En revanche, il entrait dans de nombreuses préparations pharmaceutiques dont beaucoup étaient tombées en complète désuétude dès 1830. L'oxyde d'antimoine était émétisant, antiépileptique et fébrifuge ; l'acide antimonieux, ni émétique, ni purgatif, était prescrit dans la scrophule, la coqueluche et certaines dermatoses ; le sulfure d'antimoine, stomachique, néanmoins émétisant, était prescrit dans les engorgements viscéraux, la fièvre hectique, le rhumatisme, la goutte, les maladies cutanées chroniques et la syphilis. Pour autant, Fracastor ne l'utilisait pas dans cette indication. Le kermès minéral ou officinal, poudre des Chartreux, soufre antimonié tartarisé, sulfure d'antimoine hydraté, longtemps remède secret, acquis par l'Etat en 1720, était une composition soufrée dont la formule variait avec le chimiste qui la préparait. Contrairement aux autres spécialités d'officine, le kermès resta à la mode, depuis sa découverte par Johann Rudolph Glauber (1603-1668), jusqu'au début du XXème siècle. Il figurait dans le *Codex* de 1908, comme électuaire expectorant et calmant, en compagnie du tartrate de potasse et d'antimoine ou émétique ou tartre stibié, *le vomitif par excellence*, comme le proclamait encore le Dorvault, dans son édition de 1898. L'antimoine diaphorétique (qui provoquait la transpiration), antimoniate acide de potassium, excellent sudorifique, était d'usage courant pour traiter la vérole, mais aussi la podagre, les fièvres, les obstructions, les douleurs spléniques. Le bézoard minéral était, selon Pierre Pomet (1658-1699), du *beurre d'antimoine préparé avec l'esprit de nitre et par ce moyen réduit en poudre blanche ; on lui attribue les mêmes propriétés qu'au diaphorétique…* Les alchimistes surnommaient le bézoard minéral : écume des deux dragons, du fait, racontait Brice Bauderon (1539-1623) *du combat et sédition qui survenait après l'affusion de l'esprit de nitre* (acide nitrique : HNO3). Stimulant de la salivation et de la diurèse, il convenait au traitement de la vérole, des fièvres malignes et pestilentes, et agissait comme alexitère (contrepoison). Identifié plus tard comme deutoxide d'antimoine ou acide antimonieux, on le prescrivait, au XIXème siècle, comme antidote de l'arsenic. Comme on l'a vu, on ne trouve pas trace de son emploi par Fracastor, tant dans la syphilis que dans les maladies contagieuses en général. Fracastor, *Les trois livres*, 364 note ; Matthiole, *Ibid.*, 740 ; Bauderon, *Ibid.*, 892 ; R. Teyssou, *Ibid.*

***Arctium lappa* L. :** voir bardane ou glouteron.

Aristoloche. Selon Matthiole (1500-1577), *elle est fort utile aux hoquets, difficultés d'aleine, aux frissons, mal de ratelle, convulsions, douleurs de costés...* L'aristoloche longue, *Aritolochia longa*, l'aristoloche des vignes, *A. Clematitis,* l'aristoloche ronde, *A. rotunda* L., enfin, la petite, *A. pistolochia* L. possédaient les mêmes indications. Dioscoride, cité par Fuchs (1501-1566) décrivait trois espèces d'aristoloches : la ronde qui serait femelle (Sarrasine ronde), la longue qui serait mâle (Ratelou) et enfin la Clematis. Seule la longue se trouvait chez les apothicaires allemands. L'auteur de l'*Historia stirpium* décrivait l'aristoloche comme très amère, nullement âcre, chaude et sèche au second degré, peut-être même au troisième... L'aristoloche ronde était souveraine contre tous les venins. Dodoens (1517-1585) conseillait de frotter souvent les dents avec la poudre d'aristoloche ronde pour les embellir, les nettoyer et les raffermir. Sa décoction dans du vin guérissait *les ulcères & vices des parties honteuses.* Jean de Renou (1568-1620) rappelait l'autre dénomination de cette plante, sarrazine, dont il dénombrait cinq sortes : la ronde, la longue, la clematitis ou sarmenteuse, la sarrazine ou sarrazinesque et enfin la pistolochie dite aussi polyrhison. Il ajoutait *qu'elle est souveraine pour faire sortir tout ce qui reste après l'enfantement...* Pierre Pomet (1658-1699) écrivait : *Toutes les aristoloches emportent les obstructions et sont purgatives. On s'en sert tous les jours avec succès pour les décoctions, injections, lotions et potions détersives et vulnéraires. On emploie surtout la ronde et la longue, pour* (déterger) *les ulcères et dans la gangrène.* Dom Nicolas Alexandre (1654-1728), Nicolas Lémery (1645-1715) et Louis Vitet (1736-1809) connaissaient également ces quatre espèces d'aristoloches : la ronde, la longue, la clématite et la petite. La ronde, appelée sarrazine par Fernel, *Aristolochia rotunda* par Clusius (1526-1609), était proposée sous forme de macération de graines dans du vin, contre le mal de côté. Elle était, comme ses semblables, eupnéique (qui rendait la respiration facile et normale), détersive (qui nettoyait les plaies), vulnéraire (qui cicatrisait des plaies), diurétique, sudorifique, alexitère (qui protégeait des poisons) et surtout emménagogue (qui provoquait les règles). On employait ses racines, plus rarement ses feuilles, contre l'asthme et la toux. En 1862, Antonin Bossu (1809-1877) déconseillait son emploi, *d'abord à cause de son énergie qui peut être dangereuse (Orfila a fait périr des chiens en leur en donnant 1 à 2 grammes), ensuite parce que son action thérapeutique est mal déterminée ou infidèle, et qu'enfin ses propriétés varient considérablement, suivant les localités où on la récolte.* Heursel-De Meester et Delmotte préconisaient la racine de l'Aristolochia clematitis, *A. boetica* L. et *sarracenica* L. dans le traitement de la goutte et des rhumatismes tout en précisant que le rhizôme était âcre, amer, toxique. En revanche, ils considéraient l'*Aristolochia longa* L. et *rotunda* comme emménagogues. Fracastor, *Les trois livres*, 238, 296, 303, 307, 343, 346 ; Matthiole, *Ibid.,* 393 ; Fuchs, *Ibid.*, 71 ; Dodoens, *Ibid.*, 212 ; Renou, *Ibid.*, 1637, 291 ; Heursel-De Meester V., Delmotte Robert, *Ibid*, 40 ; R. Teyssou, *Ibid.*

Arum. L'arum ou Gouet, Aron, Pied de veau, Langue de bœuf, Cornet, Manteau de la vierge ou Vit de prêtre (*Sacerdotis virile*), *Arum maculatum L.*, était une plante herbacée facilement identifiable dans les bois ou les fossés par ses grandes feuilles vert foncé et ses petites baies rouges en épis. Son tubercule blanc avait la taille d'un marron et contenait un suc lactescent. A l'état frais, c'était une plante vénéneuse, proche de l'aconit. C'était un émétique, un diurétique et un purgatif. La racine était indiquée dans les maladies associées à la cachexie et à la débilité, dans le catarrhe pulmonaire et les céphalées. Matthiole (1500-1577) la recommandait cuite avec du miel pour soigner les phlegmasies de la poitrine et l'asthme, en raison de ses propriétés expectorantes. Fuchs (1501-1566) la classait comme échauffante (substance médicamenteuse qui excitait l'action organique, accélérait la circulation et augmentait la chaleur animale) et desséchante (qui desséchait les ulcères en absorbant le pus ou en arrêtant sa sécrétion) au premier degré, sauf pour certaines variétés qui l'étaient au troisième en raison de leur mordacité spécifique. Il recommandait également les racines qui *digerent moyennement les grosses, & lentes humeurs, & par ce, sont propres & idoines à chasser les phlegmes de la poictrine…* Matthiole et Fuchs appliquaient la même recette mélangeant la racine à la fiente de bœuf pour enduire les pieds des goutteux. Pierre-Jean-Baptiste Chomel (1671-1740) prescrivait la poudre de racine d'arum avec un peu de sucre et de la cannelle, d'un demi à un gros, dans la chlorose, la jaunisse, les embarras du foie et des autres viscères. La racine d'arum non seulement était hépatique et hystérique, mais encore béchique (antitussive) et purgative : elle fluidifiait la lymphe épaisse et glaireuse qui dans l'asthme et les toux anciennes encombrait les vésicules bronchiques. Elle luttait contre cette même lymphe qui corrompait les humeurs dans la cachexie, le scorbut, les fièvres intermittentes, les maladies chroniques et opiniâtres. Chomel donnait la recette d'un excellent opiat pour purger les cachectiques, électuaire qui associait la racine fraîche d'arum, pilée et tamisée, à de la poudre de menthe et d'absinthe, le tout malaxé avec du miel et du suc de coing. Quatre-vingt ans plus tard Vitet (1738-1809), qui ne partageait plus cet enthousiasme, considérait l'arum comme un purgatif violent, irritant pour l'estomac et l'intestin, bien qu'il perdît sa causticité lorsqu'il était sec. Il déconseillait son emploi dans l'asthme, la fièvre tierce, la chlorose. Au XIXème siècle, pour Gubler (1823-1879), c'était un émétique, un diurétique et un purgatif. On le prescrivait dans les maladies associées à la cachexie et à la débilité, dans le catarrhe pulmonaire et les céphalées. Il précisait : *Rien de démontré ni même de rationnel dans la plupart de ces applications…* Desséchée, la racine, inactive, pouvait servir d'excipient farineux. Fracastor, *Les trois livres*, 301 ; Matthiole, *Ibid.*, 367 ; Fuchs, *Ibid.*, 52 ; Chomel, *Ibid.*, **2**, 72-73 ; Vitet, *Ibid.*, 44 ; Dorvault, *Ibid.*, 1850, 312 ; A. Gubler, *Commentaires thérapeutiques du Codex medicamentarius*, Paris, 1868, 25-26.

Aspalathe. C'était un arbrisseau épineux au bois dense, oléagineux et amer originaire d'Istrie, de l'île de Nisyros, de Syrie et de l'île de Rhodes, *duquel les parfumeurs usent pour donner* *corps à leurs unguens*, si l'on en croit Matthiole. Il était odorant et d'une couleur rougeâtre, proche par sa texture du bois d'aloès. Les anciens auteurs en décrivaient quatre sortes, caractérisées par la couleur de leur bois. L'un de couleur pourpre, l'autre couleur de buis, le troisième blanchâtre à liseré jaune et le quatrième, rouge, surnommé bois de rose. Sa rareté faisait qu'on lui substituait souvent des semences d'*Agnus castus*, des santaux, la zédoaire, mais l'aloès était le meilleur substitut. Il était vraisemblable que l'aspalathus utilisé par Fracastor était le bois décrit par Matthiole ou Lémery. Il avait, selon Matthiole (1500-1577), des vertus échauffantes (substances médicamenteuses qui excitaient l'action organique, accéléraient la circulation et augmentaient la chaleur animale) et astringentes (substances qui avaient la propriété de provoquer une rétraction au niveau des parties qu'elles touchaient et de ralentir ou d'arrêter les évacuations). Aussi l'employait-on mélangé à du vin, pour traiter les ulcères de la muqueuse buccale ou, en injection avec une seringue, pour les ulcères corrosifs des organes génitaux. Il était abortif appliqué en pessaires. Sa décoction prise par la bouche constipait, réduisait les hémoptysies, était carminative (qui expulsait les gaz intestinaux) et diurétique. Dodoens (1517-1585) décrivait le souchet ou *Cyperus L.*, plus connu comme papyrus pour sa variété *Cyperus papyrus L.*, comme un aspalathus dont la racine était chaude et sèche au troisième degré, ce qui n'éclaircissait pas l'énigme de la véritable identification de l'aspalathe par les Anciens... De Meuve le jugeait chaud et sec et confirmait les appréciations et les indications de Matthiole et de Dodoens. Schroeder (1600-1664) disait que son principal emploi était la fabrication de trochisques destinés à la confection de la thériaque. En 1637, Jean de Renou (1568-1620) rappelait déjà que la recherche sur la nature et l'origine de cette plante relevait des choses inconnues ou douteuses, que tout ce qu'on avait écrit sur elle était incertain, y compris le témoignage de Prosper Alpinus (1553-1617) qui prétendait en avoir découvert au cours de ses pérégrinations maritimes. Renou louait par ailleurs les qualités thérapeutiques de l'aspalathus, qu'il appelait également *adipsatheum & diaxylon*, car *il eschauffe, refroidit, & desseche ; la raison est qu'il est composé de plusieurs parties dissimilaires, dont les unes sont chaudes & acres, les autres rudes & stiptiques.* Lémery (1645-1715) était catégorique : pour lui l'Aspalathus était *un bois compact, pesant, oléagineux, odorant, de couleur purpurine obscure & marbrée, d'un goût un peu amer & piquant.* A ce signalement précis correspondait une réponse évasive quant à à l'identité et à l'origine de l'arbre en question. En revanche, Lémery soulignait les ressemblances avec le bois d'aloès auquel il se substituait souvent. Il était dessicatif, modérément astringent (qui avait la propriété de provoquer une rétraction des parties qu'il touchait et de ralentir ou d'arrêter les évacuations), résistant à la malignité des humeurs et diaphorétique (qui provoquait la transpiration). Ce commentaire désabusé de Vitet (1738-1809) illustrait le discrédit dans lequel l'*Aspalatus,* qu'il identifiait comme *l'Agallochum praestantissimum,* était tombé au siècle des Lumières : *Il paroît qu'on n'a consulté ni l'expérience, ni l'observation pour déterminer les vertus du bois, particulièrement celles d'augmenter la transpiration insensible, de calmer les coliques venteuses, de résister à la gangrène, de faire mourir les vers contenus dans les premières voies, & d'accélérer le cours des urines.* La devinette se poursuivit dans le *Dictionnaire universel de matière médicale* de François V. Mérat (1780-1851) et Adrien De Lens (1786-1846), qui, en 1829, rejetaient le *Genista canariensis L.* comme étant à l'origine de ce bois mystérieux, car il n'était pas épineux, pour finalement l'attribuer à l'aloès ce qui, à défaut d'originalité, éludait toute polémique par une pirouette. On trouve dans le Dechambre un bref article sur l'aspalathe rappelant la présence de cet ingrédient dans la thériaque et l'Eau générale[5] mais n'apportant guère d'informations sur la nature exacte de cette essence végétale : bois d'aloès ? bois de Rhodes[6] ? Indigofera ? Fracastor, *Les trois livres*, 238 ; Matthiole, *Ibid.*, 49 ; Dodoens, *Ibid.*, 233 ; Renou Jean de, *Les œuvres pharmaceutiques*, Lyon,

---

[5] Sudorifique, cordiale (qui augmentait rapidement la chaleur du corps), stomachique, cet alcoolat était proche de l'alcoolat de thériaque composé, à base des racines d'angélique, d'aunée, de souchet, de contrayerva, d'impératoire, de serpentaire, de valériane, de zédoaire et de galanga, le tout associé à la cannelle, à la girofle, au genièvre, au laurie, à l'orange et au citron, au romarin, à la sauge, à la rue et bien évidemment à la thériaque… Dorvault, 1928, 372.

[6] Le bois de Rhodes des apothicaires et des parfumeurs, était fourni par deux liserons arborescents des Canaries, Convolvulus floridus et scoparius. Dorvault, 1928, 479.

1637, 255-256 ; De Meuve, *Ibid.*, 90 ; Schroeder, *Ibid.*, **1**, 66 ; Lémery, *Ibid.*, 70-71 ; Vitet, *Ibid.*, 427 ; Mérat, De Lens, *Ibid.*, **1**, 469 ; Dechambre, *Ibid.*, (1876), S1, **6**, 569.

Asphaltite. Comme l'indiquait son nom, ce bitume de Judée, appelé également Karabé de Sodome, Poix minérale scoriacée, Baume de momie, provenait du lac d'Asphaltite ou mer Morte. Solide, noir, à cassure vitreuse, acquérant de l'électricité statique et de l'odeur au frottement, il brûlait avec une épaisse fumée et une odeur âcre. Les momies qui en étaient imprégnées, lui devaient leur réputation thérapeutique inégalée pendant des siècles. Matthiole (1500-1577) écrivait : *Tout bitume resout, soude, remollit, & empesche l'inflammation. Il guerit les relaxations & suffocations de la matrice appliqué dessus, ou au nez, ou en fomentation. En parfum il descouvre ceux qui sont sugets au haut mal, comme la pierre gagate*[7]*. Prins en breuvage avec du vin & du castoree, fait venir les fleurs aux femmes. Il est bon à la toux inveteree, à la difficulté d'aleine, morsures de serpens, sciatiques, & douleurs des costés. On en baille des pilules aux celiaques : beu avec vinaigre dissout le sang caillé. On en detrampe avec decoction d'orge mondé, pour en faire clysteres aux dysenteries : il sert en parfum contre les catarres : il apaise la douleur des dens mis dessus : estant sec & appliqué avec une spatule sur les bords des paupieres, raffermit et replie le poil d'icelles. Chauffé & meslé avec farine d'orge, nitre, & appliqué sur les gouttes des piés & autres jointures, est fort bon : & à la lethargie aussi.* Toutes les espèces de bitumes, selon De Meuve, *sont remollitives, discussives* (qui dissipaient les humeurs accumulées dans un engorgement ou une tumeur, *& remedient aux relaxations et suffocations de matrice, soit en l'appliquant, soit en flairant, soit en fumigations, mais il s'en trouve fort peu qui ne soit falsifié avec de la poix, ce que l'odeur & la couleur de la mesme poix découvre assez aisément.* Sous forme d'huile, l'asphalte était prescrit dans la tuberculose pulmonaire et comme excitant. Fracastor, *Les trois livres*, 363 ; Matthiole, *Ibid.*, 94 ; De Meuve (?- ?), *Dictionnaire pharmaceutique ou plûtost apparat medico pharmaco-chymique*

[7] Il s'agissait du jais, gemme fossile proche de la lignite.

dans lequel est contenu en francoys..., Paris, 1678, 174 ; Dorvault, 1898, 295.

Aubépine, *Crataegus oxyacantha* L. ou épine blanche. On utilisait ses fleurs comme diurétiques et contre les lithiases de l'appareil urinaire. Elles étaient recommandées dans la pleurésie, les diarrhées et leur eau distillée stimulait les forces vitales. Les fruits et l'écorce supprimaient les hémorragies utérines. L'écorce avait également la réputation d'être fébrifuge et de pouvoir remplacer le quinquina. Les fleurs, en infusion, étaient conseillées dans le traitement des angines. Dodoens (1517-1587) jugeait le fruit de l'*aubespine* comme sec, astringent, anti-diarrhéique et lithontryptique. Bauhin, quant à lui, (1560-1624) élargissait ses indications thérapeutiques : *La racine pilée & appliquée sur la chair, fait sortir les épines & les flèches : on dit qu'étant appliqué sur le ventre des femmes, elle les fait avorter*. Epine-blanche, Oxyacantha, Crataegus Oxyacantha telles étaient les dénominations adoptées pas Vitet (1738-1809) pour désigner l'aubépine. Fidèle à son habitude, il doutait des vertus thérapeutiques de cette plante dans les diarrhées, la dysenterie, les hémorragies utérines, l'affaiblissement des forces vitales. Jourdan (1788-1848), précisait que son infusion en faisait un remède domestique contre la toux et ajoutait qu'on pouvait la bannir des pharmacopées, ce qu'il fera dans la seconde édition de son livre, en 1840 ! Le Dechambre consacrait à peine quatre lignes à l'aubépine, en 1875. Ce n'est que tardivement que la teinture de crataegus fut préconisée comme sédatif nerveux et cardiaque par Henri Huchard (1844-1910). Le Dorvault dans son édition de 1928 rappelait que les fleurs d'aubépine étaient antispasmodiques et hypotensives. Pour l'anecdote, signalons que cette rosacée réapparait dans le Codex de 1937 sous les avatars de l'extrait fluide et de la teinture d'aubépine… Fracastor, 239, 274 ; Dodoens, *Ibid.*, 489 ; Bauhin, *Ibid.*, 793 ; Vitet, *Ibid.*, 270 ; Jourdan, *Ibid.*, **1**, 229 ; Dorvault, Defacqz, Weitz, *L'Officine*, Paris, 1928 ; *Codex medicamentarius gallicus seu pharmacopoea gallica ...*, 6è édition, Rennes, 1937. ; R. Teyssou, *Ibid.*.

Aunée. L'aunée ou aulnée, *Enula campana, Inula helenium* L., provoquait les menstrues et l'urine. Mastiquée, sa racine fortifiait les dents et les gencives ; confite dans le sucre, elle combattait la toux. Selon Matthiole (1500-1577) *: On tire la racine en esté : & après l'avoir taillee en pièces, on la fait secher. La decoction d'icelle prinse en breuvage provoque les fleurs et les urines : mise en looch*[8] *avec miel est bonne à la toux, à la difficulté d'aleine qu'on ne peut avoir sans tenir la teste droite, aux ruptions, convulsions, ventosités, morsures de serpens. Bref, ell'eschauffe. Les feuiles cuites en vin sont bonnes pour appliquer aux sciatiques. La racine confite en vin faict de raisins cuits dans la vigne mesme, est profitable à l'estomac. Ceux qui font des confitures après l'avoir faicte un peu sécher, ils la font cuire puis tremper dans l'eau froide, & la mettent dans le vin susdict. Ainsi la garde pour en user. Broyee & beue sert à ceux qui crachent le sang.* Fuchs (1501-1566) la considérait comme sèche et chaude à l'identique du poivre blanc ou du miel. Il insistait également sur ses propriétés antitussives et expectorantes. Dodoens (1517-1585) attribuait à l'écorce et aux feuilles de l'aulne un *tempérament* froid, sec et astringent (qui avait la propriété de provoquer une rétraction des parties qu'elles touchaient et de ralentir ou d'arrêter les évacuations) qui l'indiquait dans les phlegmons de l'amygdale ou les tumeurs de la gorge. Chomel (1671-1740) ne recommandait que la racine fraîche, sèche ou pulvérisée. En dehors de ses indications dans les affections respiratoires, il la conseillait dans les indigestions, les crudités (substances n'ayant pas subi la coction qui les rendrait assimilables), les gaz intestinaux et le pyrosis. Macérée pendant quelques jours dans du vin blanc, prescrite le matin à jeun, à la dose d'un verre par jour durant quelques jours, elle guérissait la chlorose des jeunes filles. Le suc de cette racine infusée dans du vin était vermifuge. On en faisait un onguent efficace sur la gale. Extérieurement résolutive (activité anti-inflammatoire qui dissipait les engorgements), on recommandait sa décoction pour les sciatalgies, les mouvements convulsifs, la colique du Poitou[9], l'hydropisie, la cachexie, les maladies

[8] Looch ou éclegme : sirop épais que suçait le malade au bout d'un bâton de réglisse.

[9] La colique de plomb fut assimilée tardivement à la fameuse colique du Poitou décrite en 1616 par le médecin français François Citois (1572-1652), identifiée par Théodore Tronchin (1709-1781) dès 1757. Ce fut Amédée

chroniques en général. Vitet (1738-1809), suivant pour une fois les traces de ses prédécesseurs, confirmait ces indications avec une restriction concernant la conserve d'aunée qui provoquait parfois une sensation de constriction épigastrique à laquelle on palliait en sucrant abondamment l'infusion de la racine. En revanche, il déniait toute efficacité à l'eau distillée d'aunée, nullement stimulante, et à l'huile qui n'agissait ni sur les paralysies ni sur les faiblesses musculaires. L'aunée figurait encore en bonne place dans les officines, peu avant 1900, comme stimulant et sudorifique. On la prescrivait dans les bronchites catarrhales chroniques. En topique, son décocté calmait le prurit. En 1882, De Korab (?- ?) lui attribua un pouvoir inhibiteur sur le bacille tuberculeux, ce qui ne fut pas confirmé, alors que le principe actif de l'aunée, l'hélénine, possédait de réelles vertus bactéricides. Fracastor, *Les trois livres*, 307, 346 ; Matthiole, *Ibid.,* 57 ; Fuchs, *Ibid.* ; Dodoens, *Ibid.*, 532 ; 171 ; Chomel, *Ibid.*, 1, 171 ; Vitet, *Ibid.,* 445 ; Leclerc H., *Ibid.*, 196 ; R. Teyssou, *Ibid.*

Bardane ou glouteron, *Arctium lappa* L., Personata, Aretium, *Lappa major altera.* Fracastor préconisait la racine de bardane dans la fièvre lenticulaire (typhus). Fuchs (1501-1566), qui l'appelait gleteron ou napolier, lui attribuait des qualités digestives (remèdes qui avaient la propriété de désagréger et de disperser les matières stagnant dans les tissus), desséchantes (qui desséchaient les ulcères en absorbant le pus ou en arrêtant sa sécrétion) et astringentes (qui avaient la propriété de provoquer une rétraction des parties qu'elles touchaient et de ralentir ou d'arrêter les évacuations). Sa racine, ingérée avec des pignons, était prescrite dans les hémoptysies et les expectorations purulentes. Broyée, on en faisait des emplâtres pour les arthralgies. La feuille appliquée sur les vieux ulcères en hâtait la cicatrisation. Elle était renommée comme sudorifique, dépuratif et diurétique. On en faisait usage dans le traitement de la syphilis, de l'hystérie et du rhumatisme. Dodoens (1517-1585) apportait quelques précisions sur les tempéraments respectifs des bardanes qui, toutes deux, desséchaient, consumaient ou dissolvaient, la petite étant la plus

---

Lefèvre (1798-1869) qui découvrit son origine saturnine : *Recherches sur les causes de la colique sèche,* Paris, 1859.

chaude. Il la recommandait, bue avec du miel, comme diurétique et pour apaiser les cystalgies ; bue avec un vin vieux, elle guérissait les morsures et piqures des bêtes venimeuses. La poudre de la semence prise avec un excellent vin et ce pendant quarante jours, était profitable dans les sciatiques. De Meuve distinguait les vertus de la petite bardane qui était chaude, discussive (qui dissipait les humeurs accumulées dans un engorgement ou une tumeur), amère, et dont on employait les feuilles sur les cancers enflammés et les racines pour réduire les hémorroïdes et diverses tumeurs, et celles de la grande bardane, chaude et sèche, utilisée dans les crachements de sang, les tumeurs spléniques, les ulcères invétérés. La graine avait la réputation de briser et d'expulser les calculs urinaires. La feuille, outre ses indications connues pour les plaies atones et les luxations, était recommandée en topique dans les brûlures. Haller (1708-1777) écrivait au sujet de la décoction de bardane : *Les François des provinces méridionales employent communément cette même décoction dans le traitement des fièvres malignes, on en fait le même usage dans les Pays-Bas, & cela avec succès, suivant le témoignage du grand BOERHAAVE ; elle entre encore dans la compositions de tisannes purgatives appelées en France tisannes royales. Il est parlé de l'usage que les Polonais font de cette décoction contre le mal vénérien dont ils se guérissent en la prenant le corps enseveli dans du fumier ; on dit même que Henri III a été guéri de cette maladie par le seul usage de la tisanne de bardane.* Jean Louis Alibert (1766-1837) l'utilisait encore sur les dermatoses avec sécheresse de la peau. Mais ce sont particulièrement les feuilles qu'on employait à l'extérieur sur les teignes du cuir chevelu et, mêlées à de l'huile, sur les ulcères comme le préconisaient déjà Fuchs et De Meuve. Quant aux graines, on les prenait en poudre ou en émulsion, pour leur activité diurétique et purgative. Adolphe Gubler (1821-1879) qualifiait la bardane *d'illusion de notre matière médicale indigène* ajoutant que sa racine n'avait aucune activité thérapeutique notamment à l'égard de la syphilis et que ses feuilles étaient dépourvues de toute vertu cicatrisante ou fongicide. Pour conclure, Jean Baptiste Fonssagrive (1823-1884) écrivait à son sujet en 1878 : *Plante qui mérite peu les éloges qu'on lui a donnés comme dépurative et antisyphilitique*. Fracastor, *Les trois livres*, 282 ; Fuchs, *Ibid.*, 55 ;

Dodoens, *Ibid.*, 11-12 ; De Meuve, *Ibid.*, 108 ; Haller, *Ibid.*, **1**, 55 ; Gubler, *Ibid.*, 32 ; R. Teyssou, *Ibid.*

Batrachium. Appelée Bassinet ou *Ranunculus* ou grenouillette ou encore Scelerata, Flammette et pied de corbeau selon Fuchs (1501-1566), la racine et la totalité de cette plante étaient âcres, chaudes et sèches. Les feuilles et les jeunes tiges, appliquées sur la peau, y provoquaient des exulcérations douloureuses. On l'utilisait pour traiter les verrues, effacer certaines cicatrices, cautériser les teignes, résorber les tuméfactions cervicales. On l'employait également comme sternutatoire. On trouve au livre IX des *Epigrammes* du poète latin Martial (43-104) une allusion à la Sardonica[10], la renoncule sarde, sans doute la renoncule des marais, la mort-aux-vaches, la grenouillette d'eau, *Ranunculus sceleratus* L., l'herbe sardonique des Anciens. Dodoens (1517-1585), qui dénombrait quatre espèces de renoncules, les disait toutes nuisibles, particulièrement l'*Apium risus* qui, ingérée, *oste les sens & l'entendement, & retire tellement les nerfs de la face, qu'il semble que ceux qui en ont mangé rient, & meurent tous rians*. De Meuve rappelait que Dioscoride (1er siècle) en décrivait quatre espèces et que l'une de ces variétés, originaire de Sardaigne, citée par Martial (43-104) et par Dodoens, provoquait une rétraction des lèvres esquissant un rictus… sardonique ! Il ajoutait la gale à ses indications thérapeutiques. Louis Vitet (1738-1809) utilisait ses propriétés caustiques comme cataplasme dérivatif. Il redoutait ses effets toxiques pris par la bouche : vomissements, douleurs abdominales très violentes, convulsions et mort. Le Dorvault énumérait huit espèces du genre *Ranunculus* du banal Bouton d'or à la redoutable Aconit. La plante fraiche servait encore au XIXème siècle de rubéfiant et de vésicant. On retrouvait des indications comme la gale ou les dartres. Fracastor, *Les trois livres*, 237, 368 notes ; Fuchs, *Ibid.*, 120-121 ; Dodoens, *Ibid.*, 286-288 ; De Meuve, *Ibid.* 504-505 ; Vitet Louis, *Matière médicale réformée…*, Lyon, 1780, 229 ; Dorvault, *Ibid.*, 1850, 488-489.

---

[10] *Sardonica medicata dedit mihi pocula virga : os hominis ! mulsum me rogat Hippocrates.*
(Hippocrate m'a donné une potion préparée avec une plante de Sardaigne et il a l'impudence de me demander du vin doux). Martial, *Epigrammes*, traduit par H.C. Izaac, Paris, 1934, livre **IX**, XCIV, 69.

Bdellium. Matthiole (1500-1577) appelait cette gomme-résine analogue à la myrrhe, *bolchon* ou *madelcon* et la disait extraite *de la liqueur d'un arbre Sarazinesque*. Le bdellium échauffait (substance médicamenteuse qui excitait l'action organique, accélérait la circulation et augmentait la chaleur animale) et ramollissait. On le prescrivait, selon cet auteur, dans le goitre, les hernies, les obstructions de la matrice, les lithiases et les rétentions d'urine, la toux, les morsures de serpents, les spasmes, les douleurs de côté, *les ventosités qui courent ça & là*. Il était chaud et sec et, selon De Meuve, provoquait la sudation, était digestif (qui avait la propriété de désagréger et de disperser les matières stagnant dans les tissus) et discussif (qui dissipait les humeurs accumulées dans un engorgement ou une tumeur). Les Anciens prescrivaient le bdellium, gomme-résine tirée des *Balsamodendrons*, dans les maladies catarrhales des poumons, du tube digestif et des voies urinaires. Chomel (1671-1740) écrivait à son sujet : *Le bdellium est ordinairement employé pour résoudre les tumeurs, nettoyer les plaies et les conduire à cicatrice. On s'en sert peu intérieurement quoiqu'il y ait des auteurs qui soutiennent qu'il est astringent* (qui avait la propriété de provoquer une rétraction des parties qu'il touchait et de ralentir ou d'arrêter les évacuations)*, et propre dans les hémorragies et même dans la phthisie*. Délaissé dans ces prescriptions internes dès le début du XIXème siècle, il figurait encore dans les pharmacopées, à titre de topique. Gubler (1821-1879) nous apprenait, en 1868, qu'il fut utilisé comme béchique (antitussif calmant, sédatif et adoucissant), anti-catarrhal, antispasmodique et emménagogue (qui déclenchait les règles). On le trouvait encore dans les pharmacopées, à titre de topique, comme en témoignait cet article du Dechambre, daté de 1876 : *Le bdellium est un excitant qui jouit de propriétés analogues à celles de la myrrhe. Il est formé, d'après Pelletier, de : résine 59,0 ; arabine ou gomme soluble 9,2 ; bassorine ou gomme insoluble 30,6 ; huile volatile 1,2 ; le bdellium est peu employé à l'intérieur ; on s'en sert extérieurement pour résoudre les tumeurs, déterger les plaies et les conduire à la cicatrisation. Il fait partie de l'emplâtre de diachylon gommé et de l'emplâtre de Vigo cum mercurio.* Fracastor, *Les trois livres*, 329, 369 notes ; Matthiole, *Ibid.*, 75 ; De Meuve, *Ibid.*, 158 ; Chomel, *Ibid.*, **2**, 257 ; Gubler, *Ibid.*, 34.

Bénédicte et **Hamech** : la confection dite *Benedicta laxativa* était spécifique pour purger la pituite et contenait notamment du turbith, des racines de petite ésule, d'hermodacte et de diagrède. Elle évacuait la phlegme qui s'accumulait dans les articulations, les reins et la vessie. On la prescrivait par la bouche ou en lavements (Duchesne) ; celle de Hamech contenait coloquinte, séné, myrobolans, rhubarbe, scammonée, agaric... Elle purgeait la bile et l'atrabile et guérissait la gale et le cancer exulcéré. Selon Joseph Duchesne (1544-1609), *elle est un fort bon remède pour guarir les fièvres de l'automne, principalement les quartes & toute autre maladie née d'humeurs tartarées*[11]*, crasses, sales, arides & melancholiques : elle donne un merveilleux secours contre la lèpre, le cancre, la gratelle*[12]*, la gale, en somme à toute infection de la peau qui s'engendre d'humeurs salées et adustes*[13]. Fracastor, *Les trois livres*, 329, 369 notes ; Duchesne, *Ibid.*, 307 ; De Meuve, *Ibid.*, 164.

Bétoine. La bétoine, *Betonica officinalis* L., occupait une place importante dans la pharmacopée antique. Le médecin d'Auguste (-63/14), Antonius Musa (?-?) serait l'auteur d'un traité consacré à cette plante susceptible, selon lui, de guérir quarante-huit maladies. Matthiole (1500-1577) lui attribuait une ribambelle de qualités thérapeutiques plus faramineuses les unes que les autres : elle agissait sur les convulsions, les *ruptions* (plaies), les maladies de l'utérus, les morsures de serpents. Diurétique et laxative, elle traitait l'épilepsie, la démence, les maladies de foie et de la rate. Elle facilitait la digestion et diminuait les brûlures de l'œsophage.

---

[11] Pour Paracelse et ses disciples, tout aliment comportait une partie nutritive et une partie excrémentielle. Celle-ci, le *bolus*, devait être expulsée sous peine de coaguler et de provoquer de multiples maladies. C'est pourquoi la digestion imparfaite laissait un résidu : le *tartre*. Comme les phénomènes digestifs siégeaient à tous les niveaux du corps, le *tartre* pouvait se déposer également en tout endroit de l'organisme.

[12] Gale miliaire.

[13] On qualifiait autrefois d'adustes les humeurs et le sang dans certaines maladies ou dans certaines circonstances telles que la sécheresse de la constitution, la chaleur, la soif. La coloration noire du sang dans la palette et le peu de sérosité qui s'en séparait étaient les meilleurs témoins de cet état des humeurs.

On la conseillait dans les crachements de sang, la sciatique, les douleurs de rein et de vessie, l'hydropisie, la jaunisse. Enfin, on la recommandait dans la phtisie. Fuchs (1501-1566) la rangeait parmi les remèdes chauds et secs et la prescrivait, *prinse avec du miel, aux gens emmaygris, tabides* (consumés par le marasme), *& languissants : & qui hont force pus, ou boue, au dedans de la poictrine*. Dodoens (1517-1585) précisait qu'elle était certes chaude et sèche, mais jusqu'au second degré. Il ajoutait à ses innombrables qualités le pouvoir de briser les calculs rénaux et la propriété, spécifique à sa racine, prise avec eau miellée, de faire expectorer ou vomir les humeurs superflues et la pituite visqueuse et gluante. Elle était considérée au XVIIème siècle comme alexitère (qui combattait les effets des morsures des animaux venimeux et ceux des poisons) et céphalique (qui traitait les maladies de la tête). On la prescrivait donc dans l'épilepsie, les comas, les morsures de serpents et de chiens enragés mais aussi pour échapper à toutes sortes d'empoisonnements. J.B. Chomel (1671-1740) la disait *béchique* (antitussif) *en procurant l'expectoration et la sortie des matières purulentes par la voie des crachats...* Utilisée occasionnellement jusqu'au XIXème siècle comme sternutatoire, elle fut bien vite oubliée, ce qui faisait dire à Joseph Delioux de Savignac (1812-1876)), *qu'il ne serait que temps de n'en plus parler dans nos traités classiques*. Fracastor, *Les trois livres*, 315, 328 ; Matthiole, *Ibid.*, 539 ; Fuchs, *Ibid.*, 245 ; Dodoens, *Ibid.*, 205 ; Chomel, *Ibid.*, **1**, 435 ; R. Teyssou, *Ibid.*

Bézoard minéral : voir antimoine.

Bol d'Arménie. Le *Bolarmène* ou bol d'Arménie, ou bol arménien selon Fracastor, argile rouge connue dans l'Antiquité, était réputée pour ses propriétés emplastiques (qui enduisait), alexipharmaques (antidote), hémostatiques, dessicatives (qui desséchaient les ulcères en absorbant le pus ou en arrêtant sa sécrétion), astringentes (qui provoquaient une rétraction des parties qu'il touchait et de ralentir ou d'arrêter les évacuations) et anti-inflammatoires. On rapprochait ses qualités et donc ses indications de celles de la terre sigillée. De Meuve (?- ?) le prescrivait comme vermifuge. Propre à arrêter *les cours de ventre, les dyssenteries, le crachement de sang*, selon Dom Nicolas Alexandre (1654-1728), on le disait souverain contre la peste. Fracastor, *Les trois livres*, 229, 230, 239, 240, 263, 275, 276, 281, 287, 293, 297, 298, 302, 303, 304, 351, 354, 367 notes ; De Meuve, *Ibid.*1678, 175-176 ; De Meuve, *Ibid.*1689, 120 ; R. Teyssou, *Ibid.*

Bourrache ou Borrache, *Borago officinalis* L.. Matthiole (1500-1577), la recommandait contre les apostèmes. Si l'on en croit Fuchs (1501-1566), elle était chaude et humide. Il ajoutait, citant Dioscoride : *Lon tient que la fueille de Bourroche, jettee dedans vin, resjouit l'esprit. Lon dit que celle qui jette trois tiges, broyee toute avec les racines, & la semence : & prinse en breuvage, vaut contre les fievres tierces : & celle qui en ha quatre, contre les fievres quartes, mais que la decoction soit faicte en vin.* La bourrache *provoque les urines, & apaise la soif. Les tiges d'icelle mangées, soyent cuictes, ou crues sont bonnes aux passions, & maladies du foye... elle augmente les plaisirs de l'esprit estant jettee dedans le vin...* Dodoens (1517-1585), confirmant les dires de Fuchs, tenait pour évident que boire du vin dans lequel on a mis de la bourrache *faict les gens gaillards & joyeux, & chasse tristesse, facherie & melancholie.* Jean de Renou (1568-1620) écrivait à propos des feuilles de bourrache que *mélangées parmi les médicaments, elles augmentent grandement leur vertu cardiaque* (tonique et stimulant spécifique du cœur). Dom Nicolas Alexandre (1654-1728), la considérait cordiale (qui augmentait rapidement la chaleur du corps), chaude et humide, antagoniste de la bile noire. Vitet (1738-1809) prescrivait parfois le suc des feuilles de bourrache dans la péripneumonie essentielle à condition qu'il y ait sécheresse de la langue, soif très intense, toux sèche et forte. Du reste, les feuilles de buglosse avaient la même efficacité, avec les mêmes effets indésirables dans les pneumopathies inflammatoires : pesanteurs gastriques, aggravation de l'oppression. Les fleurs de la bourrache étaient rangées parmi les cinq fleurs cordiales (qui augmentaient rapidement la chaleur du corps comme la violette, l'œillet, la buglosse, la bourrache, le souci). Mais elles n'accroissaient ni les forces musculaires, ni l'énergie vitale. L'eau distillée des fleurs de bourrache était dépourvue de toute efficacité. Les feuilles et les fleurs étaient encore employées à la fin du XIXème siècle comme sudorifique dans les fièvres éruptives notamment, comme béchique (antitussif), dépuratif et diurétique. Fracastor, *Les trois livres*, 266, 280, 290, 340 ; Matthiole, *Ibid.*, 649 ; Fuchs, *Ibid.*, 108-109 ; Dodoens, *Ibid.*, 9 ; Vitet, *Ibid.*, 148 ; R. Teyssou, *Ibid.*

Bryone. La bryone, *Bryonia alba* L., *B. dioïca* Jacq., était également appelée Vigne blanche, Navet galant. *La couleuvree est nommée d'aucuns Bryonia*, nous prévenait Matthiole (1500-1577). Il soulignait les qualités âcres et piquantes des feuilles, des fruits et des racines qui, mêlés à du sel, en faisaient d'excellents emplâtres pour les *gangrenes, ulceres phagedeniques, chironiens, ulceres pourris, & puans des jambes*. La racine, appelée navet du diable, était prescrite dans les piqûres de vipères. Elle était abortive. Très irritante, on l'employait comme révulsif (qui détournait une humeur ou le principe d'une maladie vers une partie plus ou moins éloignée). Elle faisait apparaître des vésicules sur la peau. Fuchs (1501-1566) distinguait la couleuvrée blanche diurétique, laxative, cicatrisant les ulcères, effaçant les rides, de la couleuvrée noire aux propriétés similaires, peut-être plus emménagogue (qui provoquait les règles) et propre à traiter vertiges et convulsions, à réduire la ratelle. Brice Bauderon (1539-1623) la mettait au rang des fards car, disait-il, *par le dehors, elle est propre à déterger la crasse, ordures et lentilles du cuir et à le blanchir*. On lui attribuait le pouvoir de guérir l'hydropisie, l'épilepsie, l'hystérie, certaines paralysies, le rhumatisme chronique et les fièvres intermittentes. A la fin du XIXème siècle, encore employée à la campagne comme purgatif des humains et du bétail, elle était bien oubliée des médecins. Son principe actif, la bryonine, était un puissant purgatif et, selon Heursel-De Meester aurait été prescrite comme hémostatique. Fracastor, *Les trois livres*, 352 ; Matthiole, *Ibid.*, 696 ; Fuchs, *Ibid.*, 74-75 ; Heursel-De Meester V., Delmotte Robert, *Ibid.*, 66 ; R. Teyssou, *Ibid.*

Bubonium. Appelé aussi petit muguet, *aster atticus ou inguinalis,* son nom venait de ses vertus pour guérir les *bubons ou apostemes venans aux eines,* si l'on en croit Fuchs (1501-1566), qui décrivait ainsi son *temperament* : *Elle est de temperature meslee, comme la rose : car elle refrigere non pas fort. Elle digere, & desseche : & ce par ce qu'elle ha qualité amere.* Matthiole (1501-1577), outre ses qualités pour traiter les bubons, précisait qu'il valait mieux que le malade cueillît de la main gauche la fleur séchée avant de l'appliquer sur la région inguinale pour être certain de la guérison ! Il ajoutait aux propriétés thérapeutiques du Bubonium, le traitement des brûlures d'estomac, des conjonctivites, des angines, de l'épilepsie des enfants. Dodoens (1517-1585) confirmait l'efficacité de l'aster inguinalis appliqué *sur bubons & bosses des aines est de grande efficace* ajoutant : *On dict aussi que ceste herbe chasse toute tumeur des aines, voire quand sans plus, on la porterait liée dessus.* Bauhin (1560-1624) connaissait cette plante sous le nom d'*Aster atticus sive inguinalis* aux fleurs *incarnates au dehors & jaunes au dedans* et lui accordait un *tempérament* modérément froid et sec, associé à des vertus digestives (qui avaient la propriété de désagréger et de disperser les matières stagnant dans les tissus). Il en décrivait une autre variété à fleurs jaunes, de propriétés thérapeutiques voisines, également bénéfique à toutes les inflammations inguinales. De Meuve reprenait ces indications mais ajoutait les prolapsus pelviens. Nicolas Lémery (1645-1715) le mettait au rang des apéritifs (qui ouvrait les pores et les canaux de l'organisme), détersifs (remèdes qui nettoyaient plaies et ulcères) et résolutifs (qui déterminaient la résolution des inflammations en ouvrant les pores ou en ramollissant l'humeur ou en calmant les mouvements des esprits). Il ajoutait les morsures des bêtes venimeuses à ses prescriptions. Dans son *Dictionnaire universel* Robert James (1705-1776), conseillait d'appliquer la plante en cataplasme dans les mêmes recommandations que celles énumérées par Matthiole, De Meuve ou Lémery, auxquelles il adjoignait la sciatique. Carol von Linné (1707-1778) croyait avoir identifié le Bubonium des Anciens dans l'espèce d'aunée qu'il nommait *Inula Bubonium* L.. Fracastor, *Les trois livres*, 295, 296 ; Fuchs, *Ibid.*, 100 ; Matthiole, *Ibid.*, 643 ; Dodoens, *Ibid.*, 28 ; Bauhin, *Ibid.*, 491-492 ; James Robert, *Dictionnaire universel de médecine…*, Paris, 1746-1749, **2,** 595 ; Mérat, De Lens, *Ibid.*, **1,** 683.

Buglosse. La buglosse, *Anchusa officinalis* L., *Anchusa italica* Retz, *Lingua bovis,* était connue de Dioscoride (1er siècle), de Pline (23-79) et de Galien (129-201) qui la mettaient *au nombre des plantes qui réjouissent le cœur, surtout quand elle est infusée dans du bon vin.* Fuchs (1501-1566) l'estimait de *tempérament* chaud et

humide au premier degré. S'il convenait que la racine apaisait les douleurs variqueuses et pouvait éventuellement guérir les varices, appliquée localement, il ne lui reconnaissait aucune autre vertu thérapeutique. En revanche, Dodoens (1517-1585) lui attribuait des pouvoirs alexitères contre les venins des serpents, des vertus vermifuges, une action cicatrisante appliquée sur les brûlures, les plaies atones et les ulcères anciens. Associée à la farine de froment, on l'utilisait contre le feu de Saint-Antoine (ergotisme). Enfin, Dodoens signalait son activité psychotrope : *Les Medecins modernes disent qu'elles confortent & allegent le cœur dechassans toute facherie, la sative* (grande buglosse) *principalement. Et que les fleurs jettées au vin, ou reduittes en conserves resjouissent fort ceux qui sont tristes, fachés, angoisseux, & melancholiques.* Bauhin (1560-1624) en revanche, la jugeait galactogène et tonicardiaque. Prises dans du vin, les feuilles, la racine et la graine étaient alexitères. Le distillat de l'herbe purifiait le sang, chassait la mélancolie et atténuait la fièvre. Cuites dans du vin, les feuilles, la racine et la graine, concassés, appliqués en cataplasme, guérissaient les douleurs des reins. En 1824, Jean Baptiste Grégoire Barbier (1780-1865) la proposait dans les irritations du tube digestif, dans les phlegmasies (maladies inflammatoires) et dans les fièvres inflammatoires. Auguste François Chomel (1788-1858) la recommandait dans les palpitations du cœur et la mélancolie. Proche de la bourrache, elle était indiquée comme un médicament cordial (qui augmentait rapidement la chaleur du corps) et émollient, mais déjà bien oubliée à la fin des années 1800.
Fracastor, *Les trois livres*, 290, 305 ; Fuchs, *Ibid.*, 238 ; Dodoens, *Ibid.*, 6-7 ; Bauhin, *Ibid.*, 467-468 ; R. Teyssou, *Ibid.*

Calament. Le calament de montagne, menthe des montagnes ou calaminthe, *Calamintha officinalis* Moench., *Melissa Calamintha* L., le seul que Jean de Renou (1568-1620) estimait pour ses qualités thérapeutiques. Cette labiée, comme beaucoup de plantes de la même famille, apaisait les coliques abdominales, éliminait les parasites, dissipait la jaunisse, guérissait les contusions et les meurtrissures, soulageait les asthmatiques, digérait les humeurs pituiteuses et provoquait les mois aux femmes. Matthiole (1500-1577), le prescrivait en application ou en boisson, dans les morsures de serpents et le faisait boire avec du vin comme antidote des venins. En pessaires, il avait un effet abortif. Fuchs (1501-1566) le disait *de substance subtile, &chaude, sèche presque au tiers degré* et ajoutait : *Si on le prend en breuvage ou autrement par dedans, tant à part tout sec, que avec de l'hydromel, il eschauffe evidemment. Il faict suer, & il ouvre les conduicts de tout le corps, & desseche.* On le prescrivait en décoction avec l'oxymel dans l'asthme et les troubles de la respiration, car il facilitait l'expectoration en incisant (en divisant les humeurs épaissies) la pituite *grossière & visqueuse*. Dodoens (1517-1585) le conseillait aux lépreux. Bauhin (1560-1624) ajoutait à ses bienfaits une activité diurétique et confirmait ses qualités comme emménagogue (qui déclenchait les règles). Il le prescrivait dans les convulsions, les tranchées, les dyspnées, les vomissements bilieux, la jaunisse, les tremblements et les frissons précédant la fièvre. Haller (1708-1777), lui attribuait les mêmes vertus qu'à la menthe et recommandait une eau obtenue par distillation de cette plante pour *la foiblesse d'estomac, & pour exciter les mois*. Il ajoutait que *MESUE a déjà recommandé le syrop de Calamant pour l'asthme & le hoquet* et qu'autrefois on prescrivait *dans la toux provenant de cause froide, & pour faire paroître les règles, le Diacalamenthum* qui, outre le calament, contenait entre autres, du poivre, des semences de seseli et de persil, de l'anis, du thym, du persil, de la cinnamome, du gingembre, du miel et du sucre. En 1860, Nicolas J.B.G. Guibourt (1790-1867) écrivait à son sujet : *Toute la plante est douée d'une odeur agréable. Elle est quelquefois usitée, encore aujourd'hui, comme sudorifique et stomachique, prise en infusion théiforme ; mais la plupart du temps, dans le commerce de l'herboristerie, à Paris, on lui substitue la menthe sauvage...* Fracastor, *Les trois livres*, 280, 328 ; Matthiole, *Ibid.*, 428 ; Fuchs, *Ibid.*, 304-305 ; Dodoens, *Ibid.*, 174 ; Haller, *Ibid.*, **1,** 82 ; R. Teyssou, *Ibid.*

Calendule, Soulfie ou Soulfy selon Fuchs, Soufie pour Dodoens, Calthula, Ringelblumen d'après Bauhin, Caltha, Chrysanthemum, Soucy, d'après De Meuve. Fuchs (1501-1566) avait bien identifié un siècle auparavant cette *herbe branchue* et ses *fleurs belles, jaunes, ou saffranée, d'odeur forte, mais non trop malplaisante à cause dequoy on en use pour faire chappeaux & boucquets.* Virgile la décrivait ainsi dans les *Bucoliques* :

Molla luteola pingit
Vacinia Caltha.
(Des soucis, il peint la tendre fleur couleur de soufre)

Son *tempérament* ? Chaud et sec, avec quelque amertume. Ses propriétés ? Provoquer les règles, faciliter la délivrance après les accouchements, calmer les rages de dents. Dodoens (1517-1585) écrivait à propos de la Soufie : *La conserve*[14] *faicte des fleurs d'icelle prise du matin à jeun guerit le tremblement & batement de cueur, il est aussi bon d'en user contre la peste, & contre l'air mauvaix & corrompu.* Gaspard Bauhin (1560-1624) confirmait ses vertus thérapeutiques dans la peste notamment et affirmait qu'une once de son suc avec une once de poudre de vers de terre guérissait la jaunisse. Il utilisait l'eau de la plante distillée pour traiter les conjonctivites. De Meuve la décrivait comme *une petite plante qu'on cultive dans les jardins, tellement connüe qu'il n'est pas besoin d'en faire la description. On ne se sert en Medecine que de la fleur, & rarement des feuilles. Quant à ses qualitez & proprietez, elle est chaude au premier degré. Elle est aperitive, & resout avec un peu d'asriction ; Elle provoque les mois & facilite l'accouchement ; outre toutes ces facultez, elle est tellement cardiaque* (tonique et stimulant spécifique du cœur) *& alexipharmaque* (qui protégeait des poisons) *qu'on s'en sert souvent & avec succez, dans des bouillons contre la peste & autres maladies contagieuses.* Louis Vitet (1738-1809) la rangeait parmi les emménagogues utérins (qui déclenchaient les règles) de sa *Pharmacopée Medico Chirurgicale.* Outre cette faculté de déclencher la menstruation, il admettait, sous réserve de vérification, qu'elle était sudorifique, qu'elle réduisait les tumeurs *scrophuleuses*, qu'elle combattait la gangrène, qu'elle guérissait les paralysies et enfin, qu'elle était vermifuge. La *Pharmacopée universelle* de Jourdan (1788-1848) évoquait sa présence dans de nombreuses préparations anti cancéreuses : pilules anticancéreuses de Rust dans lesquelles la Calendula était associée à la ciguë, lait anticancéreux de Stein à consommer dans la journée, où elle était

[14] La conserve était une préparation pharmaceutique, de consistance solide ou liquide, faite avec des pétales de fleurs, des fruits et des racines sèches, broyés puis mélangés à du sucre, qu'on exposait au soleil plusieurs semaines ou plusieurs mois, dans un récipient étanche. C'étaient, en somme, des électuaires qui ne renfermeraient qu'une seule substance végétale.

le seul principe actif, la potion anticancéreuse de Westring infusion de fleurs de souci, la lotion anticancéreuse qui associait la calendula à la ciguë, au laurier cerise et à l'opium... Heursel-De Meester (?- ?) signalait son ancien emploi comme stimulant. Fracastor, *Les trois livres*, 280 ; De Meuve, *Ibid.*, 134 ; Fuchs, *Ibid.*, 269 ; Dodoens, *Ibid.*, 121 ; Bauhin, *Ibid.*, 503 ; Vitet, *Ibid.*, 137 ; Jourdan, *Ibid.*, **2**, 505 ; Heursel-De Meester V., Delmotte Robert, *Ibid.* 70.

Canne. Appelé par Matthiole, jonc odorant, par Vitet, roseau, *Arundo donax* par Gubler, canne de Provence ou grand roseau, et par Heursel-De Meester Cypria, la racine de cette graminée était chaude et sèche au troisième degré, si l'on en croyait Bauhin ((1560-1624). Fracastor (1478-1553) préconisait sa racine dans la fièvre lenticulaire (typhus). Prise en décoction, elle était, selon cet auteur, à la fois diurétique, active sur les douleurs *de côté, de la poitrine, & du foye, apte à traiter les dysuries, et, en topique, à résoudre l'enflure des génitoires.* Matthiole (1500-1577) qui décidemment n'appréciait pas les moines botanistes[15], contestait leurs affirmations selon lesquelles le jonc vendu chez les apothicaires était frelaté et les accusait d'avoir lu *trop nonchalement* Dioscoride qui décrivait bien le véritable jonc, les moines étant *digne de la plus grande reprehension* pour l'avoir confondu avec le galanga ! Parmi les qualités thérapeutiques du jonc odorant, outre qu'il *restraint moderement, rompt, meurit & ouvre les bouches des veines*, Matthiole signalait l'action de la décoction prise en bain de siège sur les inflammations de l'utérus et l'efficacité de la racine, très astringente (qui avait la propriété de provoquer une rétraction des parties qu'elle touchait et de ralentir ou d'arrêter les évacuations). Associée au poivre, à la dose d'une drachme, on la destinait aux *degoustements*, aux hydropisies et aux convulsions. Dodoens (1517-1585) conseillait la racine pilée avec du vinaigre pour extraire épines et échardes. Mêlées à du vinaigre, la cendre du roseau guérissait les teignes du cuir chevelu. Cuit avec de la semence d'apium (persil), il guérissait la rétention d'urine, les douleurs rénales et vésicales, l'hydropisie. Dodoens signalait les nuisances surprenantes de cette plante : *La laine deliée de l'espi de*

[15] Voir cuscute.

roseau si elle tombe aux aureilles, elle les estouppe, & fait sourdesse difficile à guérir. A bon entendeur, salut ! Vitet (1738-1809) ne croyait pas du tout à ses vertus sudorifiques, diurétiques, laxatives ou emménagogues (qui déclenchaient les règles). Gubler (1821-1879) prescrivait la décoction de 30 à 60 grammes de racine de roseau dans 750 grammes d'eau pour interrompre la montée laiteuse chez les femmes voulant sevrer leur nourrisson, ce que confirmait Heursel-De Meester. *Fracastor*, *Les trois livres*, 280, 282, 343 ; Matthiole, *Ibid*., 44-45 ; Dodoens, *Ibid*., 353 ; Bauhin, *Ibid*., 45 ; Vitet, *Ibid*., 67 ; Gubler, *Ibid*., 57 ; Heursel-De Meester V., Delmotte Robert, *Ibid*., 44.

Cannelle. La cannelle de Chine, *Cinnamomum Cassia* Blume, qui n'est pas au *Codex*, la cannelle d'Annam, *C. obtusifolium* Nees, celle de Ceylan, enfin, *C. zeylanicum* Breyne ou cannelle officinale, toutes ces écorces odorantes, roulées en tuyaux longs parfois d'un mètre sur dix millimètres de diamètre, étaient connues des Anciens et citées par Hérodote (-484/-425), Hippocrate (-460/-377) et Dioscoride (1er siècle), sans qu'il soit possible de déterminer exactement laquelle ils utilisaient. Selon Matthiole (1500-1577), elles stimulaient les fonctions cérébrales, cardiaques, digestives, chassaient les gaz et les poisons, déclenchaient les règles et provoquaient l'accouchement. La cannelle, légèrement astringente (qui avait la propriété de provoquer une rétraction des parties qu'elle touchait et de ralentir ou d'arrêter les évacuations), desséchait et réchauffait. Elle éclaircissait la vue, traitait les morsures de vipère et fournissait un breuvage contre toutes les inflammations intérieures et les maux de reins. En fumigation ou en bains de siège la cannelle ouvrait et *désoppilait* (qui détruisait les obstructions) la matrice. *Cinnamomum est chaud au tiers degré, & de parties tressubtiles, & plus dessicatif que tous les autres simples qui sont chauds en pareil degré*, renchérissait Dodoens (1517-1585), qui concluait, après l'énumération de tous ses bienfaits (antidote, antitussif, antalgique, anti-inflammatoire, diurétique…) : *Brief, elle vaut à beaucoup de choses, & à tout ce a quoy le Cinnamome est bon, prinse en double quantité, au lieu d'iceluy, s'il ne se trouve point*. Schroeder (1600-1664), la rangeait parmi les plus puissants corroboratifs (*moyens dont l'emploi, suffisamment prolongé, est propre à augmenter, d'une façon* *durable, la force de la constitution.* Littré.) : utilisée en poudre, teinture, essence ou huile, elle combattait les lipothymies, les syncopes. Chomel (1671-1740) prétendait que *la cannelle n'est pas seulement capable de fortifier le cœur et le cerveau ; elle est encore excellente pour faire cracher les asthmatiques, et pour la toux opiniâtre ; elle pousse les mois et abat les vapeurs hystériques ; elle rétablit les fonctions de l'estomac, dissipe les vents, appaise les douleurs de la colique, et arrête la lienterie... Elle arrête les progrès de la gangrène.* Pour une fois, en 1780, c'est-à-dire 78 ans après la première édition de l'*Abrégé des plantes usuelles* de Chomel, Vitet (1738-1809) entérinait l'énumération des vertus de la cannelle par ses illustres prédécesseurs ! Oui, elle stimulait les forces vitales et musculaires, oui, elle diminuait l'expectoration et la diurèse, oui, enfin, elle constipait, fortifiait l'estomac et l'intestin. Enfin, elle était bel et bien diaphorétique (qui provoquait la transpiration) ! Gubler (1821-1879) accordait encore à la cannelle une place importante dans l'arsenal thérapeutique du *Codex* : on l'utilisait toujours comme tonique, stimulant et excitant universel, comme arome associé aux amers et aux purgatifs pour en masquer le mauvais goût et comme excipient pour en adoucir l'action. On la prescrivait comme carminatif (qui chassait les gaz intestinaux) et antispasmodique, comme substance *hystérique* (qui convenait aux maladies des femmes) pour éviter les métrorragies. Fracastor, *Les trois livres*, 266, 286, 298, 331, 343, 369 notes ; Matthiole, *Ibid.*, 36 ; Dodoens, *Ibid.*, 570, 571 ; Schroeder, *Ibid.*, **1**, 160 ; Chomel, *Ibid.*, **1**, 477-478 ; Vitet, Ibid., 519 ; Gubler, Ibid., 58 ; Teyssou, *Ibid.*

Carvi. Le Carvi était appelé cumin des près, anis des Vosges, *Cuminum pratense, Carvi Officinarum, Carum Carvi L.*. Fracastor (1478-1553) le préconisait dans la rougeole. On utilisait sa graine, à la saveur chaude, piquante et sucrée, proche de celle du fenouil, pour chasser les flatulences intestinales : vertu carminative (qui chassait les gaz). Matthiole (1500-1577), le décrivait comme chaud, diurétique, parfumant l'haleine, digestif (qui avait la propriété de désagréger et de disperser les matières stagnant dans les tissus), utile comme adjuvant des antidotes et des médicaments agissant en profondeur. Fuchs (1501-1566) lui accordait presque le troisième degré de chaleur et de sécheresse, soulignant son acrimonie. Dodoens (1517-1585) partageait cette opinion et mettait le carvi au même rang que l'anis pour *esteindre toutes ventosités & inflation des parties intérieures*. Bauhin (1560-1624) jugeait sa racine résolutive (activité anti-inflammatoire qui dissipait les engorgements) et indiquée dans les maladies froides de l'utérus et de la tête. Lémery (1645-1715) le considérait comme incisif (qui divisait les humeurs épaissies) et apéritif (qui ouvraient le passage et rétablissaient la circulation dans les voies urinaires, biliaires …) et le recommandait pour fortifier l'estomac, pour lutter contre la colique, pour combattre les vertiges et pour augmenter la lactation des nourrices. Le point de vue de Vitet (1738-1809), allait à peu près dans le sens de ses prédécesseurs à l'exception des qualités diurétiques et galactogènes du carvi dont il doutait, ainsi que de ses vertus antiinflammatoires en topique sur certaines tumeurs. En revanche, il admettait que *les semences échauffent, raniment les forces vitales & musculaires, sont plus agréables & plus actives dans les espèces de maladies où les semences de cumin sont indiquées* ; il ajoutait : *quelquefois elles conviennent dans les douleurs d'accouchement, pour accélérer la sortie du fœtus retardée par foiblesse* ; il convenait de leur efficacité dans *l'asthme humide & la toux catarrhale ancienne*. Gubler (1821-1879) rappelait que le carvi faisait partie des quatre semences chaudes avec l'anis, la coriandre et le fenouil, parlait surtout de son emploi culinaire et lui attribuait les mêmes propriétés qu'à l'anis : stimulant de la digestion et du péristaltisme, carminatif, antispasmodique, antagoniste des effets irritants des purgatifs violents, antisécrétoire bronchique, galactogène. Fracastor, *Les trois livres*, 244 ; Matthiole, *Ibid.*, 448 ; Fuchs, *Ibid.*, 279 ; Dodoens, *Ibid.*, 193 ; Bauhin, *Ibid.*, 245 ; Vitet, *Ibid.*, 503 ; Gubler, *Ibid.*, 20, 66 ; R. Teyssou, *Ibid.*

Casse. La casse, *Cassia fistula* L., (mais il existe plus de deux cents espèces de cette légumineuse) était considérée comme un laxatif doux qui *tempère la chaleur intérieure* du corps et *addoucit et lasche benignement le ventre, sans donner aucune tranchée…* On utilisait la pulpe de la gousse du canéficier comme laxatif depuis les Arabes, qui l'avaient introduite dans la pharmacopée.

Elle entrait dans la composition du diacatholicon[16], de l'électuaire d'Hamech. Elle était prescrite au début de la pleurésie pour purger et faciliter l'expectoration. Pour Matthiole (1500-1577), elle purifiait le sang en éteignant la chaleur de l'atrabile et en le purgeant de l'excès de pituite, elle facilitait la miction, elle débarrassait les reins d'éventuelles lithiases et prévenait leur récidive, elle calmait l'inflammation des voies aériennes supérieures. Dodoens (1517-1585) écrivait à propos de son *tempérament* : *La moëlle noire intérieure de la casse est chaude & humide au premier degré.* Il ajoutait qu'elle *est une médecine fort douce et amiable, laquelle se peut donner sans aucune crainte à toutes gens debiles, voire aux femmes enceinctes*. Bauhin (1560-1624) se prévalait du fait que son action n'allait pas au delà de l'estomac et des premières veines pour la prescrire sans inconvénients au début des fièvres. Au XVIIIème siècle, la casse était très appréciée. Le poète Jacques Delille (1738-1813) écrivait : *La casse prolongea les vieux jours de Voltaire.* En effet, Tronchin (1709-1781), médecin de l'exilé de Ferney, confectionnait pour son illustre malade, une marmelade qui contenait de la casse, de la manne en larmes, de l'huile d'amandes douces et du sirop de capillaires. Il la prescrivait du reste dans toutes les affections catarrhales (inflammatoires). Louis Vitet (1738-1809), en 1780, confirmait les qualités de la casse qui, selon lui, traitait les cystalgies, les coliques néphrétiques, la gravelle et apaisait la soif. Elle facilitait l'expectoration, la toux, l'orthopnée et la dyspnée catarrhales. A la fin du XIXème siècle, *on n'y avait plus guère recours*. Fracastor, *Les trois livres*, 238, 270, 280, 292, 369 notes ; Matthiole, *Ibid.*, 41 ; Dodoens, *Ibid.*, 520 ; Bauhin, *Ibid.*, 729 ; Vitet, *Ibid.*, 25 ; R. Teyssou, *Ibid.*

Cantharides. Les cantarides, que nous orthographions désormais cantharides, dites cantharides des boutiques, mouches d'Espagne, meloe de Paracelse (1493-1541), étaient des coléoptères connus d'Aristote (-384/-322) et de Galien (129-201) et employés comme

[16] Le diacatholicon ou électuaire *catholicum* (universel) ou *diacatholicum* était composé de polypode de chêne, de pulpe de casse, de tamarin, de séné, de rhubarbe, de fenouil, de viole, des quatre semences froides (courge, citrouille, melon, concombre), de sucre d'orge et de sucre candi.

vésicants dès l'Antiquité ; on les appliquait donc sur la peau et elles entraient dans la composition des vésicatoires qu'on posait sur la nuque ou derrière les oreilles pour les maladies des yeux notamment, mais aussi pour celles des gencives et du nez. Leur utilisation interne était très contestée en raison des inflammations de la vessie qu'elles provoquaient. Matthiole (1500-1577) les utilisait pour traiter *les psores*[17] *& lepres* et décrivait en termes terrifiants leurs redoutables effets indésirables : *Tres griefs accidens avienent à ceux qui ont mangé des cantharides : depuis la bouche jusques à la vessie ils sentent un rongement de toutes les parties interieures : leur aleine sent comme la poix ou quasi comme la resine de cèdre : les hypochondres du costé droit sont enflammez : ils urinent avec difficulté, & avec l'urine gettent du sang : les racleures de boyaux leur sortent par le ventre ne plus ne moins qu'en la dysenterie, ils tombent en grande anxieté, defaillance de cœur, & tournemens de teste, finalement ils deviennent insensez.* Jean de Renou (1568-1620), à ce propos, épinglait un de ses illustres collègues, Lazare Rivière (1589-1655), qui avait prescrit une trop forte dose de cantharides pour une rétention d'urine : *J'ay bien voulu rapporter cette histoire au vray, non pour me fascher contre ledict sieur de la Rivière (encore que ce fût un médecin charlatan) mais au contraire pour faire voir combien les cantarides sont ennemis de la vessie & des reins...* Ovide (-43/18) chantait ses pouvoirs aphrodisiaques. Ambroise Paré (1509-1590) en décrivait les fâcheux effets secondaires. La mouche d'Espagne restera longtemps prescrite puisqu'elle était encore administrée, à la fin du XIXème siècle, par voie orale, en poudre, en teinture ou en extrait, comme aphrodisiaque, et, à l'extérieur, en onguent, emplâtre, taffetas, papiers vésicants, comme cathérétique. Fracastor, *Les trois livres*, 57 ; Matthiole, *Ibid.*, 244, 800 ; R. Teyssou, *Ibid.*

[17] Les contemporains de Fracastor parlaient de scabies. S'agissait-il de la gale ? Castelli dans son *Lexicon medicum*, de 1598 parlait d'une atteinte superficielle et prurigineuse de la peau faite d'aspérités et due à une corruption ichoreuse du sang (sang aqueux mêlé de pus).

Cèdre, *Cedrus Lycia.* Appelée gomme de cèdre ou manne mastichine, la résine du cèdre avait la réputation de guérir la gangrène et d'être détersive (qui nettoyait plaies et ulcères), résolutive (activité anti-inflammatoire qui dissipait les engorgements) et digestive (qui avait la propriété de désagréger et de disperser les matières stagnant dans les tissus). Elle éclaircissait la vue. Elle calmait les rages de dents. Elle était contraceptive *si on s'en frotte le membre génital devant que d'exécuter le jeu d'amour.* Elle soignait les angines, les ulcères du poumon. On l'utilisait comme antidote du venin de la vipère cornue et de la piqure de certaines espèces de raies (lièvre marin). En décoction, elle était sudorifique. Dodoens (1517-1585) rappelait que la résine qu'il fournissait s'appelait *Cedria* ou *Liquor cedrinus.* Chaude au quatrième degré, elle servait en Egypte à embaumer les corps, les apothicaires la vendant très cher sous le nom de mumie à leurs clients crédules. Instillée dans l'oreille avec du vinaigre, la gomme de cèdre améliorait l'ouïe et apaisait les acouphènes. On l'employait contre les poux et les teignes. *D'après* Bauhin (1560-1624), le cèdre était chaud et sec au deuxième degré et son fruit *mangé est bon contre la strangurie* (difficulté extrême d'uriner accompagnée de douleurs et de ténesme) *provoque l'urine, & émeut les fleurs des femmes.* Vitet (1738-1809) proposait le bois de cèdre pour remplacer le gaïac et supposait que l'huile qu'on en tirait par distillation était empyreumatique[18]. Faute d'observations pertinentes, il doutait totalement des vertus anti-vomitives, diurétiques, lithontryptiques, emménagogues (qui déclenchaient les règles), cholérétiques et cicatrisantes de la résine de cèdre. Autrefois à la base de remèdes vulnéraires (cicatrisant des plaies), antitussifs, antalgiques, les produits dérivés du cèdre devinrent inusités au XIXème siècle, remplacés par les substances extraites des pins, sapins et mélèzes, sans compter le genévrier qui lui avait été vraisemblablement et subrepticement substitué dans un passé plus ancien. Fracastor, *Les trois livres*, 231, 238, 295, 341, 361 ;

---

[18] Huiles empyreumatiques : huiles nauséabondes obtenues par la combustion de substances organiques, dans des récipients clos munis d'un dispositif destiné à les recueillir. On obtenait ainsi l'huile de gaïac ou de tout autre bois, en traitant leurs copeaux dans des retortes (cornues).

Matthiole, *Ibid.*, 100 ; Dodoens, *Ibid.*, 537 ; Bauhin, *Ibid.*, 848 ; Vitet, *Ibid.*, 427 ; Dechambre, *Ibid*, 1877, 13, 535-536.

Chardon-bénit. Le chardon-benist, *Centaurea benedicta* L., ou chardon béni, Cnicaut béni, Centaurée bénie, Centaurée sudorifique, Safran sauvage, *Benedikten Kraut*, *Blessed thistle*, *Carduus benedictus, Cnicus benedictus* L., pour les Modernes, était stomachique, sudorifique et fébrifuge. Il fortifiait le cœur, provoquait la sueur, résistait aux venins, combattait les maladies pestilentielles, calmait la douleur des reins et du côté, tuait les parasites de l'abdomen. Fuchs (1501-1566), qui le jugeait de *tempérament* chaud et sec, affirmait que, *prins en breuvage, ou en viande* (aliment) *vaut contre les vehementes douleurs, tournoyemens, & estourdissemens de la teste, & la memoire perdue*. Il le conseillait dans les piqures de scorpion. La poudre de chardon-bénit bue mêlée à du vin était, selon Dodoens (1517-1585), efficace contre la peste. Pilé, on en faisait des cataplasmes utiles pour lutter contre les inflammations, érésipèles et fièvres pestilentielles. Bauhin (1560-1624) partageait cette opinion et affirmait également que la poudre des feuilles diluée dans du vin, bue à la dose d'une demie drachme, était un très bon remède contre la peste à condition de prendre cette potion précocement. Selon De Meuve, *sa graine a une vertu particulière pour desoppiler le foye*. On le recommandait pour cicatriser les ulcères calleux et les fistules. Vitet (1738-1809) doutait des pouvoirs thérapeutiques du chardon bénit et de ses feuilles, *l'observation* n'ayant *pas encore établi si elles corrigeaient l'acidité des humeurs contenues dans les premières voies ; si elles tendaient à la curation des maladies du foie & de la rate sans inflammation ni spasme, de la colique néphrétique par des graviers, & de toutes les espèces d'hydropisie ; si elles dissolvaient les calculs friables, si elles excitaient la sueur, si elles rétablissaient le flux menstruel suspendu par des corps froids ; enfin, si extérieurement le suc exprimé des feuilles, detergeoit les ulceres putrides, bornoit la gangrene, & pallioit le cancer.* Il n'homologuait que son activité diurétique. Gubler (1821-1879), au siècle suivant, se contentait de rappeler qu'on le considérait comme stomachique, fébrifuge, sudorifique, alexitère et qu'on prescrivait les sommités fleuries à la dose de 15 g en infusion dans 500 g d'eau. Claude A. Nativelle

(1812-1889) isola, en 1841, le principe amer du chardon, la cnicine, aux propriétés émétisantes et fébrifuges. Fracastor, *Les trois livres*, 238, 280, 281, 328 ; Fuchs, *Ibid.*, 94. ; Dodoens, *Ibid.*, 367 ; Bauhin, *Ibid.*, 692 ; De Meuve, *Ibid.*, 210 ; Vitet, *Ibid.*, Gubler, *Ibid.*, 71, 84 ; R. Teyssou, *Ibid.*

Chaux. *Toute chaux en general est de qualité de feu, mordante, brulante, & faisant escarre. Meslee avec quelques autres, comme graisse ou huile, a vertu de meurir, ramollir, & resoudre : elle cicatriz les ulceres.* Très caustique, elle ulcérait les intestins et provoquait de vives douleurs traitées par le suc de guimauve ou de mauve, la décoction de graines de lin, de graines de tragus ou de riz, le lait en quantité. Fracastor, *Les trois livres*, 37, 38, 234, 237 ; Matthiole, *Ibid.*, 768, 819.

Chicorée. La chicorée, ou chicorée sauvage, *Cichorium intybus* L, était la plus utilisée dans les pharmacopées du XVIème et du XVIIème siècle. Matthiole (1500-1577) la prescrivait dans les brûlures d'estomac pour son action fortifiante et apaisante. Seule ou associée à l'orge, il la donnait dans les douleurs de l'orifice supérieur de l'estomac, dans les douleurs des pieds causées par la goutte, dans les inflammations oculaires, dans les piqures de scorpions et dans les érésipèles. Pour Fuchs (1501-1566), elle était froide et sèche, de qualité astringente (qui avait la propriété de provoquer une rétraction des parties qu'elle touchait et de ralentir ou d'arrêter les évacuations) et douée de vertus singulières qu'ignoraient les autres auteurs : *Elle ha puissance d'oster les oppillations* (obstructions) *autant qu'autres herbes qui soient. Elle apaise l'ardeur du sang, & resoult les inflammations du foie, & ayde à ceux qui hont la jaunisse. Elle ha quelques proprietes pour fortifier le foye. Elle provocque mediocrement le sommeil... Elle esteint le desir du jeu d'amours, & diminue la semence genitale en ceux qui sont de froide temperature.* Dodoens (1517-1585) en inventoriait quatre espèces : l'endive, la chicorée domestique, la chicorée sauvage et la chicorée jaune. Il les décrivait comme froides, sèches, presque jusqu'au troisième degré, la chicorée sauvage étant la plus dessicative et la plus abstersive (qui enlevait les sécrétions à la surface des tissus lésés). Il lui attribuait les mêmes vertus thérapeutiques que Matthiole et Fuchs mais ajoutait à ces indications les céphalées en appliquant sur le front un cataplasme du jus des feuilles de chicorée dilué dans de l'huile rosat et du vinaigre, autrement dit une salade vinaigrette en guise d'emplâtre ! La chicorée faisait partie des petites semences froides mineures avec l'endive (frisée, scarole), la laitue, le pourpier. Les semences froides étaient réfrigératives et se donnaient dans les affections chaudes, le mal étant toujours combattu par son contraire. On en confectionnait un extrait, un infusé, des sirops dépuratifs, amers et laxatifs, dans les dernières années du XIXème siècle et le *Codex* de 1908 faisait encore entrer sa feuille et sa racine dans le sirop de Rhubarbe Composé. Fracastor, *Les trois livres*, 239, 266, 280, 290, 293, 340, 360 ; Matthiole, *Ibid.*, 322 ; Fuchs, *Ibid.*, 463-464 ; Dodoens, *Ibid.*, 388 ; R. Teyssou, *Ibid.*

Cinabre. Il s'agissait du sulfure de mercure, SHg, trouvé à l'état natif dans certaines mines de mercure. Il est assez inerte à l'état de poudre mais devient toxique lorsqu'on le chauffe à l'air : sa vapeur est en effet constituée de mercure oxydé et de gaz sulfureux. Matthiole (1500-1577) qui répugnait à le prescrire par voie orale, tout comme Fracastor, ajoutait : *Au reste jaçoit que notre cinabre commun mis ès medicamens qu'on prend par la bouche soit pernicieux & venimeux, toustefois il est bon en ceux qu'on aplique par dehors, comme en parfum qu'on fait pour guerir la grosse verolle, quand les autres remèdes n'ont rien profité, en certains unguens aussi propres contre laditte verolle, ulceres rebelles, & autres medicamens qui seraient trop longs à reciter.* Il signalait les accidents qui survenaient parfois chez les mineurs extrayant le cinabre : perte de toutes les dents, gingivites essoufflements, tremblements. De Meuve (?- ?) ne le plaçait pas au premier rang du traitement de la syphilis mais en revanche le recommandait *pour les maladies qui proviennent d'une abondance de sérosité acre laquelle il corrige et la fait transpirer par les pores* et pour *la gonorrhée invétérée.* On faisait inhaler les vapeurs que dégageait du cinabre jeté sur une pelle chaude ou à l'aide d'une boite de fumigation contre les ulcères syphilitiques. Le cinabre entrait dans la composition de la poudre tempérante de Stahl (1660-1734) avec le sulfate et le nitrate de potasse. On le prescrivait pour diminuer la chaleur du sang et corriger les humeurs altérées. On l'employait également pour l'asthme et l'épilepsie. Fracastor, *Les trois livres*,

349-350 ; Matthiole, *Ibid.*, 747-748 ; De Meuve, *Ibid.*, 272 ; Dom Nicolas Alexandre, *Dictionnaire…*, 92 ; Adolphe Gubler, *Commentaires thérapeutiques du Codex medicamentarius*, Paris, 1868, 438-439 ; Dorvault, Wurtz, *L'officine…*, Paris, 1898, 781.

Cinnamome. Voir cannelle. Il est vraisemblable qu'il s'agissait de la cannelle de Chine, *Cinnamomum Cassia*, que Fracastor faisait entrer dans la composition de son Diascordium parallèlement avec la cannelle de Ceylan, *Laurus Cinnamomum* L., très connue depuis que les Portuguais avaient repris l'île aux Hollandais en 1518. Par distillation, la cannelle de Chine était deux fois plus riche en essences que celle de Ceylan. Fracastor, *Les trois livres*, 298 ; Perrot, *Ibid.*, 839, 843.

Citron. Le citron, *Citrus medica, Malus medica,* Limonia mala, avait la réputation depuis l'Antiquité de soigner le cœur, l'estomac et le cerveau, et de protéger des venins. Son écorce avait les mêmes vertus. Ses semences riches en huile, étaient prescrites comme vermifuges et fébrifuges. Matthiole (1500-1577), le recommandait dans la mélancolie. Il ajoutait que le jus du citron luttait contre l'atrabile et combattait la peste, notamment le sirop efficace contre les fièvres pestilentes. Il existait trois espèces de *Pommes d'Orenge* pour Dodoens (1517-1585) : l'*Aureum malum*, notre orange ; le *Malum limonium*, le citron proprement dit et enfin le Cederomelon, *Mala citria*, le cédrat. L'écorce était chaude et sèche ; le jus froid et sec au second degré ; la graine et les feuilles chaudes et sèches au second degré. On comprend l'usage qu'en faisait Fracastor en lisant Dodoens qui nous enseignait que *le jus de ces pommes, & le dedans ou est contenu le jus principalement des orenges, est tresbon contre corruption contagieuse, & contre la peste & autres fievres chaudes, & contregarde & preserve non seulement les gens contre telle maladie, mais aussi guerit la mesme maladie… Le syrop qui est faict du jus de ce fruict est pres parei en facultez & operations au jus, il est toutesfois plus convenable & plus amiable à prendre.* Bauhin (1560-1624) recommandait l'écorce pour fortifier l'estomac, la graine, sèche et chaude au troisième degré, comme alexitère (qui protégeait des poisons), la chair et le jus, froids et humides, étaient à la fois abortifs et emménagogues (qui déclenchaient les règles). Nicolas

Lémery (1645-1715) en recommandait les grains comme cordial (qui augmentait rapidement la chaleur du corps) pour résister à la corruption et comme vermifuge ; quant au suc, il était *cordial, rafraîchissant* (qui diminuait la température du corps), *propre pour calmer les ardeurs du sang, pour précipiter la bile, pour désaltérer, pour résister au venin.* Louis Vitet (1736-1809) élargissait considérablement les indications du jus de citron : toutes les fièvres, le scorbut, les vomissements, la diarrhée, les cystites, la raréfaction des humeurs (déshydratation), la chaleur de tout le corps (hyperthermie), les sueurs profuses. Au XIXème siècle, le suc de citron s'administrait à l'intérieur, dans le scorbut, les vers intestinaux, les maladies putrides, les embarras gastriques, les inflammations et les fièvres ; à l'extérieur, on l'appliquait sur les stomatites, les gingivites, les angines, les ulcères cutanés surinfectés, en raison de ses vertus antiseptiques. Fracastor, *Les trois livres*, 238, 239, 266, 274, 280, 281, 286, 290, 294, 297, 331, 341 ; Matthiole, *Ibid.*, 169 ; Dodoens, *Ibid.*, 493 ; R. Teyssou, *Ibid.*

Clématite : voir Aristoloche.

Coing, *Malus cotonea*, *Mala cotonea minora*, suivant Bauhin, *Cydonia vulgaris* Pers. Selon Fuchs (1501-1566) : *Les coings sont douez de temperature froide & terrestre : & pour raison de leur grand'astriction, ilz sont moins humides que les autres pommes. Ilz sont doncques froids au premier degré & secz au second.* Bons pour l'estomac, diurétiques, ils étaient favorables *aux coliqueux, aux disenteriques, à ceux qui crachent matiere boueuse & purulente, & à ceux qui sont trop choleriques... Si la femme grosse mange souvent des Coings, elle enfantera (ainsi que disent quelques uns) un enfant industrieux, caut* (fin et rusé), *& de bon esprit.* Matthiole (1500-1577) partageait cette croyance et l'on imagine le profit que devaient tirer les pépiniéristes et les apothicaires de cette espérance qui leur assurait une fidèle clientèle de jeunes femmes enceintes ! Matthiole en recommandait également la racine dans les écrouelles. Il administrait aux malades atteints de vomissements bilieux et de diarrhée, une mixture faite de jus de coing, de corail rouge, de semence de rose rouge, de rhubarbe, de chacun une drachme[19], additionné d'un scrupule d'hypociste et d'acacia. Dodoens (1517-1585) recommandait les bains de siège avec la décoction de coings pour *le fondement relaché, & la matrice tombante, pour les faire retourner en leur lieu.* Il ajoutait que *la laine qu'on trouve dessus les coings cuicte en vin guerist Carboncle*... Bauhin (1560-1624) prétendait que les apothicaires n'auraient pu s'en passer, tant ils l'utilisaient pour préparer les remèdes astringents (qui avaient la propriété de provoquer une rétraction des parties qu'ils touchaient et de ralentir ou d'arrêter les évacuations) ou bien pour confectionner des gelées de coing et des cotignacs (pâte de coing) plutôt destinés aux bien portants. Le XVIIème siècle utilisait déjà le fruit du cognassier, par voie générale, comme hémostatique, notamment dans les crachements de sang, dans les saignements hémorroïdaires ou menstruels. Son emploi dans les maladies cardiaques ne dépassera pas le XVIIIème siècle. Ainsi Vitet (1738-1809) ne ménageait pas ses critiques à l'égard du *Cydonium*, de ce *Pyrus Cydonia* dont il contestait l'efficacité dans la dysenterie bénigne et les hémorragies externes. Il refusait d'admettre que le jus de coing pris per os ou utilisé en topiques, ait la moindre action dans le prolapsus utérin ou anal. Néanmoins, il reconnaissait aux semences une activité thérapeutique dans les maladies inflammatoires des voies urinaires et, en applications locales, dans les conjonctivites érésipélateuses, les douleurs hémorroïdaires, la sécheresse buccale, les gerçures des lèvres, les ulcérations consécutives à des brûlures récentes. En dépit de ces critiques, son indication principale, la diarrhée, persistera bien au-delà du XIXème siècle. Le cotignac, ainsi que le sirop de coing, seront longtemps prescrits contre les flux de ventre, les écoulements muqueux ou sanglants et les vomissements chroniques. Fracastor, *Les trois livres*, 286 ; Matthiole, *Ibid.*, 165 ; Fuchs, *Ibid.*, 264 ; Dodoens, *Ibid.*, 496 ; Bauhin, *Ibid.*, 766 ; Vitet, *Ibid.*, 285 ; R. Teyssou, *Ibid.*

---

[19] Le poids le plus petit, sur lequel reposait l'ensemble des mesures, comme pour les nombres, autrement dit l'unité, c'était le grain (50 mg) : à partir de lui, on calculait l'obole, le scrupule, la drachme ou gros, l'once et la livre. L'obole pesait douze grains, le scrupule, vingt-quatre ; la drachme valait trois scrupules c'est-à-dire soixante-douze grains ; l'once (28,8 g) valait huit drachmes, c'est-à-dire cinq cent soixante seize grains.

Colcothar. Cet oxyde ferrique, obtenu par calcination du sulfate de fer, portait également le nom d'oxyde rouge de fer, de sesqui, deuto, tri- ou peroxyde de fer, de terre douce de vitriol, de rouge d'Angleterre ou de Prusse, O_3Fe_2. Il était utilisé, à l'extérieur, comme astringent (qui avait la propriété de provoquer une rétraction des parties qu'il touchait et de ralentir ou d'arrêter les évacuations), vulnéraire (cicatrisant des plaies) et hémostatique. Dans son *Dictionnaire pharmaceutique*, De Meuve en décrivait deux sortes, le naturel et l'artificiel provenant de la calcination du sulfate de fer, le premier étant un excellent hémostatique. Louis Vitet (1736-1809) écrivait à son sujet : *Le colcothar blanc diminue avec plus de force que le vitriol verd, l'ouverture du vaisseau artériel ou veineux ; il absorbe les fluides en même temps qu'il resserre les paroi des vaisseaux. Le colcothar rouge, plus puissant que le blanc, est préféré pour suspendre les hémorragies externes. L'usage intérieur de l'un & de l'autre colcothar est dangereux.* Adolphe Gubler (1821-1879) en mentionnait encore l'emploi, en 1868, comme topique, pour cicatriser les plaies ou les ulcères, et dans le traitement de la teigne du cuir chevelu. Sinon, selon ses propres termes, le colcothar *mérite l'abandon dans lequel il est tombé*. Fracastor, *Les trois livres*, 368 notes ; De Meuve, 1689, *Ibid.*, 187 ; Vitet, *Ibid.*, 321 ; R. Teyssou, *Ibid.*

Coloquinte. La coloquinte, *Colocynthis fructu rotundo major* selon Bauhin, *Cucurbita sylvestris* pour Matthiole, *Cucumis colocynthis* L.. Selon Fuchs (qui l'appelait Courle, elle était nommée par les barbares et les apothicaires *Coloquintida* (étonnant rapprochement entre les sauvages incultes et les apothicaires béotiens non dépourvu d'arrière-pensée de la part de l'auteur du *De historia stirpium*). On l'appelait aussi Courle sauvage pour la distinguer de sa grande sœur, la Courle cultivée, beaucoup plus grande. Fuchs (1501-1566), toujours un peu crédule, n'hésitait pas à rapporter cette étrange pratique : *On dit aussi (chose merveilleuse à croire) que si on lie des grains de coloquinte, en nombre per, à ceux qui hont les fiévres, ilz sont gueriz : & principalement des fiévres que les Grecz appellent periodiques*. Le *tempérament* de la coloquinte était, d'après Fuchs et De Meuve, chaud, sec, acre et amère, purgeant la bile et la pituite, agissant sur les sérosités pour les chasser de toutes les parties du corps. Dodoens (1517-1585), plus précis, l'estimait chaude et sèche au troisième degré. Aussi conseillait-il de l'utiliser en trochisque associant la gomme tragacanthe (adragante), le mastic et le miel car sa causticité était préjudiciable au cœur, à l'estomac, au foie et au tube digestif. On la prescrivait essentiellement comme un puissant purgatif mais également dans l'hydropisie et l'apoplexie. Joseph Duchesne (1544-1609) lui attribuait le pouvoir de purger par le seul fait de respirer son odeur ou de la toucher : il la rangeait parmi les purgatifs violents au même titre que la scammonée ou l'hellébore. Pour atténuer sa violence, il la prescrivait, après l'avoir pulvérisée et fait macérer trois semaines dans de l'alcool de vin, ou bien en l'associant à du sirop rosat ou à des grains de myrte. On pouvait aussi la corriger avec de l'huile de mastic, de noix de muscade et de cannelle. Duchesne la prescrivait dans les vertiges, les migraines, l'épilepsie et l'apoplexie. Matthiole (1500-1577), la préconisait dans la sciatique, les paralysies, les coliques mais signalait son action délétère sur la paroi des intestins et ses propriétés abortives ; il en faisait des pilules à base d'eau miellée, miel cuit, myrrhe et nitre. Son amertume lui a valu de passer comme proverbe : amer comme chicotin ! Vitet (1738-1809) redoutait sa violence comme purgatif et dénonçait l'audace et l'imprudence de ceux qui la prescrivaient dans l'aménorrhée, dans la blénorragie, dans l'hydropisie et la jaunisse, sachant que pour ces deux dernières affections, son efficacité était douteuse. Peut-être agissait-elle comme vermifuge. Il parlait de son usage en lavement *dans l'apoplexie pituiteuse & autres especes d'affections soporeuses* (comateuses) *produites par l'abondance de sérosités ou de pituite...* Elle était également connue pour ses propriétés diurétiques, emménagogues (qui déclenchaient les règles) et vermifuges, encore exploitées à la fin du XIXème siècle. Fracastor, *Les trois livres*, 311, 329, 330, 355, 360, 369 notes ; Matthiole, *Ibid.*, 692 ; Fuchs, *Ibid.*, 261 ; Duchesne Joseph, *Ibid*, 300 ; Dodoens, *Ibid.*, 254-255 ; Duchesne Joseph, *Traicté familier de l'exacte préparation spagyrique des médicaments, pris d'entre les minéraux, animaux et végétaux, avec une brève response au livret de Jacques Aubert...* Paris, 1630, 93-94 ; De Meuve, *Ibid.*, 285 ; Vitet, *Ibid.*, 49-50 ; R. Teyssou, *Ibid.*

Confection. Les confections, comme les électuaires, les opiats et les conserves, étaient préparées à base de poudres végétales mélangées à du miel ou à du sirop. La confection d'Alkermès était préparée à partir de la cochenille kermès, appelée graine d'écarlate, insecte parasite spécifique de certains végétaux, et employée comme colorant des tissus. C'est d'ailleurs à partir d'une soie imbibée de suc frais de kermès et infusée dans de l'eau de rose et du suc de pomme, qu'on fabriquait ce remède. On exprimait le tissu dans du sirop de sucre et on le faisait cuire jusqu'à consistance de miel. On y ajoutait de l'ambre, de la cannelle, de l'aloès, du lapis-lazuli, des perles, du musc et des feuilles d'or. On vantait son efficacité dans les défaillances et les palpitations du cœur, mais aussi dans la mélancolie. Brice Bauderon (1539-1623) écrivait en 1588 : *La confection d'Alkermès est un excellent remède à la palpitation de cœur, à la syncope, à la tristesse naturelle, c'est-à-dire qui n'a aucune cause évidente et soulage ceux qui sont langoureux et ceux qui sont abbatus de longues maladies et qui commencent à se remettre, en refaisant les forces.* L'apothicaire François Verny (?- ?), auteur d'une édition commentée de la *Pharmacopée de Bauderon* en 1663, entama une polémique, avec le médecin pharmacologue Johann Zwelfer (1618-1668) à propos des différences de composition entre la confection d'Alkermès de Montpellier et celle d'Augsbourg. Fracastor, *Les trois livres*, 311, 329, 330, 335, 365, 369 notes.

Consiligo : nom de l'hellébore dans Pline et Columelle. Fracastor, *Les trois livres,* 305 ; James, *Ibid.*, **3**, 732 ; Mérat, De Lens, **3**, 393.

Corail. Le corail, c'était le *lithodendron* de Jean de Renou (1568-1620), qui le considérait moitié pierre, moitié arbre, et en dénombrait trois, le rouge, le blanc et le noir, le premier étant le plus médicinal. Froid, sec et astringent, il était estimé comme un puissant hémostatique. On l'utilisait dans l'épilepsie, les maladies de la rate, les défaillances cardiaques. Fracastor (1478-1553) le prescrivait dans le typhus pour ses qualités froides et sèches. Matthiole (1500-1577) écrivait à son sujet : *Il reprime les excroissances de chair : nettoie les cicatrices des yeux : il remplit les ulceres profons, & les cicatrices. Il est de grande efficace contre les crachemens de sang, & est bon à ceux qui urinent avec* *difficulté. Beu en eau consume la ratelle.* La teinture de coraux, qui était obtenue en faisant agir du vinaigre de bois de chêne sur le corail rouge pulvérisé, avait, selon Brice Bauderon (1539-1623) : *La vertu d'arrêter toutes les évacuations immodérées comme la trop grande profusion des mois et autres hémorragies et des flux de ventre et vomissements.* Vitet (1738-1809), selon son habitude et non sans raisons, émettait des doutes sur son efficacité dans les hémoptisies, les ménorragies, les hémorroïdes, les diarrhées. Quant à la teinture de corail, son inefficacité était avérée. On utilisait encore la poudre de corail rouge comme dentifrice, à la fin du XIXème siècle. Gubler (1821-1879) lui attribuait les mêmes propriétés qu'au carbonate de calcium et confirmait son abandon comme agent thérapeutique. Fracastor, *Ibid.*, 239, 275 ; Matthiole, *Ibid.*, 771 ; Vitet, *Ibid.*, 249 ; Gubler, *Ibid.*, 91 ; R. Teyssou, *Ibid.*

Corme. On donnait autrefois le nom de cormier au *Cornus mas* L. et au *Sorbus domestica* L.. Le premier de ces arbustes est le cornouiller : connus de Dioscoride, (1er siècle), ses fruits, en forme de petite olive rougeâtre, étaient indiqués pour traiter les cours de ventre et ses feuilles pour arrêter les hémorragies. Le second, le sorbier domestique, était le véritable cormier dont les fruits piriformes arrêtaient également tous les épanchements de sang. Ces fruits, appelés cormes, étaient pressés par les paysans pour fabriquer une boisson proche du poiré. Fracastor (1478-1553) accréditait la croyance selon laquelle un individu déjà atteint de la rage dans le passé redevenait enragé s'il se couchait sous un cormier : il expliquait ce phénomène par des vapeurs mélancoliques s'exhalant de cet arbre et pénétrant chez cet homme pour y produire ce qu'auraient engendré les germes de la rage. L'appréciation du *tempérament* du cormier par Fuchs (1501-1566) était lapidaire : *Le cormier est de faculté astringente* (qui avait la propriété de provoquer une rétraction des parties qu'il touchait et de ralentir ou d'arrêter les évacuations). Il le prescrivait donc comme anti-diarrhéique… Dodoens (1517-1585), était plus explicite : *Les cormes sont froides & seches, & astringentes bien pres tout ainsi des neffles.* Bauhin (1560-1624) rappelait qu'on préparait avec le fruit de corme, du sucre ou du miel, un cotignac bon pour fortifier l'estomac et juguler la diarrhée. Vitet (1738-1809) qui n'était guère élogieux sur les vertus médicatrices du cormier, lui reconnaissait toutefois une action constipante et un effet calmant sur les hémorroïdes. Le fruit du cormier figurait encore, en 1828, dans la *Pharmacopée* de Jourdan (1788-1848) comme fébrifuge, succédané du quinquina, et comme tonique. Fracastor, *Les trois livres*, 146, 153-154 ; Fuchs, *Ibid.*, 400 ; Dodoens, *Ibid.*, 510 ; Bauhin, *Ibid.* 734 ; Vitet, *Ibid.*, 284 ; Jourdan, *Ibid.*, **1**, 455 ; R. Teyssou, *Ibid.*.

Corne de licorne. Il s'agissait en réalité de la corne du narval. Ses prétendues vertus thérapeutiques contre la peste, les poisons, l'épilepsie, la rage, la fièvre quarte avaient été mises en doute par Ambroise Paré. Fracastor, *Les trois livres*, 239, 240, 276, 281, 288 ; R. Teyssou, *Ibid.*

Couleuvrée : voir bryone.

Cuscute. *Cuscuta minor*, Crémaillière, Lin maudit, Ilache, Teigne du thym, Cheveux du Diable, Epithyme, Goutte de lin **(***Cuscuta major***),** *Cuscuta epithymum* L., notamment. Cette plante parasite, qui comportait une centaine d'espèces, était considérée par les Anciens, comme apéritive (qui ouvrait les pores et les canaux de l'organisme), cholagogue, diurétique et laxative. Matthiole (1500-1577), la préconisait, bue avec du miel, pour évacuer par le bas pituite et *mélancholie*. A propos de l'identification de ce végétal parasite qu'il comparait au gui, Matthiole s'en prenait à certains moines botanistes qui l'identifiaient comme une variété de thym : *Voilà le dire des moines. Par lequel ils montrent bien leur vaine jactance voire leur ignorance, en que se disans eclaircir le texte de Diosc. ils l'obscurcissent du tout, estant de soi si clair & facile qu'il n'a besoin de déclaration...* De Meuve (?- ?) et Bauhin (1560-1624) la considéraient comme chaude et sèche. Ce dernier auteur lui prêtait de nombreuses vertus thérapeutiques : il préconisait la cuscute pour traiter l'épilepsie, les vertiges, les douleurs invétérées causées par l'atrabile, les maladies cardiaques et les syncopes, les cancers, les maladies obstructives de l'utérus, les ulcères bilieux et les fièvres quartes. Les Arabes la donnaient dans la phtisie pulmonaire. En Russie, on la prescrivait dans la rage. Elle fut utilisée contre la goutte. Vitet (1738-1809) la préconisait encore, en 1780, dans les fièvres intermittentes, dans les ictères et les maladies de la rate, dans la gale, dans les maladies vénériennes, enfin, dans l'hypocondrie, le vertige et l'épilepsie d'origine hépatique. A son habitude, il précisait : *L'observation n'a rien prononcé sur les vertus de l'une & de l'autre cuscute.* Jourdan (1788-1848) décrivait brièvement la cuscute épithym et celle d'Europe, toutes deux réputées laxatives. Fracastor, *Les trois livres*, 239, 266, 280, 290, 293, 328 ; Matthiole, *Ibid.*, 692, 694 ; Bauhin, *Ibid.*, 376 ; De Meuve, *Dictionnaire*... 2è éd., 1689 ; Vitet, *Ibid.*, 433 ; Jourdan, **1**, *Ibid.*, 471-472 ; R. Teyssou, *Ibid.*

Cyprès. Le cyprès, *cyparissus, cupressus*, était dédié à Pluton car on mettait les branches du *Cupressus sempervirens* L. devant les maisons des trépassés. Il fournissait un bois diurétique, sudorifique, astringent (qui avait la propriété de provoquer une rétraction des parties qu'il touchait et de ralentir ou d'arrêter les évacuations). La noix de cyprès était prescrite comme fébrifuge, stimulant de l'estomac, cicatrisant des plaies. Elle était propre à traiter la dysenterie, les hernies, la gonorrhée, la diarrhée. Les Arabes utilisaient la poudre fine de ses graines comme cicatrisant, après la circoncision. Matthiole (1500-1577), les prescrivait pilées et avalées avec du vin vieux pour apaiser la toux. Fuchs (1501-1566), qui le considérait comme d'un *tempérament* desséchant (qui desséchait les ulcères en absorbant le pus ou en arrêtant sa sécrétion) sans chaleur excessive, recommandait de boire une décoction faite avec la racine et les feuilles broyées pour traiter les dysuries et les rétentions d'urine. Bu avec du vin, le cyprès était un bon antidote contre les venins des scorpions et de tous les serpents. Bauhin (1560-1624), qui considérait les fruits et les feuilles comme secs au troisième degré, proposait la décoction des noix dans du vinaigre pour apaiser les rages de dents. La même décoction mais dans du vin blanc, prise à la dose de trois onces par jour, était salutaire pour les hernies, surtout associée à des fomentations des testicules avec des feuilles pilées. Pour Schroeder (1600-1664) *le fruit ou les noix de cyprès & les feuilles, echaufent un peu, dessechent & astreignent puissamment, & servent dans le crachement de sang, la diarrhée, la dysenterie, le pissement involontaire, & les hernies ; tant interieurement qu'exterieurement.* En 1780, Vitet (1738-1809) les rangeait parmi les astringents (qui avaient la propriété de provoquer une rétraction des parties qu'ils touchaient et de ralentir ou d'arrêter les évacuations) et limitait leurs indications à la diarrhée, à la leucorrhée et, en gargarisme, aux exulcérations buccales. Jourdan (1788-1848), en 1828, classait le bois de cyprès parmi les astringents, sudorifiques et diurétiques, les fruits, comme astringents. Presque un siècle après Vitet, en 1868, Adolphe Gubler (1821-1879), prenait la défense du cyprès et déplorait l'abandon dans lequel il était tombé. Etonnamment, il reprenait les indications des auteurs du XVIème siècle : les affections utérines, les hémorragies, les fièvres, les dyspepsies, les hernies mais en topique, les plaies. Fracastor, *Les trois livres*, 238, 331, 341 ; Matthiole, *Ibid.*, 97 ; Fuchs, *Ibid.*, 592 ; Bauhin, *Ibid.*, 849 ; Schroeder, *Ibid.,* **1**, 188 ; Vitet, *Ibid.*, 298 ; Jourdan, *Ibid.*, 475 ; Gubler, *Ibid.*, 103 ; R. Teyssou, *Ibid.*

Diachylon : Le *diachylon cum gummi*, le diachylon avec gomme, était un emplâtre qui associait le galbanum, le bdellium et le sagapenum à la gomme ammoniaque. On le prescrivait comme favorisant la suppuration et c'était peut-être celui qu'utilisait Fracastor sur les bubons pesteux. Lémery (1645-1715), presque deux siècles plus tard, affirmait : *L'emplâtre diachylon gommé est le plus puissant de tous pour digérer, cuire, mûrir, résoudre.* A vrai dire, il existait de nombreuses variétés de diachylons, le diachylon blanc ou simple à base d'huile, de litharge d'or (plomb contenant des résidus de cuivre), de mucilages de guimauve, de fenugrec et de lin ; le diachylon de Mésué, de même composition, additionnée d'iris ; le diachylon d'Adrian Mynsicht (1543-1638) qui associait l'huile des sept fleurs, la litharge, des mucilages de semence de jusquiame, psyllium, coing, lin, écorce de tilleul et de racines de guimauve, de l'eau de morelle ; enfin le grand emplâtre diachylon à la composition incroyablement variée : racines de guimauve, figues, raisins secs, semences de lin, de fenugrec, sucs de scille et d'iris, colle de poisson, litharge d'or, huiles de camomille, d'iris, d'aneth, térébenthine, résine de pin, cire jaune et laine grasse ! Les indications de ces emplâtres et leur activité thérapeutique étaient identiques. Fracastor, *Les trois livres*, 295 ; Lémery, *Pharmacopée universelle*, Paris, 1764, **2**, 1149-1152 ; R. Teyssou, *Ibid.*

Diascordium. Le diascordium, était un électuaire qui associait le plus souvent : scordium, roses rouges, bol d'Arménie, storax, cannelle, casse, dictame de Crète, racines de tormentille, de bistorte et de gentiane, galbanum, succin, terre de Lemnos, opium, piment, gingembre, semence d'oseille, le tout malaxé avec du miel rosat et du vin de Malvoisie. La composition de celui de Fracastor était différente : *Cannelle, cinnamone, aa 5 onces ; scordium, 1 once ; dictame de Crète, tormentille, bistorte, aa 5 onces ; galbanum, gomme, aa 5 onces ; opium, 1 drachme ½ ; styrax, 4 drachmes ½ ; oseille, 1 drachme ½ ; gentiane, 5 onces ; bol arménien, 1 once ½ ; terre sigillée, 5 onces ; poivre long, gingembre, aa 2 drachmes ; miel blanc écumé, 2 livres ½ ; vin aromatique, 5 livres ; sucre rosat, 1 livre*[20]. Le scordium était son principe actif le plus actif et justifiait son nom : il s'agissait de la Germandrée aquatique ou Germandrée scordium, le *Teucrium scordium* L., également appelé chamarras, thériaque d'Angleterre. Les Anciens croyaient le scordium capable de s'opposer à la putréfaction : aussi le préconisaient-ils contre la peste, le typhus, et les maladies contagieuses. Ils le conseillaient également contre le catarrhe, le scorbut, l'hydropisie, les empoisonnements et les dermatoses. En topique, il était indiqué dans le traitement des ulcères sordides et des gangrènes. Fracastor, *Les trois livres*, 287, 297, 298, 301, 368 notes ; R. Teyssou, *Ibid.*

Dictame. Le dictame de Crète, *Origanum Dictamnus* L. croissait sur le mont Dicte et les dieux eux-mêmes l'employaient comme cicatrisant des plaies. Fracastor (1478-1553) le préconisait dans la fièvre lenticulaire (typhus). *Le bon & vrai Dictam croist seulement en Candie & non par tout...* telle était l'opinion de Matthiole (1500-1577) qui, conformément à la tradition, lui attribuait d'innombrables indications thérapeutiques : il facilitait l'accouchement et accélérait l'expulsion d'un fœtus mort né, possédait des vertus d'antidote contre les venins et des propriétés vermifuges. On le prescrivait dans les lithiases rénales et les

---

[20] Le kilo répondait à deux livres ; le demi-kilo, à une livre ; le gramme à dix-huit grains ; deux grammes à une demi-drachme ; quatre grammes à une drachme ou gros ; trente-deux grammes à une once ; un décigramme, à deux grains ; un demi-décigramme, à un grain.

coliques abdominales, l'épilepsie et *autres maladies froides du cerveau.* On utilisait sa racine dans les maladies infectieuses : *Ell' est singuliere contre la contagion de la peste, prinse en quelque sorte que ce soit. Aucuns en ont usé pour guerir la verolle, non sans grand proufit des malades, leur baillant tousjours une drachme* (3,6 g) *à boire avec de la decoction de Gaiac.* Fuchs (1501-1566) était catégorique sur le *tempérament* de cette plante : *Toutes les especes d'Origan... eschauffent & dessèchent au tiers degré.* De Meuve le disait chaud, sec, détersif (remède qui nettoyait plaies et ulcères), apéritif (qui ouvrait les pores et les canaux de l'organisme), alexipharmaque (contrepoison) et cardiaque (tonique et stimulant spécifique du cœur). Bauhin (1560-1624) accréditait la légende selon laquelle les chevaux sauvages de l'île de Candie en mangeaient pour faire sortir de leur corps les flèches ou les javelots qui les avaient blessés. D'où la réputation de cette plante de permettre le rejet des corps étrangers logés dans l'organisme. Pour Vitet (1738-1809), le Dictamne de Crète ou *Origanum Dictamnus*, était un fortifiant aromatique actif sur les maladies de faiblesse par excès de pituite sans qu'il soit possible de distinguer son action dans ce domaine de celle de l'*Origanum creticum*, ces deux plantes échauffant (qui excitait l'action organique, accélérait la circulation et augmentait la chaleur animale), altérant[21], constipant et ranimant de façon identique. Le dictame avait également, comme la plupart des labiées, des vertus stimulantes et revitalisantes sur la circulation, la digestion, le système nerveux, les règles, l'accouchement. On le préconisait dans les fièvres tierces et les anémies. Jourdan (1788-1848), en 1828, en parlait comme d'un *excitant, réputé jadis emménagogue* (qui déclenchait les règles). Il entrait dans la composition de la thériaque, de l'Hyacinthe, du *Diascordium.* et de l'alcoolat de Fioravanti : c'était à ce titre qu'il figurait encore dans les pages du *Codex* de 1908, entre la rubrique consacrée à la diastase de l'orge germé et celle concernant le diéthylsulfone-diméthylméthane. Le

[21] Les médicaments altérants modifiaient le fonctionnement de l'organisme et changeaient l'état des solides et des liquides, sans vomissements, purgations ou sudation. Ils pouvaient échauffer ou rafraîchir, humecter ou dessécher, amollir ou raffermir, raréfier ou condenser, corroder ou épaissir. Leur finalité était de purifier les humeurs. Le quinquina, le mercure et l'aloès, à faible dose, les antiscorbutiques, le dictame, en faisaient partie.

Dorvault de 1898 avait consacré sa disgrâce définitive par ces simples mots : *Excitant, emménagogue* (qui déclenchait les règles). *Inusité. Il entre dans la thériaque*. Fracastor, *Les trois livres*, 238, 280, 282, 297, 298, 301, 303, 328, 343, 351, 360 ; Matthiole, *Ibid.*, 424-425 ; Fuchs, *Ibid.*, 386 ; Bauhin, *Ibid.*, 385 ; De Meuve, *Dictionnaire...*, 1689, 239 ; Vitet, *Ibid.*, 486 ; Dorvault, 1898, 412 ; R. Teyssou, *Ibid.*

Doronicum. *Doronicum pardalianche* (L.) Jacq.. La racine du doronic, appelé aussi Herbe aux panthères, pardalianche car elle était censée tuer les léopards, était recommandée par Conrad Gesner (1516-1565) contre les vertiges, ce qui entretenait la croyance selon laquelle les funambules en faisaient un usage régulier. Mathieu de Lobel (1538-1616) croyait à ses qualités alexipharmaques (anti-poison). Pierre André Matthiole (1501-1577) le confondait avec l'aconit ; après l'avoir administré à son chien, qui en mourut sept heures plus tard, il s'exclamait : *Cependant, que les Médecins aians soin de la vie des hommes, cessent d'user de ce dangereux et mortel doronic. Que les Apoticaires le chassent hors de leur boutique. Que les bons Princes, voulant sagement gouverner leurs Seigneuries et Républiques, facent défenses par lesquelles il soit prohibé de vendre ce dangereux poison.* Léonard Fuchs (1501-1566) partageait cette opinion et parlait pour la désigner d'*Estrangle liepard* et la rangeait parmi les mortels venins et poisons. Bauhin (1560-1624) adoptait ce point de vue, décrivait l'*Aconitum Pardalianches* comme une plante aux fleurs semblables à celles du concombre mais de tempérament chaud et sec au quatrième degré, *extremement venimeuse*. En revanche, Jean de Renou (1568-1620), à propos du Doronicum, écrira : *Il dissipe puissamment les ventosités de la matrice, est fort utile en la palpitation du cœur et, surtout, il est souverain contre toutes sortes de maladies venimeuses et pestilentielles, comme aussi contre toute sorte de morsure de serpent*. Au siècle suivant, Johann Christian Schroeder (1600-1664) qualifiait sa racine de *chaude, seche, carminative et alexipharmaque* (anti-poison). Il la prescrivait dans les palpitations cardiaques, les maladies malignes, les enflures de la matrice et les piqures venimeuses. Nicolas Lémery (1645-1715) partageait l'opinion de Jean de Renou et de J.Ch. Schroeder : *Les racines de* *doronicum sont propres pour résister au venin, pour fortifier le cœur, contre les palpitations, contre les vertiges, pour chasser par transpiration les mauvaises humeurs.* Mais, William Lewis (1708-1781), en 1753, en déconseillera l'emploi, rappelant qu'on en faisait plus usage ni en France, ni en Angleterre. La racine de Doronic que Vitet (1738-1809) citait comme indiquée dans le vertige, les palpitations du cœur consécutives à un anévrysme, les maladies de faiblesse et le météorisme, n'avait à ses yeux qu'une valeur thérapeutique très relative, pas un seul de ces prétendus effets n'étant *appuyés sur aucune observation.* Le XIXème siècle oublia la racine du doronic, d'autant que les Anciens la confondaient sans doute avec l'aconit, et son usage tomba en totale désuétude. Fracastor, *Les trois livres*, 352 ; 238 ; Matthiole, *Ibid.*, p. 584 ; Fuchs, *Ibid.*, 67 ; Bauhin, *Ibid.*, 308 ; Schroeder, *Ibid.*, **1**, 205 ; R. Teyssou, *ibid.*

Dracunculus. Selon Fuchs (1501-1566), c'était le *Dracunculus major,* grande serpentaire, de *temperament* chaud et sec, au troisième degré selon Dodoens (1517-1585), astringent (qui avait la propriété de provoquer une rétraction des parties qu'il touchait et de ralentir ou d'arrêter les évacuations), acre et amer. La racine, bouillie avec du miel, agissait favorablement dans certaines dyspnées, toux, catarrhes, spasmes et convulsions. Bue dans du vin, elle stimulait les *appetits charnelz*. Hachée dans du miel avec de la couleuvrée, elle faisait un onguent qui nettoyait les ulcères malins. En collyre, avec du miel, elle guérissait les fistules et son suc était bon *contre mailles* (tache de la cornée)*, & esbloyssemens de la veue*. En topique, avec du miel, elle effaçait les taches et gratelles blanches. Son odeur ou l'ingestion de trente grains (15 décigrammes) de l'herbe ou de la racine, dans *eau, & vin aigre*, étaient contraceptifs. Porter sur soi la racine ou se frotter les mains avec les feuilles du dracunculus, évitait les morsures de vipères. Pour l'anecdote, Dodoens prétendait que les feuilles de la grande serpentaire évitaient au fromage dont on l'avait enveloppé *de gaster & pourrir*. Bauhin (1560-1624) recommandait la racine dans du vin pour chasser le venin du cœur et vantait son activité pour subtiliser les humeurs grossières et les chasser des intestins. Lémery (1645-1715) vantait la poudre de la racine de cette plante, à la dose d'un scrupule jusqu'à une drachme, pour purger, détacher les humeurs grossières, pituiteuses, visqueuses et purger les sérosités. En revanche, Louis Vitet (1736-1809) la considérait comme *un purgatif violent & très dangereux* et doutait fortement de son efficacité dans l'asthme, la pleurésie, l'ascite. Quant à sa prétendue efficacité dans les morsures de serpent, elle relevait d'une légende pure et simple ! Ce n'était plus l'opinion de Gubler (1821-1879) qui la recommandait contre les morsures de chiens enragés et tout particulièrement contre celles des serpents. Il l'employait comme *stimulant, dans les cas de torpeur et d'atonie, dans les fièvres malignes continues et intermittentes, le typhus ; comme diaphorétique* (qui provoquait la transpiration), *dans les angines malignes couenneuses et gangréneuses.* Fracastor, *Les trois livres*, 301 ; Fuchs, *Ibid.*, 165-166 ; Dodoens, *Ibid.*, 217 ; Bauhin, *Ibid.*, 336 ; Lémery, *Ibid.*, 281 ; Vitet, *Ibid.*, 47 ; Gubler, *Ibid.*, 22.

Ebène. Voyons ce qu'en disait Matthiole (1501-1577) : *Le meilleur ebene est celuy d'Ethiopie, noir, sans veines aucunes, lissé comme une corne polie artificiellement, qui paroist massif estant rompu, acre au goust, & astringent* (qui avait la propriété de provoquer une rétraction des parties qu'il touchait et de ralentir ou d'arrêter les évacuations), *lequel mis sur les charbons rend une bonne odeur sans fumée.* Chaud et abstersif (substances qui enlevaient les sécrétions à la surface des tissus lésés), riche en parties subtiles, ses vertus thérapeutiques étaient essentiellement ophtalmologiques : trempées dans du vin de Chio, ses raclures, en collyre, étaient bonnes aux maladies des yeux. Réduit en charbon dans un pot de terre, on en faisait un collyre qui soignait les blépharites et les prurits oculaires. Matthiole avait cru reconnaître dans l'ébène une variété de gaïac mais, comme le dira De Meuve, *le gayac est tout semblable à l'Ebene, excepté que ce dernier est uniement noir, & que le gayac est uniement blanc.* Lémery (1645-1715) le disait dessicatif (qui desséchait les ulcères en absorbant le pus ou en arrêtant sa sécrétion) et sudorifique. Il suggérait de l'employer en décoction comme le gaïac mais faisait remarquer : *On le met peu souvent en usage pour la médecine.* Fracastor, *Les trois livres*, 341 ; Matthiole, *Ibid.*, 131 ; Lémery, *Ibid.*, 284 ; De Meuve, *Ibid.* 1689, 246.

Electuaire indique de Mésué. On l'appelait indique car il avait été inventé et prescrit pour la première fois par des médecins des Indes Orientales. Il recélait, entre autres substances drastiques (purgatifs énergiques) : turbith, diagrède, cannelle, girofle, spicanard, casse, macis, santal, aloès, noix muscade, galanga, cabaret, mastic… Il purgeait sans distinction mais avec efficience, la bile, l'atrabile, la phlegme et le sang. Joseph Duchesne (1544-1609) disait à son propos qu'il *purge l'estomac, le foye & les autres membres qui servent à la nutrition d'excremens cruds, pituiteux, pourris : pourtant soulage-t-il ceux qui sont atteints du mal de Naples, comme aussi il est convenable aux cachexie, inflammations du ventricule, & coliques passions : Car tout ainsi qu'il purge les excremens pituiteux & cruds, aussi fait-il résoudre les vents & les dissipe par le mesme moyen.* Fracastor, *Les trois livres*, 329 ; Duchesne Joseph, *Ibid.*, 306.

Elémi. On connaissait diverses variétés de cette résine, essentiellement l'élémi du Brésil produite par *Icica icicariba* DC, l'élémi de Manille, *Canarium luzonicum* A. Gray, et l'élémi du Mexique, tiré de *l'Elaphrium elemiferum* Roxb. Ce produit résineux était, selon Schroeder (1600-1664), anodin (antalgique), tempéré, émollient, digestif (qui avait la propriété de désagréger et de disperser les matières stagnant dans les tissus), résolutif (qui déterminait la résolution des inflammations en ouvrant les pores ou en ramollissant l'humeur ou en calmant les mouvements des esprits) et maturatif (qui favorisait la suppuration). Il était diurétique et cataménial (qui déclenchait les règles). C'était un spécifique des affections nerveuses, des plaies et des contusions de la tête, des nerfs et des tendons. On l'utilisait encore au XXème siècle pour confectionner des emplâtres à base de belladone, de ciguë, d'opium, de styrax… Fracastor, *Les trois livres*, 352 ; Schroeder, *Ibid.*, **2**, 611-612 ; Dorvault, 1850, *Ibid.*, 490 ; Perrot, *Matières premières usuelles du règne végétal…*, Paris, 1943-1944, **1**, 1188-1189.

Ellébore noir. L'ellébore noir, *Helleborus niger L.* ou rose de Noël, était prescrit dans les affections mentales et l'épilepsie depuis la plus haute Antiquité. Pline et Columelle l'appelaient Consiligo. Matthiole (1500-1577) nous apprenait qu'on surnommait l'hellébore noir Melampodium du nom d'un médecin, Melampe, qui purgea et guérit, grâce à cette plante, les Proetides, trois jeunes femmes qui avaient été frappées par Junon d'une folie qui les faisait se prendre pour des vaches. On prescrivait l'hellébore noir dans l'épilepsie, la mélancolie, la folie, la paralysie, la presbyacousie et la goutte. Leonhart Fuchs (1501-1566), rappelait qu'il était surnommé Herbe de Christ car il fleurissait le jour de la Nativité. Il était chaud et sec au troisième degré. Il purgeait, évacuait la pituite et la bile, ce qui expliquait son efficacité chez les épileptiques, les mélancoliques, les fous furieux, les enragés, les paralysés, mais également chez les goutteux. Il était abortif, cataménial (qui déclenchait les règles) et ses vertus détersives (qui nettoyaient plaies et ulcères) l'indiquaient dans le traitement de certaines dermatoses comme la lèpre, les *impetigines, rongnes, galles blanches & autres vices du cuir.* Dodoens (1517-1585) affirmait qu'en temps de peste, *si on boute* (met) *cette racine au corps d'une personne, elle attire là tout le venin & feu du corps, Pourtant incontinent que quelque soudaine maladie frappe au bestail, les paisans la boutent incontinent en quelque lieu ou elle peut le moins nuire, & soudain tout le mal se vient là rendre, & par ainsi le bestail est conservé.* Brice Bauderon (1539-1623) donnait un tableau impressionnant de ses effets secondaires : *L'ellébore noir cause de terribles accidents, comme flux de ventre intolérable, étouffement, spasmes, défaillance et pétillement de cœur, item qu'il rend la langue seiche, tient les dents serrés et met le corps en feu…* Jean de Renou (1568-1620) le prescrivait néanmoins, car selon lui : *Il purge l'humeur melancholique et est grandement profitable aux fols, maniacles* (maniaques), *hypochondriaques, à ceux qui ont la rate enflée et opilée* (obstruée), *aux épileptiques, ladres, quartanaires* (atteints de fièvre quarte) *et, pour couper court, il est fort propre pour la guérison de toutes les maladies que la bile noire et melancholique procrée…* William Lewis (1708-1781) prétendait que l'ellébore des Anciens, plus toxique que celui qu'on employait à son époque, correspondait en fait à, *l'Helleborus niger orientalis* décrit par Joseph de Tournefort (1656-1708). On attribuait également à l'ellébore noir une activité sur l'éléphantiasis, les fièvres intermittentes rebelles et la goutte. Nicolas Alexandre (1654-1728), élargissait ses indications, à l'herpès, à la gale, au cancer, aux vertiges, à l'apoplexie. Il conseillait d'en atténuer la violence en l'associant au mastic, à la cannelle, au fenouil et à l'anis. Il ne fallait pas le confondre avec l'ellébore blanc, *Veratrum album* L., sans parenté avec les elléboracées et qu'on prescrivait comme sternutatoire. En 1780, Vitet (1738-1809) consacrait une dizaine de lignes de sa *Matière médicale réformée* à l'*Helleborus niger* dont la racine purgeait violemment et suscitait chez les malades des nausées, des efforts de vomissement et de l'anxiété. Il ajoutait, avec son scepticisme habituel : *Il est vrai que les especes de maladies où elle convient, ne nous ont pas été transmises, & qu'il faut de nouvelles expériences.* Certes les Anciens prescrivaient cette racine dans toutes les maladies *dépendantes, suivant leur langage de la bile noire & les humeurs phlegmatiques ou pituiteuses*, comme la mélancolie, l'imbécillité, la manie, la démence, les obstructions viscérales, l'aménorrhée. En application locale, son infusion était détergente. A la fin du XIXème siècle, il était rarement prescrit, tant dans ses indications psychiatriques que pour l'épilepsie, les vers intestinaux, l'arrêt des règles et les maladies de peau. Fracastor, *Les trois livres*, 297, 305, 306, 311, 329, 330, 346, 360, 361, 362, 369 notes ; Matthiole, *Ibid.*, 664 ; Fuchs, *Ibid.*, 194-195 ; Dodoens, *Ibid.*, 238 ; Alexandre, *Dictionnaire botanique et pharmaceutique*, 1759, 134 ; Vitet, *Ibid.*, 5 ; R. Teyssou, *Ibid.*

Emeraude, *smaragdus*. On lui attribuait des propriétés merveilleuses et *notamment la vertu de combattre la prétendue action vénéneuse de l'aimant* (Mérat, De Lens). Froide et sèche, elle renforçait la mémoire et permettait de résister aux tentations charnelles. Finement broyée, elle arrêtait les diarrhées et les hémorragies, atténuait l'âcreté des humeurs. Portée en amulette, on prétendait qu'elle combattait les effets des venins, guérissait l'épilepsie et hâtait l'accouchement. Pour Matthiole (1500-1577), *elle est propre pour l'épilepsie, pour la lèpre & pour la veuë.* Elle préservait de la peste. Rémy Belleau (1528-1577) lui consacra un long poème qui glorifiait ses vertus magiques et thérapeutiques :

On dit que celuy qui la porte,
A toujours une grace accorte,
Propre et facond en son parler :

Qu'il peut sans ronds et sans figures
Prédire les choses futures
Et celles qu'on veut plus celer.

En poudre ell'guarist les morsures
Des serpens, et toutes piqueures
D'aiguillon qui poind et qui cuit :
Propre pour donner allegeance
Au ventre qui veut delivrance
Pour le descharger de son fruit[22].

Fracastor, *Les trois livres*, 239, 240, 272, 276, 277, 297 ; Matthiole, *Ibid.* 555 ; Mérat, de Lens, *Ibid.*, **3**, p. 73 ; R. Teyssou, *Ibid.*

Encens. L'encens ou oliban, larme résineuse de térébinthacées comme le *Boswellia serrata*, provenait soit d'Afrique, soit des Indes. Pour Matthiole (1500-1577), il comblait et cicatrisait les ulcères profonds et les plaies récentes. Il était hémostatique pour les blessures du cerveau. Mélangé à du lait, on en imprégnait les plumasseaux destinés à traiter *les ulcères malins du fondement.* Mêlé au saindoux ou à la graisse d'oie, il constituait un onguent efficace pour traiter les brûlures, les ampoules des pieds et la teigne. Associé à la terre de Cimolite (silicate hydraté naturel de magnésium et d'aluminium : saponite) et à l'huile rosat, ses applications calmaient les mastites. Il était utilisé dans les maladies pulmonaires, et entrait dans la composition de multiples préparations dont la thériaque. On fabriquait un collyre avec de l'encens, de l'eau de rose et du lait de femme contre la rougeur et la chassie (conjonctivite purulente). La manne d'encens, *manna thuris*, était constituée des larmes d'encens les plus pures et les plus sphériques. Néanmoins, on vendait sous ce nom les miettes recueillies au fond des sacs ayant contenu la précieuse résine. Du temps d'Adolphe Gubler (1821-1879), on ne l'utilisait plus guère dans les bronchopathies et les hémoptysies, mais plutôt en fumigations, comme désodorisant. Fracastor, *Les trois livres*, 169,

[22] *Poètes du XVI*e *siècle*, Pléiade, 1969, 615, 616.

238, 306, 312, 328, 346, 349, 351, 352, 361, 368 notes ; Matthiole, *Ibid.*, 76 ; R. Teyssou, *Ibid.*

Epeautre, *Triticum spelta L.*, zea, autant de dénominations qui correspondaient au blé gaulois cité par Fracastor dans l'arsenal thérapeutique du traitement des infections. Fuchs (1501-1566) appréciait ses vertus emplastiques et son pouvoir desséchant (qui desséchait les ulcères en absorbant le pus ou en arrêtant sa sécrétion) doux. Il l'utilisait pour les hémoptysies et les piqures de serpent en emplâtre détrempé dans du vin et appliqué tiède. Mêlé à du beurre ou à du suif de chèvre, il le prescrivait dans les pharyngites et la toux. Cuit dans du vin, mélangé à du nitre, l'épeautre cicatrisait les *ulcères coulants, & sanieux, furfurés, & gratellesdu corps, douleurs d'estomach, mains, pieds.* Matthiole (1500-1577) rappelait que Dioscoride en avait parlé sous le nom de zea et qu'en Italie l'épeautre était connu sous le nom de spelta. Pour lui, l'espeautre de toute sa nature est aucunement (jusqu'à un certain point) moyenne entre le fourment et l'orge. Dodoens (1517-1585) écrivait à propos du tempérament de l'*espeautre* : Il *est de pareil temperament au froment, un peu plus froid toutefois, aprochant de la nature de l'orge, & quelque peu dessicatif* (qui desséchait les ulcères en absorbant le pus ou en arrêtant sa sécrétion). Sa farine, mêlée à du vin rouge, traitait les piqures de scorpion et les hémoptysies. Cuite dans du vin rouge avec du nitre, elle guérissait les ulcères suintants et purulents, la gratelle, les gastralgies, les mammites et les douleurs des pieds. Bauhin (1560-1624) prétendait que, cuit avec du vinaigre, il guérisssait la lèpre, ce qu'étayait son pouvoir desséchant (qui desséchait les ulcères en absorbant le pus ou en arrêtant sa sécrétion). Il l'administrait sa décoction en lavement dans la dysentrie. Fracastor, *Les trois livres*, 239 ; Matthiole, *Ibid.*, 277 ; Fuchs, *Ibid.*, 198-199 ; Dodoens, *Ibid.*, 310-311 ; Bauhin, *Ibid.*, 26.

Epiaire : voir Syderitis.

Epithymum : voir Cuscute. Fracastor, *Les trois livres,* 311, 360.

Eupatoire. L'eupatoire à fils de chanvre, Eupatoire d'Avicenne, Eupatoire des Arabes, Herbe de sainte Cunégonde, Origan des marais, *Ferraria minor*, Aigremoine, *Eupatorium cannabinum* L., était connue de Dioscoride (1er siècle), de Galien (129-201), de Paul d'Egine (625-690) et d'Averroès (1126-1198). Quel *tempérament* pour l'eupatoire ? Fuchs (1501-1566) nous répondait, toujours avec pertinence : *L'Eupatoire est de parties subtiles. Elle ha faculté d'inciser, & nettoyer* (détersif) *sans manifeste chaleur. Pareillement elle ha quelque adstriction mediocre.* Il la conseillait en onguent pour hâter la cicatrisation des ulcères. La semence ou les feuilles bues dans du vin traitait la dysenterie, les douleurs du foie et les morsures de serpents. L'infusion et l'extrait des feuilles et des fleurs passaient, chez les Anciens, pour *désobstructive* (qui désobstruait les canaux du corps et notamment les vaisseaux capillaires), surtout dans les suites des fièvres lenticulaires (Fracastor) ou intermittentes, accompagnant l'hydropisie ou l'anémie. La racine était vomitive, purgative et diurétique. En application locale, l'eupatoire était utilisée comme résolutif (qui déterminait la résolution des inflammations en ouvrant les pores ou en ramollissant l'humeur ou en calmant les mouvements des esprits) notamment dans les hydrocèles. Matthiole (1500-1577) qui parlait à la fois de l'aigremoine, pour lui seule véritable eupatoire et de l'eupatoire vulgaire, critiquait les apothicaires qui, *au lieu du vray eupatoire prennent une certaine belle plante, qui croist le plus souvent es lieux humides, & bors des fossés* pour l'aigremoine, tout en reconnaissant que les vertus thérapeutiques de l'eupatoire vulgaire étaient proches de celles de l'agrimoine dont *l'herbe ou la graine prinse en breuvage guerit la dysenterie, les maladies du foie, les morsures de serpens*. Bauhin (1560-1624) prescrivait sa décoction ou son suc pour toutes les obstructions hépatiques accompagnées d'hydropisie ou d'anasarque. Haller (1708-1777) rapportait que Gesner prescrivait la racine en décoction comme vomitif et purgatif. Il rappelait que les paysans l'employaient dans la jaunisse, la cachexie et l'hydropisie. Selon Haller, Boerhaave (1668-1738) que *l'infusion d'Eupatoire guérit les ulcères putrides des jambes et les fièvres intermittentes et* Tournefort (1656-1708) affirmait qu'en Turquie on l'employait pour *se guérir du scorbut.* Haller précisait : *En fomentation, il est vulnéraire, & on l'employe avec succès pour le traitement de jambes hydropiques, & du scrotum tuméfié.* Vitet (1738-1809) contestait ses prétendues propriétés curatives vis-à-vis des maladies du foie, de la rate ou dans les fièvres tierces ou quartes ou bien encore dans les hydropisies. La racine violemment purgative ne devait être administrée qu'en seconde intention dans l'ascite ou l'anasarque, après l'échec des purgatifs plus modérés. Encore prescrite dans les cachexies, les catarrhes et les toux et comme vulnéraire (cicatrisant des plaies) et diurétique au début du XIXème siècle, elle disparut peu à peu du domaine médical. Fracastor, *Les trois livres*, 280 ; Matthiole, *Ibid.*, 572-573 ; Fuchs, *Ibid.*, 173 ; Bauhin, *Ibid.*, 608 ; Haller, *Ibid.*, **1**, 48-49 ; Vitet, *Ibid.*, 45 ; R. Teyssou, *Ibid.*

Euphorbe. Dioscoride (1er siècle) attribuait l'euphorbe à un arbre proche de la férule (galbanum) tandis que Galien (129-201) et plus tard Dodoens (1517-1585), disaient qu'elle provenait d'une herbe annuelle fréquente en Europe, peut-être la catapuce ou épurge, *Euphorbia lathyris* L.. En réalité, l'euphorbe était une gomme-résine fournie par l'*Euphorbia resinifera* Berg., particulièrement présente au Maroc où elle forme des coussins compacts parsemés de petites fleurs jaunes au printemps. Elle contient un latex toxique. Matthiole (1500-1577), qui considérait l'euphorbe comme un remède dangereux car il endommageait le foie et l'estomac, la prescrivait toujours associée à des substances qui en atténuaient l'acrimonie comme l'huile de violier blanc : il s'agissait de la violette, une des cinq fleurs cordiales (qui augmentait rapidement la chaleur du corps) avec l'œillet, la bourrache et la buglosse, le souci. En revanche, il la recommandait pour purger les *nerfs abbreuvés et farcis d'humeur de long tems*, donc dans les paralysies, les convulsions, les tremblements, l'endormissement *& autres maladies de nerfs procédantes de froid...* Pierre Pomet (1658-1699) en donnait une représentation qui correspondait tout à fait à celle proposée par Nicolas Guibourt (1790-1867), deux siècles plus tard, sous le nom d'*Euphorbia antiquorum* L., euphorbe des Anciens, originaire de l'Inde et de l'Afrique, en fait *Euphorbia resinifera* Berg., comme on l'a vu, plante cactiforme épineuse, bien reconnaissable à ses tiges quadrangulaires, charnues et épineuses. Toutes ces gommes-résines avaient les mêmes vertus purgatives, actives sur les excès de bile, de pituite et de sérosités. L'euphorbe entrait également dans la composition des onguents appliqués sur les blessures de troncs nerveux consécutives à la saignée. Fracastor, *Les trois livres*, 37, 38, 237, 311 ; Matthiole, *Ibid.*, 473 ; R. Teyssou, *Ibid.*

Fenouil. Le fenouil officinal, *Foeniculum dulce* L., fenouil doux, par opposition à l'*Anethum graveolens* L., appelé par les Modernes, *Foeniculum vulgare* (Miller) Gaertner, était le plus utilisé en médecine. Hippocrate (-460?/-377?) employait les graines et la racine pour augmenter la lactation chez la femme. On leur attribuait des qualités toniques, cordiales (qui augmentaient rapidement la chaleur du corps), fébrifuges, stomachiques et carminatives. Aussi Fracastor (1478-1553) l'utilisait-il dans les fièvres lenticulaires (typhus). La semence du fenouil faisait partie des quatre semences chaudes avec l'anis, la coriandre, le carvi et sa racine, des cinq racines apéritives (qui ouvraient les pores et les canaux de l'organisme) avec le petit houx, l'ache, l'asperge, le persil. Matthiole (1500-1577) écrivait à son sujet : *La décoction des feuilles sert grandement aux douleurs des reins, par ce qu'il fait pisser. Beuë avec du vin est bone contre les piqueures des serpens : & provoque les menstrues. Les racines broiées et appliquées avec miel guérissent les morsures de chien. On tire du jus de la tige, & des feuilles, lequel séché au soleil, on emploie comme médicamens propres pour éclaircir la veuë.* A l'extérieur, la décoction de fenouil dans de l'eau ou du vin, en cataplasme, était résolutive (activité anti-inflammatoire qui dissipait les engorgements). Fuchs (1501-1566) le rangeait parmi les remèdes chauds au troisième degré et desséchant (qui desséchait les ulcères en absorbant le pus ou en arrêtant sa sécrétion) au premier seulement. Il l'estimait diurétique, antiémétique, calmant les brûlures gastriques, efficace contre les piqûres de serpents, de scorpions et les morsures de chiens. Il stimulait la lactation. Le fenouil entrait dans la composition du sirop des cinq racines (asperge, petit houx, ache, persil, fenouil), *syrupus de quinque racinibus*, qui, selon Lémery (1645-1715), était *bon pour lever les obstructions du foie, de la rate, du mésentère, il excite l'urine ; on le donne aux hydropiques, à ceux qui sont travaillés de la gravelle, & dans toutes les autres maladies causées par des oppilations : La dose est depuis demi once jusqu'à deux onces.* Vitet (1738-1809) évoquait, dans l'asthme humide, un effet expectorant des feuilles et une action atténuante (qui fluidifiait les humeurs) et antitussive des semences, mais, comme pour les qualités médicatrices accordées par les anciens auteurs au fenouil, il précisait que l'observation n'avait confirmé aucune d'entre elles. Gubler (1821-1879) en 1868, employait la racine et les semences comme stimulant et carminatif (qui chassait les gaz intestinaux), dans les mêmes indications que l'anis. Les semences entraient dans le mithridate et la thériaque, les racines dans le fameux sirop des cinq racines déjà cité et encore présent dans le Codex de 1908 !. Fracastor, *Les trois livres*, 244, 271, 328 ; Matthiole, *Ibid.*, 459 ; Fuchs, *Ibid.*, 348-349 ; Lémery, *Pharmacopée universelle*, **1**, 257-258 ; Vitet, *Ibid.*, 498-499 ; Gubler, *Ibid.*, 117 ; Codex 1908, 617 ; R. Teyssou, *Ibid.*

Fénugrec. *Foenum graecum* L., *Trigonella Foenum-Graecum* L., trigonella, sénégrain, senégré. Cette légumineuse était appelée par les Anciens *foenugraecum,* car sa graine venait de Grèce et que, seche, son aspect rappelait celui du foin. Jean François Fernel (1497-1558) rangeait la farine de fénugrec parmi les sarcotiques (régénérateurs des chairs). Matthiole (1500-1577), qui l'inventoriait comme Senégré, le destinait particulièrement aux maladies gynécologiques : tumeurs, ulcères et débilités des organes génitaux féminins. Fuchs (1501-1566) décrivait le *tempérament* du Fénugrec, ou Senégré, comme chaud au second degré et desséchant (qui desséchait les ulcères en absorbant le pus ou en arrêtant sa sécrétion) au premier. La farine amollissait et résolvait, ce qui en faisait un bon anti-inflammatoire. Associé au miel, le jus attirait à l'extérieur les mauvaises humeurs de l'intestin. Pour les douleurs thoraciques, on le donnait bouilli avec des dattes. Digestive (qui avait la propriété de désagréger et de disperser les matières stagnant dans les tissus) et ramollissante, cette plante avait la réputation, au Moyen-Orient, de préserver la santé. Ses graines produisaient un mucilage après macération dans l'eau chaude. Il entrait dans des préparations comme le sirop de marrube blanc ou l'onguent martiatum. Dodoens (1517-1585) le prescrivait mélangé au soufre et au miel pour effacer les dartres, les lentilles du visage, guérir les gratelles (gale) et *corriger la puanteur des aisselles*. Il utilisait la décoction du fénugrec pour laver la tête afin de traiter la teigne et la pédiculose. Bauhin (1560-1624) en raison des qualités du fénugrec pour nettoyer, digérer, amollir et résoudre, l'appliquait sur les abcès chauds pour en hâter la maturation. En usage interne, la graine dans de l'eau miellée amollissait les collections purulentes internes et, avec un peu de miel, expulsait les mauvaises humeurs intestinales et calmait les douleurs. Vitet (1738-1809) formulait les plus strictes réserves sur les vertus médicatrices du fénugrec qui ne reposaient sur aucune observation, notamment en ce qui concernait le pouvoir des semences pour guérir les écrouelles, les tumeurs du foie, de la rate et du mésentère ! A la fin du XIXème siècle, on n'employait plus que ses semences en décoction pour des tisanes ou des lotions, ou sa farine, en cataplasmes. Par voie interne, on le prescrivait dans les coliques, les flatulences, la dysenterie, la diarrhée et, par voie externe, dans les abcès, les phlegmons, l'érésipèle, les engelures, les blépharites, les conjonctivites, les vulvites et les vaginites, les contusions ou les plaies atones. Ces utilisations tombèrent peu à peu en désuétude et, Heursel de Meester écrivait à son sujet : *Graines toniques, émollientes et laxatives. Aphrodisiaque employé par les Arabes.* Fracastor, *Les trois livres*, 295 ; Matthiole, *Ibid.*, 284 ; Fuchs, *Ibid.*, 545-546 ; Dodoens, *Ibid.*, 337 ; Bauhin, *Ibid.*, 653 ; Vitet, *Ibid.*, 470-471 ; Heursel de Meester, *Ibid.*, 148 ; R. Teyssou, *Ibid.*

Fientes. Matthiole (1500-1577) s'exprimait ainsi à propos des excréments des Colombidae : *La fiante de pigeon est fort chaude et brulante : destrampee en vinaigre avec farine d'orge resout les écrouelles : broyee avec miel, huile et semences de lin fait tomber l'escarre de charboucles* (charbon, anthrax) *: guerit les brulures.* Dom Nicolas Alexandre (1654-1728) confirmait cette appréciation et ces indications un siècle plus tard : *La fiente de pigeons est très chaude à cause du nitre (salpêtre) dont elle abonde ; elle brûle, dissipe* (excite*) & rougit la peau par le sang qu'elle y attire.* Enumérer les utilisations des matières fécales animales et humaines occuperait certainement un volume entier. Nous en citerons juste quelques unes. La fiente d'épervier était utilisée contre la stérilité et dans les accouchements difficiles. La fiente de poule, résolutive (activité anti-inflammatoire qui dissipait les engorgements), possédait les mêmes vertus que celle du pigeon, à un moindre degré, il est vrai : on l'utilisait en emplâtre, notamment contre la calvitie. On estimait que la fiente de vache *en forme de parfum... remédie à la chute de matrice*, qu'elle était *résolutive, rafraîchissante* (qui diminuait la température du corps), *anodine* (antalgique), *propre pour les tumeurs enflammées, pour les douleurs de la gorge, pour les érysipèles, pour la gale, pour les brûlures, pour les inflammations, pour la goutte, pour les piqûres d'abeilles et de guêpes.* La fiente de brebis, desséchante (qui desséchait les ulcères en absorbant le pus ou en arrêtant sa sécrétion) et réfrigérante, était appliquée sur les brûlures qu'elle mondifiait (nettoyait) et cicatrisait. Fracastor, *Les trois livres*, 237 ; Matthiole, *Ibid.*, 263 ; R. Teyssou, *Ibid.*

Figue. La figue, fruit du *Ficus carica* L., était, si l'on en croyait Fuchs (1501-1566), d'un *tempérament* compliqué : *L'arbre du figuier,* expliquait-il, *est de chaude température, & de parties subtiles, ainsi que le montre sa liqueur, & le suc de ses fueilles. Car l'un & l'autre est fort chaut. Les figues fraisches & seches eschauffent au premier ordre complet, ou au second encommenceant : & dessechent au millieu du premier.* Il ajoutait que les figues étaient laxatives avec modération et sudorifiques. Elles apaisaient la soif, elles atténuaient la chaleur, elles étaient bénéfiques pour la gorge, la trachée, la vessie, les reins. Elles étaient employées pour leurs vertus adoucissantes chez les asthmatiques, les épileptiques, les hydropiques. Dodoens (1517-1585) proposait la recette d'un antipoison hérité de Mithridate et confectionné avec des figues pilées, des noix, de la rue et du sel. Bauhin (1560-1624) déconseillait de consommer les figues sèches car elles engendraient des poux… Nicolas Lémery (1645-1715) les recommandait, car, *elles adoucissent les âcretés du rhume et de la poitrine, elles fortifient le poumon, elles amollissent les duretés, elles excitent l'accouchement, elles résistent au venin, elles soulagent les maladies des reins et de la vessie, étant prises intérieurement en décoction ; on en fait des gargarismes pour les maux de gorge et de la bouche ; on en applique aussi extérieurement pour digérer, pour amollir et pour hâter la suppuration.* Dom Nicolas Alexandre (1654-1728) rapportait une observation de Pierre Van Forest (1522-1597) dans laquelle celui-ci disait avoir guéri des enfants de la rougeole en leur faisant prendre de la décoction de figues. Alexandre affirmait que si l'on ajoutait de la figue au sirop de scabieuse ou de fenouil administré aux enfants, on prévenait la tuberculose qui survenait fréquemment après la petite vérole. Il croyait également à l'efficacité de l'esprit de vin brûlé après y avoir fait macérer des figues contre la toux, les laryngites et les pharyngites. On retrouvait à peu près les mêmes indications dans l'édition de 1898 du Dorvault qui les estimait *émollientes, pectorales* (spécifiques des affections du poumon) *et laxatives* et les prescrivait, en gargarisme, dans les angines ; en application, comme maturatif (qui favorisait la suppuration), sur les abcès. Fracastor, *Les trois livres*, 244, 271 ; Fuchs, *Ibid.*, 511 ; Dodoens, *Ibid.*, 504 ; Bauhin, *Ibid.*, 801 ; Alexandre, *Ibid.*, 1759, 170 ; R. Teyssou, *Ibid.*

Fumeterre. *La fumeterre, herbe fort connuë, est nommée des apoticaires Fumus terrae, & Fumaria, à cause que son jus mis dans les yeux eclaircissant merveilleusement la vuë, fait pleurer ne plus ne moins que la fumée,* affirmait Matthiole (1500-1577). Dodoens (1517-1585), qui la disait *chaude & seche bien pres du deuxieme degré*, la prescrivait dans la *grosse verolle*, en accord avec Fracastor (1478-1553) et la plupart de ses collègues. Fuchs (1501-1566), moins catégorique, la classait simplement parmi les remèdes chauds et secs, âpres et amers au goût. Il lui attribuait aussi la vertu de *purger la cholere par l'urine, & de guerir les obstructions et débilités du foie. Fumaria officinalis* L., appelée aussi *fumusterre*, fiel de terre, pisse-sang, chausse rouge, était administrée sous forme de sirop, dans les obstructions ou les insuffisances hépatiques. On vantait ses qualités diurétiques. Bauhin (1560-1624) la prescrivait dans la vérole et les ulcères malins. De Meuve (?- ?), Frédéric Hofmann (1660-1742) la recommandaient *pour purger l'humeur atrabilaire* et pour purifier le sang et William Lewis (1708-1781) contre les affections scorbutiques et mélancoliques. Dom Nicolas Alexandre (1654-1728) l'utilisait *dans toutes sortes de gales*. Vitet (1738-1809) qui connaissait l'utilisation de la fumeterre comme auxiliaire du mercure dans la syphilis, ne croyait guère à son efficacité. La fumeterre survécut à toutes les modes thérapeutiques, et figurait encore en bonne place dans la pharmacopée française de 1908, comme sirop tonique et dépuratif, indiqué dans l'ictère et les dermatoses. Fracastor, *Les trois livres*, 280, 360 ; Matthiole, *Ibid.*, 284 ; Fuchs, *Ibid.*, 324-325 ; Dodoens, *Ibid.*, 19 ; Bauhin, *Ibid.*, 199 ; De Meuve, *Dictionnaire*... 1689, 314-315 ; Vitet, *Ibid.*, 435 ; R. Teyssou, *Ibid.*

Gaïac. Le *Lignum sanctum*, Guaiacum magna matrice, C.B., *Gaïacum officinale L.* était un arbre de 8 à 10 mètres, originaire des Antilles, et ramené par les Espagnols en 1508. Le bois de cet arbre, qui se présentait sous forme de bûches, de copeaux ou même de sciure, fut employé dans le traitement de la vérole concurremment avec le mercure. On attribuait à ses qualités sudorifiques son activité thérapeutique sur la syphilis. Ulrich von Hutten (1488-1523) le rendit célèbre en publiant un livre dans lequel il décrivait sa guérison par le *bois saint* après l'échec de multiples traitements mercuriels. Fracastor lui consacra le livre III de son poème *Syphilis sive morbus gallicus* en 1530 : *Sous les feux ardents du Cancer, au sein d'une mer immense, où se plonge le char de Phœbus, au déclin du jour, s'étend une île étroite et longue que les navigateurs espagnols abordèrent les premiers et qu'en souvenir de leur patrie, ils appelèrent Hispaniolia. Cette terre est semée d'or ; mais ce qui, plus que l'or, en fait la richesse, c'est l'arbre précieux auquel les naturels ont donné le nom de Gaïac.* Matthiole (1500-1577) conseillait de le choisir à maturité mais pas trop vieux car lorsque le bois était encore blanc, il était plus chargé de principes actifs : *Parquoy je penseroy que de tel gaiac devroyent user ceux qui ont des ulceres de verolle rongeans alentour, qui en ont les os tous gastez & pourris, des nœuds endurcis comme os, des continuels tourments & douleurs des jointures & de teste, & ce tant plus que le patient est jeune, fort & de nature robuste.* De Meuve décrivait ainsi ses qualités et propriétés : *Il echauffe, il incise, ouvre & attenuë* (qui fluidifiait les humeurs) *: il provoque la sueur, il empêche la pourriture, & par une vertu specifique, il eteint le virus venerien.* Bauderon (1539-1623) recommandait de l'administrer en pilule, *principalement en la verole*, en raison de son amertume. On utilisait aussi la gomme de gaïac obtenue par incision et qui, selon Lémery (1645-1715), était plus active que le bois, à la dose de huit grains à deux scrupules ou infusée dans du vin blanc. Accueilli avec enthousiasme, il se vendit *au poids de l'or ! L'expérience des siècles qui l'avait mis en vogue, l'a précipité dans l'oubli.* La réputation du gaïac, dont on prétendait qu'il réduisait la salivation mercurielle, déclina peu à peu au profit du mercure. Plus efficace, le traitement par le vif argent ne tarda pas à s'imposer. Vitet (1738-

1809) écrivait en 1780 : *Il a été un temps où on le préférait au mercure pour le traitement des maladies vénériennes, mais ce temps fut de courte durée.* Et il réduisait ses indications à l'asthme, à la rage, aux écrouelles et au dartres, insistant sur ses effets indésirables : fatigue, oligurie, constipation, échauffement et soif avec sécheresse de la bouche. Au XIXème siècle, il figurait simplement parmi les bois sudorifiques, aux côtés du sassafras, de la squine et de la salsepareille. Fracastor, *Les trois livres*, 238, 278, 304, 331, 340, 352, 353, 355 ; Matthiole, *Ibid.*, 132 ; De Meuve, *Ibid.*, 329 ; Bauderon, *Ibid.*, 869 ; Lémery, *Ibid.*, 336 ; Vitet, *Ibid.*, 130 ; *Dict. de méd. et de chir. pratiques*, Paris, 1832, **8**, 598, 601 ; Fracastor, *La syphilis...*, 107 ; R. Teyssou, *Ibid.*

Galanga. Il en existait deux : le grand galanga, *Alpinia galanga* L. et le petit ou galanga de Chine, *Alpinia officinarum* H., dont on mastiquait le rhizome pour stimuler la salivation. Matthiole (1500-1577), le considérait comme échauffant (qui excitait l'action organique, accélérait la circulation et augmentait la chaleur animale) et desséchant (qui desséchait les ulcères en absorbant le pus ou en arrêtant sa sécrétion) et conseillait *d'en inhaler le parfum pour eschauffer le cerveau refroidi et de la tenir en bouche pour faire bonne aleine : ell'est bonne contre le battement de cœur prinse en breuvage avec du jus de plantain : elle guerit la maladie celiaque* (qui a rapport aux intestins) *: elle appaise les douleurs de la colique venteuse : ell'est bonne aux maladies de l'amari* (utérus) *provenues de ventosités : elle rend les personnes plus fortes à luxure, reschauffe les reins refroidis.* On disait du galanga qu'il fortifiait *merveilleusement l'estomach.* Selon Pierre Pomet (1658-1699), *il est chaud, hystérique, stomachique, céphalique et entre dans plusieurs compositions galéniques.* Vitet (1738-1809) qui limitait ses qualités médicatrices à une présumée activité échauffante et sudorifique, émettait des doutes sur ses prétendues vertus pour combattre le mal de mer, pour faire revenir les règles, pour rendre l'appétit perdu par la présence d'humeurs visqueuses ou pituiteuses, et pour guérir la chlorose. La poudre de galanga figurait encore dans le codex de 1866, commenté par Adolphe Gubler (1821-1879) en 1868, comme traitement des dyspepsies. Il entrait dans l'électuaire diagalanga, poudre stomacale composée, dont la racine de galanga était la base, associée à l'aloès, au girofle, au gingembre, au piment, à la cannelle, au *Calamus aromaticus*, au calament, au spicanard, aux semences d'ache, de carvi, de fenouil et d'anis. Il figurait parmi les composants de l'alcoolat de Fioravanti dont on frictionnait les rhumatisants depuis trois siècles. Fracastor, *Les trois livres*, 238, 286, 369 notes ; Matthiole, *Ibid.*, 22 ; Vitet, *Ibid.*, 201 ; R. Teyssou, *Ibid.*

Galbanum. Le galbanum était une gomme résine proche de l'asa foetida, fournie par diverses férules (*F. galbaniflua* Boiss., *F. rubricalis* Boiss., *F. schair* Borscz). On croyait autrefois qu'il provenait du *Bubon galbanum* L.. Sa racine et son écorce contenaient un suc épais et blanc, d'odeur nauséabonde : on recueillait cette sève dans des écuelles après avoir sectionné la tige de la plante. Pour Matthiole (1500-1577), le galbanum était attractif (remède vésicant ou suppuratif, qui provoquait une irritation attirant les fluides là où il avait été appliqué), résolutif (qui déterminait la résolution des inflammations en ouvrant les pores ou en ramollissant l'humeur ou en calmant les mouvements des esprits), échauffant (qui excitait l'action organique, accélérait la circulation et augmentait la chaleur animale), voire brûlant. Il déclenchait les règles et l'accouchement. Il faisait fuir ou tuait les serpents. *On le met sur les douleurs de costé, & froncles* (furoncles) ajoutait-il, précisant : *il fait revenir à soy ceux qui sont tombés du haut mal* (épilepsie), *les femmes travaillées de suffocations de matrice, ceux qui sont estourdis par tournoyemens de teste, si on leur en fait sentir*. Dodoens (1517-1585) le rangeait parmi les plantes de *tempérament* chaud presque au troisième degré et pour ainsi dire sec, au second degré. Il le recommandait contre les toux chroniques, les essoufflements, les convulsions, les crampes. Pris dans du vin, associé à la myrrhe, c'était un bon alexitère contre les poisons ingérés ou transmis *par dards, fleches ou sagettes envenimées*. Selon Jean de Renou (1568-1620), cette gomme-résine, appelée *scordolosarum* quand elle provenait de Perse, était *fort propre aux suffocations et dévoiements de la matrice, comme aussi à quelques autres maladies des femmes*. Le galbanum était utilisé dans les mêmes indications que l'asa foetida : en pessaire, il déclenchait les règles et facilitait l'accouchement. Il était recommandé pour résoudre furoncles, écrouelles et tuméfactions des articulations. Vitet (1738-1809) réfutait sans une exception toutes les vertus thérapeutiques que lui attribuaient les anciens auteurs : il le jugeait inutile dans l'hystérie, l'hypocondrie, l'épilepsie, dans toutes les affections de l'abdomen, dans toutes les maladies gynécologiques, que ce soit pris à l'intérieur ou appliqué en topique. Moins sévère, Adophe Gubler (1821-1879), près d'un siècle plus tard, rappelait que le galbanum servait aux mêmes usages que l'*asa foetida* (gommes-résines utilisées en Europe comme en Asie, ayant pour origine essentielle les grandes férules, à la forte odeur alliacée, drogues souvent mélangées et commercialisées, sous le seul nom d'asse fétide), auquel on l'associait souvent. Il le conseillait dans les atteintes inflammatoires ou purulentes des muqueuses et comme maturatif (qui accélérait la suppuration). Il signalait son emploi en collyre dans les congestions oculaires et l'œdème des paupières. Le Dorvault, en 1898, lui reconnaissait une action antispasmodique et stimulante. Fracastor, *Les trois livres*, 238, 295, 298, 311, 329, 353 ; Matthiole, *Ibid.*, 474 ; Dodoens, *Ibid.*, 563-564 ; Vitet, *Ibid.*, 511 ; Dorvault 1898, 507 ; R. Teyssou, *Ibid.*

Garyophillus ou Caryophillus. Matthiole (1500-1577) la prescrivait en breuvage *aux plaies intérieures de la poitrine. De son jus meslé avec un peu de verdegris ils (*les auteurs modernes*) siringent les ulceres caverneux, & difficiles à guerir... Prinse en breuvage sert... aux crachemens de sang.* On en tirera le girofle, fleur non développée du *Cariophyllus aromaticus L.*, inconnu des Grecs ou des Latins, citée pour la première fois par Paul d'Egine. L'usage du clou de girofle se répandit lorsque les Portugais en étendirent le commerce, privant Venise de son ancien monopole sur cette épice. Dodoens (1517-1585), le classait parmi les plantes de *tempérament* chaud et sec entre le second et le troisième degré. Il vantait ses vertus aphrodisiaques, bu dans du lait, à la dose de quatre drachmes. Sans compter ses bienfaits pour le cœur, l'estomac, le foie, son pouvoir antidiarrhéique et son aptitude, en collyre, pour calmer la conjonctivite et améliorer l'acuité visuelle. Bauhin (1560-1624) en vantait les avantages en termes élogieux, renchérissant sur Dodoens : *L'eau tirée des cloux récents sent merveilleusement bon, & est bonne aux symptomes du cœur. Quelques uns font suer ceux qui ont la grosse verolle, avec des cloux de giroffle, des noix muscades, du poivre long & noir. Les* *cloux de giroffle sont bons pour le foye, l'estomac & le cœur, & fortifient lesdites parties. Ils aydent à la digestion, & resserrent le ventre.* Vitet (1738-1809) attribuait aux *cloux de gérofle* une action revitalisante, constipante, faiblement diurétique et sudorifique. Il les prescrivait dans les maladies soporeuses par sérosité, dans le dégout ou le vomissement par humeurs pituiteuses, la colique venteuse. Il recommandait l'huile essentielle de girofle pour calmer les douleurs dentaires. En 1898, le Dorvault lui consacrait un article qui le qualifiait d'excitant stomachique et signalait l'existence d'un antiseptique à base d'acide borique, de glycérine et d'infusion de girofle. Matthiole, *Ibid.,* 559 ; Dodoens, *Ibid.*, 571 ; Bauhin, *Ibid.,* 179 ; Vitet, Ibid., 522 ; Dechambre, S. 4, **8**, 724.

Genièvre. *Juniperus, Juniperus communis*. Le genévrier était de qualité échauffante (qui excitait l'action organique, accélérait la circulation et augmentait la chaleur animale), âcre et forte, moyennement chaude et astringente (qui avait la propriété de provoquer une rétraction des parties qu'il touchait et de ralentir ou d'arrêter les évacuations). Selon Matthiole (1500-1577), ses grains *prins en breuvage profitent grandement contre les indispositions de la poitrine, contre la toux, ventosités, trenchées, & morsures de serpent. Ils font uriner, ils servent aux ruptions, spasmes, suffocations de matrice. Les feuilles ont une certaine acrimonie. Pource il est bon de boire ou d'icelle, ou de leur jus contre les morsures de vipère. La cendre de l'escorce détrempée dans l'eau nettoye les lèpres si on s'en frotte*. Fuchs (1501-1566) le décrivait de *tempérament* chaud et sec au troisième degré alors que le fruit, tout aussi chaud, était moins sec mais *purgeait le foye & les reins en extenuant, & subtiliant les grosses, & glueuses humeurs*. Bauderon (1539-1623) signalait que certains médecins le prescrivaient contre la vérole *dans quelque eau convenable, ou dans du vin blanc.* La baie du genévrier, *Juniperus communis* L., était classée, dans le *Grand dispensaire médicinal* de Renou, à *Graines de genèvre*, tant cette partie de la plante était utilisée en priorité par les médecins. *Au reste, les bayes de genèvre sont chaudes & amyes de l'estomac, elles sont diurétiques & purgent très-bien toutes humeurs crasses & visqueuses.* On employait encore les baies, en infusé, à la fin du XIXème siècle, comme stomachique et diurétique. Son bois sudorifique était bon pour résister au mauvais air, si l'on en croyait Lémery. Mieux encore, Nicolas Alexandre (1654-1728), rapportait une observation de Matthiole dans laquelle cet auteur *dit avoir vû guéri des gens retenus au lit par la goutte sciatique, pour s'être baignés jusqu'aux reins, après avoir été purgés, dans une forte décoction de bois de geniévrier coupé par morceaux, faite en eau, fomentant d'icelle les parties des malades.* Vitet (1738-1809) estimait particulièrement les baies qui échauffaient (qui excitaient l'action organique, accéléraient la circulation et augmentaient la chaleur animale), et surtout *altéraient* en changeant l'état des solides et des liquides organiques, comme le faisaient les calmants ou les excitants, les *relâchants* ou les toniques. Il les prescrivait dans les diarrhées et les coliques venteuses notamment. Jean-Louis Alibert (1766-1837) le considérait comme un puissant tonique, efficace contre le scorbut et possédant des affinités avec le système urinaire. Dans ses commentaires sur le Codex, Gubler (1821-1879) réservait les baies de genièvre avant tout aux cas où il était impératif d'augmenter la diurèse : maladies cardiaques, ascite, anasarques et autres hydropisies. Sinon, il était commun de les employer comme anti-catarrhales dans les écoulements de l'urètre. Elles avaient également leur utilité dans le traitement des dyspepsies hypotoniques, dans les débilités et le scorbut. Fracastor, *Les trois livres*, 286 ; Matthiole, *Ibid.*, 98 ; Fuchs, *Ibid.*, 59 ; Bauderon, *Ibid.*, 868 ; Alexandre, *ibid*, 1759, 184-185 ; Vitet, *Ibid.*, 513 ; Gubler, *Ibid.*, 132 ; R. Teyssou, *Ibid.*

Gentiane. La gentiane jaune, *Gentiana lutea* L., dont seule la racine était utilisée, était connue de Dioscoride (1er siècle) et figurait dans la plupart des compositions que les Grecs et les Arabes nous ont laissées : la thériaque, l'orviétan, le mithridate notamment. Fuchs (1501-1566), qui la classait parmi les plantes médicinales chaudes sèches et astringentes (qui avait la propriété de provoquer une rétraction des parties qu'elle touchait et de ralentir ou d'arrêter les évacuations), prétendait que : *La racine cuicte, ou broyee en pouldre, se donne en breuvage, à ceux qui sont rompus, spasmez, cheus & rombez de haut.* Matthiole (1500-1577), recommandait la gentiane pour guérir les douleurs de côté, les convulsions, les maux de foie et d'estomac, contre les morsures de serpent, sous forme d'une boisson où elle était associée à du poivre, de la rue et du vin. Dodoens (1517-1585) disait qu'elle *croist sur hautes montaignes, & en aucunes vallées entre la feugere...* Il la recommandait en poudre et mêlée à du vin et à de la rue pour guérir les morsures de bêtes enragées ou les empoisonnements. Il la prescrivait dans toutes les maladies froides internes, dans les affections hépatiques et gastriques, dans le mal de côté, dans les traumatismes *car elle resout le sang figé, & guerit les playes*, dans les conjonctivites et, en pessaire, comme emménagogue et comme stimulant des contractions utérines pour expulser l'enfant mort-né. Jean de Renou (1568-1620) confirmait certaines de ces indications un siècle plus tard : e*lle fortifie fort bien l'estomac, tue la vermine, résiste à toute pourriture, réfrène toute virulence pestilente et guérit toute morsure de serpent et autres bêtes venimeuses étant appliquée dessus.* Haller (1708-1777), confirmait qu'elle était l'amie de l'estomac mais la recommandait également dans les fièvres intermittentes, tout en admettant sa moindre efficacité comparée au quinquina et nonobstant le fait que *Mr. de SENAC n'a pas été content de ses effets dans les fièvres de ce genre, & il la regarde comme un remède trop chaud.* Quelques temps plus tard, Louis Vitet (1736-1809) préconisera la racine de gentiane à l'intérieur comme fébrifuge, associée au quinquina et accessoirement comme vermifuge. Il la jugeait également utile dans la jaunisse, l'anémie des jeunes filles, l'obstruction de la rate et l'aménorrhée ; en topique, il l'utilisait pour les ulcères sanieux et putrides, mais pas toujours avec de bons résultats. On l'employait encore comme fébrifuge, tonique et stomachique, à la fin du XIXème siècle. Elle figurait à côté de l'écorce de chêne et de la camomille, dans une spécialité appelée le fébrifuge français. Heursel De Meester qualifiait la racine de tonique, apéritive et antiscorbutique. Son amertume se retrouve dans bon nombre de liqueurs de nos montagnes. Fracastor, *Les trois livres*, 238, 286, 298, 311, 312, 341, 343, 346 ; Matthiole, *Ibid.*, 392 ; Fuchs, *Ibid.*, 144 ; Dodoens, *Ibid.*, 224 ; Haller, *Ibid.*, **1**, 215 ; Vitet, *Ibid.*, p. 459 ; Heursel De Meester, *Ibid.*, 154 ; R. Teyssou, *Ibid.*

Gingembre. Le gingembre, *Amomum zingiber* L., zingiber officinale, était connu de Dioscoride (1er siècle), qui le considérait comme alexitère (qui protégeait des poisons), sudorifique et cordial (qui augmentait rapidement la chaleur du corps). On utilisait ses racines, de nature chaude et stimulante, dans les laryngites, les maladies pulmonaires avec encombrement bronchique, les digestions difficiles. C'était un des composants obligés de la thériaque. Matthiole (1500-1577) en faisait d'emblée une essence végétale à part, proche du poivre car douée de facultés chaudes, favorable à l'estomac, amollissant le ventre modérément, favorable à la vue. Chaud et sec au troisième degré, tel était le *tempérament* du gingembre selon Dodoens (1517-1585). Mais il était aussi capable, pris en sirop, de *mondifier* (nettoyer) la poitrine, de couper et mûrir la pituite visqueuse et lente. Son action sur les obstructions du foie dues à l'humidité et au froid était indéniable. Accessoirement, il fortifiait également la mémoire. Lémery (1645-1715) estimait son *tempérament* incisif (qui divisait les humeurs épaissies), atténuant (qui fluidifiait les humeurs), apéritif (qui ouvrait les pores et les canaux de l'organisme). Il lui attribuait la faculté de fortifier l'estomac, de stimuler l'appétit, de faciliter la digestion, de résister à la malignité des humeurs, de chasser les gaz, de combattre le scorbut et de réchauffer les vieillards ! Pratiquement inconnu en dehors de l'Arabie, Robert James (1705-1776) estimait que *le gingembre récemment cueilli, est un excellent remède dans la colique, la passion cœliaque* (occlusion intestinale aiguë), *la lienterie* (diarrhée), *la diarrhée longue causée par le froid, les flatulences, les tranchées* (coliques violentes) *et autres maladies cruelles*. Vitet (1738-1809) contestait son utilisation interne dans les coliques venteuses ou la diarrhée. Tout au plus admettait-il son emploi pour ouvrir l'appétit diminué par un excès de pituite. En revanche, il conseillait de mastiquer sa racine pour accroître la salivation et l'indiquait dans les mêmes maladies que la racine de zédoaire, sachant qu'elle était plus échauffante (qui excitait l'action organique, accélérait la circulation et augmentait la chaleur animale), et moins excitante pour le système nerveux. Aux Indes, il fut employé depuis toujours en cuisine, dans la confection des sauces et des ragoûts. Son utilisation s'était perpétuée au XIXème siècle, comme sialagogue (qui stimulait la salivation), stomachique (qui fortifiaient l'estomac), diaphorétique (qui provoquait la transpiration) et révulsif (qui détournait une humeur ou le principe d'une maladie vers une partie plus ou moins éloignée). Fracastor, *Les trois livres*, 298, 331 ; Matthiole, *Ibid.*, 358 ; Dodoens, *Ibid.*, 579-580 ; Lémery, *Ibid.*, 815 ; Vitet, *Ibid.*, 201 ; R. Teyssou, *Ibid.*

Gomme adragante. La gomme adragante, ou adraganthe, ou encore, tragacanthe, était produite par divers astragales, légumineuses poussant en altitude. Selon De Meuve (?- ?), elle passait pour froide et humide, ce qui expliquait ses qualités rafraîchissantes (qui diminuaient la température du corps), mondifiantes (détergente), humectantes (qui augmentaient la liquidité du sang) et conglutinantes (agglutinant : qui recollait les parties divisées). On la donnait *dans du bouillon contre la douleur des reins, contre les érosions de la vessie & contre la dissenterie.* Elle avait la réputation d'adoucir l'âcreté des humeurs, d'arrêter les hémorragies et les diarrhées. Mêlée à du miel ou à du sucre, elle était recommandée contre les trachéites et les laryngites. Mêlée à de l'eau de rose ou à du lait, elle entrait dans la composition de collyres. Fracastor, *Les trois livres*, 245, 246 ; De Meuve, *Dictionnaire…*, 1689, 598-599 ; R. Teyssou, *Ibid.*

Graisses. Toutes les graisses étaient considérées comme adoucissantes, échauffantes (qui excitaient l'action organique, accéléraient la circulation et augmentaient la chaleur animale), et raréfiantes (qui augmentaient le volume du sang et des humeurs circulantes). Mais les Anciens croyaient que chaque espèce de graisse possédait des pouvoirs thérapeutiques distincts. Le sein ou sain désignait la graisse qu'on trouvait au niveau du péritoine et autour des reins, par opposition à la graisse proprement dite, beaucoup plus fusible. On l'utilisait pour confectionner l'onguent citrin, véritable panacée pour les maladies de la peau, à base de citron, d'amidon, de camphre, de poudre de marbre, de corail et de cristal. Voici comment Matthiole (1500-1577) conseillait de préparer les graisses de porc et d'ours : *La graisse de pourceau & d'ours s'acoustre comme s'ensuit. On prend le plus frais & le plus gras de ces bestes, sur tout d'alentour des rougnons, l'ayant nettoyé de toute peaux on le pétrit fort avec les mains dans force eau de pluye fort froide, & l'épreint on tant qu'il en devient quasi sec, nonobstant changer souvent d'eau pour le laver : puis on met cette graisse dans un pot de terre… le tout sur un feu lent & petit,* *de charbon pour fondre, en remuant tousjours avec une spatule, on la coule dans l'eau froide...* On l'égoutte... On la met dans un pot de terre... On la pétrit avec les mains pour faire descendre les résidus au fond... On la coule dans un mortier... On la fait fondre pour la troisième fois... *On la serre dans un pot de terre bien bouché, en lieu tresfroid.* On imagine le temps consacré à ces manipulations et les difficultés de conservation de ces produits hautement périssables. La graisse humaine, d'abord, dont on disait qu'elle fortifiait et dissipait les engorgements, apaisait les douleurs, amollissait les cicatrices, effaçait les taches de la variole. *Nous vendons*, disait Pierre Pomet (1658-1699), *de l'axonge humaine que nous faisons venir de plusieurs endroits : mais comme chacun sait que le maître des hautes œuvres en vend à ceux qui en ont besoin, les apothicaires et les droguistes n'en font pas grand débit. Néanmoins, celle que nous pourrions fournir ayant été préparée avec des herbes aromatiques serait, sans comparaison, meilleure que celle qui sort des mains de l'exécuteur de la justice*. La graisse de chien était considérée comme la plus chaude de toutes les graisses animales. Appliquée à l'extérieur, elle détergeait et cicatrisait les plaies ; tartinée sur une tranche de pain, elle était souveraine contre la phtisie. Elle guérissait la surdité et la gale. La graisse de cheval était prescrite pour oindre les luxations. La graisse de porc, ou *axunge* (axonge) ou *saïn*, sein (graisse, saindoux) était adoucissante, *ramollitive*, résolutive (elle faisait disparaître les engorgements), anodine (elle calmait la douleur) et maturative (elle favorisait la suppuration). Elle calmait les douleurs invétérées des articulations. Elle servira d'excipient à différents onguents ou pommades pendant des siècles. La graisse de bœuf était réputée depuis Dioscoride (1er siècle) pour son efficacité contre la goutte, les squirres, les gangrènes et les inflammations de l'intestin. La graisse de veau possédait les mêmes propriétés que celle du bœuf et de la vache. La graisse de taureau était sudorifique et adoucissante. La graisse d'éléphant éloignait les serpents. La graisse de bouc adoucissait, résolvait, ramollissait : on la préconisait dans la goutte, la dysenterie, les hémorroïdes, la rétention d'urine. Elle était recommandée par Hippocrate (-460/-377), comme émollient, dans un pessaire. Celle de chevreau ou de chèvre avait les mêmes vertus à un degré moindre. La graisse d'ours était résolutive (activité anti-inflammatoire qui dissipait les engorgements) et discussive (elle dissipait l'œdème et éliminait la rétention), *amollissante*, fortifiante. Elle avait la réputation d'éviter la chute des cheveux. Pierre Pomet (1658-1699) la recommandait également, en frictions, dans toutes les douleurs rhumatismales. La graisse du blaireau ou taisson, *Meles taxus*, était considérée comme plus chaude et donc plus efficace que celle du porc. Elle calmait les douleurs des coliques néphrétiques, atténuait la fièvre, réduisait les contractures et les faiblesses articulaires. La graisse de chat, émolliente et discussive (elle combattait l'inflammation) était recommandée dans les douleurs de la goutte et de la colique. La graisse de souris guérissait les alopécies. La graisse d'oie était réputée comme résolutive (elle soulageait les engorgements) et laxative, et celle du canard comme émolliente, résolutive et adoucissante. La graisse de chapon et de poule était utilisée pour les gerçures des lèvres, les maux d'oreilles et les pustules des yeux. Les graisses de poule et d'oie, étaient recommandées dans les maladies de l'utérus, à condition qu'elles fussent fraîches et non salées. La graisse de caille, *Tetrao coturnix* L., était aphrodisiaque et enlevait les taches cornéennes, son sang guérissait l'hydropisie et sa cervelle, l'épilepsie. Les diverses parties de l'élan étaient renommées comme médicaments : sa graisse était cicatrisante. La graisse de l'épervier, *Falco nisus* L., était recommandée dans les maladies de peau et les taies oculaires (taches opaques de la cornée). La graisse du renard fortifiait les nerfs, calmait les tremblements et les convulsions, traitait la calvitie, les douleurs d'oreilles et les plaies de la tête ; ses poumons guérissaient l'asthme et la toux. La graisse du brochet était adoucissante et résolutive (elle réduisait les engorgements et les tumeurs). La graisse de serpent avait la réputation de ramollir les écrouelles, de calmer les douleurs de la goutte, de guérir les rougeurs. Elle améliorait la vue si l'on en frottait le bord des paupières et guérissait les taies. Cette graisse était utilisée comme excipient de l'emplâtre de Vigo qui, on l'a vu, à côté du mercure, contenait également des vers de terre, des grenouilles, du vin, de la matricaire, de la lavande, de l'aneth, etc. Fracastor, *Les trois livres*, 352, 361 ; Matthiole, *Ibid.*, 258 ; R. Teyssou, *Ibid.*

Grenade, *Malum punicum, Malum granatum*. Le grenadier commun, miouganier ou balaustier, *Punica granatum* L., était un arbrisseau des pays méditerranéens, provenant sans doute de l'Inde. *Toutes grenades sont de bonne nourriture proufitable à l'estomac, peu nourrissantes,* affirmait Matthiole (1500-1577*)*. Il ajoutait que les grains de ce fruit étaient prescrits dans le traitement des hémoptysies, des diarrhées, des ménorragies. Cuit avec du miel, le jus de la graine triangulaire de ce fruit cicatrisait les ulcères de la bouche, de la verge et de l'anus. Les fleurs du grenadier en décoction guérissaient les gingivites et prévenaient la chute des dents. On disait *que quiconque mangera trois de ces fleurs de grenadier pour petites qu'elles soient, n'aura tout l'an aucune chassieuseté des yeux*. Rembert Dodoens (1517-1585) recommandait le jus de grenade contre les fièvres, les inflammations sanguines et hépatiques. Les fleurs et l'écorce du fruit réduites en poudre, étaient, selon lui, connues pour leur action hémostatique. Jean de Renou (1568-1620) reconnaissait des qualités astringentes (qui avait la propriété de provoquer une rétraction des parties qu'elles touchaient et de ralentir ou d'arrêter les évacuations) et réfrigératives à toutes les parties du grenadier, en privilégiant tout de même les graines *ornées de plusieurs belles vertus* comme étant amies du cœur, propre à calmer les brûlures gastriques et à combattre le choléra. L'écorce des racines du grenadier était surtout connue pour ses vertus taenifuges (qui provoque l'expulsion du ténia) citées par Dioscoride, Celse et Pline, aux premiers siècles de l'ère chrétienne. Selon Johannes Schröder (1600-1664), qui en distinguait trois variétés, la grenade aigre était froide, astringente et stomacale : elle convenait dans la gonorrhée, les fièvres bilieuses, la corruption de la bouche ; la grenade douce était indiquée dans les toux invétérées ; enfin, les grenades vineuses, entre le doux et l'aigre, de nature cardiaque et céphalique, étaient recommandées dans les syncopes et les vertiges. Alexandre (1654-1728), obtenait à partir de la cuisson d'une grenade mise au four dans un pot de terre hermétiquement bouché, une poudre qui, mêlée à du vin guérissait la dysenterie. Vitet (1738-1809), et cette fois il se trompait lourdement, niait les vertus anthelmintiques de la grenade. Il admettait le pouvoir constipant de l'écorce et son action hémostatique dans les ménorragies et les hémoptysies. Il en conseillait l'usage en gargarisme pour déterger les ulcères buccaux et raffermir les gencives. Un médecin anglais de Calcutta, en 1807, rappela ses propriétés taenifuges utilisées aux Indes depuis des siècles et sortit ce médicament de l'oubli. C'est le pharmacien et chimiste Charles Joseph Tanret (1847-1917) qui découvrit entre 1878 et 1880, quatre alcaloïdes du grenadier : la pelletiérine, l'isopelletiérine, la methylpelletiérine et la pseudo-pelletiérine, substances proches des alcaloïdes de la ciguë. Fracastor, *Les trois livres*, 110, 114, 120, 262, 274, 290, 353 ; Matthiole, *Ibid.*, 157 et suiv. ; Dodoens, *Ibid.*, 494 ; Schröder, *Ibid.*, 252 ; Alexandre, *Ibid.*, 1759, 197 ; Vitet, *Ibid.*, 306 ; Perrot M., *Matières premières usuelles du règne végétal*, Paris, 1943-1944, **2**, 1594.

Hanebane : voir jusquiame.

Houblon. Cette plante, *Humulus Lupulus* L., qui, selon Jean de Renou (1568-1620), escaladait parfois les arbres jusqu'à la cime et entrait, avec l'orge fermenté, dans la fabrication de la bière, était utilisée en médecine depuis les temps les plus anciens comme diurétique, stomachique, vermifuge. Il était prescrit dans la jaunisse, l'hypocondrie, la rétention d'urine et l'aménorrhée. Matthiole (1500-1577) vantait le houblon dont les pousses mondifiaient (comblaient) le sang, purgeaient, désopilaient (qui détruisaient les obstructions) tout en flattant le palais. Il recommandait la décoction des fleurs en breuvage pour traiter les dermatoses, pour lever les obstructions hépatiques et pour combattre la vérole et les empoisonnements. Fuchs (1501-1566) contestait le classement du houblon parmi les remèdes froids ou même tempérés. Son opinion reflétait fidèlement les moyens d'appréciations organoleptiques dont disposaient les praticiens de l'époque pour déterminer l'action d'un remède, à l'exclusion de tout autre. En effet, Fuchs écrivait : *Mais les uns & les autres sont abusez & trompez à mon advis. Car la forte odeur, & amertume insigne, rendent temoignage suffisant que les fleurs du houblon, desquelles l'usage est le principal, sont chaudes & seches.* Ce que Dodoens (1517-1585) confirmait dérechef précisant toutefois que ces gradations là atteignaient le second degré ! Fuchs recommandait le houblon pour purger la bile et l'atrabile, pour évacuer l'aquosité des hydropisies, pour traiter les obstructions de la rate et du foie, pour prévenir les infections auriculaires ; Dodoens complétait cette énumération en ajoutant aux vertus du houblon le pouvoir de guérir les dermatoses comme la gratelle (prurit) ou la rongne (galle) dues à un sang gros & corrompu. On pouvait certes prendre cette plante dépurative et diurétique en décoction, mais une bonne salade préparée avec les bourgeons qui sortaient au printemps avait la même action thérapeutique. Joseph Lieutaud (1703-1780) recommandait les jeunes pousses et les sommites de houblon, dans le prurit, les dartres et les maladies vaporeuses. L'*Officine,* dans son édition de 1898, le mentionnait encore, en pilules, comme *tonique et narcotique, contre les pertes séminales, les érections nocturnes*. Fracastor, *Les trois livres*, 280, 328, 340 ; Matthiole, *Ibid.*, 661 ; Fuchs, *Ibid.*, 122 ; Dodoens, *Ibid.*, 272 ; R. Teyssou, *Ibid.*

Heptaphyllum, heptaphyllon : voir Tormentille.

Héraclée : voir Syderitis.

Hermodacte. *Hermodactylos* ou doigt d'Hermès : le tubercule de cette colchinacée méditerranéenne, *Colchicum variegatum* L., qui ressemble à la racine d'arum ou au bulbe du colchique, était employé par Alexandre de Tralle (525-605) comme purgatif contre la goutte. Matthiole (1500-1577) croyait identifier deux sortes d'hermodactes : l'un, colchique oriental, était un faux hermodacte ; l'autre, le seul véritable, possédait une racine constituée de tubercules en forme de doigts. Il était vraisemblable qu'il s'agissait de l'*Iris tuberosa.* Mathieu de Lobel (1538-1616) ayant reçu un spécimen d'Alep, en Syrie, l'appelait *Colchicum illyricum.* Leonhart Fuchs (1501-1566) le disait de *tempérament* chaud et sec au second degré. Il était bénéfique aux douleurs articulaires. Sa toxicité était notoire. Il déclenchait des diarrhées sanglantes. Le traitement de cette intoxication reposait sur le lait, la décoction de feuilles de chêne ou de glands, ou d'écorce de grenade, ou de serpolet, du suc de renouée, des bourgeons d'églantier, de la ferula, du fenouil, de la myrthe. Jean de Renou (1568-1620), qui jugeait cette plante *fort convenable à la chiragre, podagre et toutes autres maladies et douleurs des jointures,* adoptait l'opinion de Matthiole. Nicolas Lémery (1645-1715) restait indécis quant à l'appartenance botanique : iris tubéreux ? espèce de colchique ? fruit produit par un arbre égyptien ? Il le classait dans les purgatifs doux agissant sur la pituite du cerveau et des articulations. Carol von Linné (1707-1778) l'assimilait à l'*Iris tuberosa*, perpétuant l'erreur commise par Matthiole deux siècles auparavant. Jules Emile Planchon (1823-1888) l'identifiait définitivement comme le *Colchicum variegatum* L., corrigeant l'erreur de Lobel. Inusité à la fin du XIXème siècle, l'hermodacte proprement dit n'était plus utilisé qu'à titre de laxatif doux. En revanche, le bulbe et la semence du colchique, ou narcisse d'automne, *Colchicum autumnale* L., étaient employés comme antigoutteux, antirhumatismal, laxatif drastique et diurétique. En 1819, Joseph Pelletier (1788-1842) et Joseph Bienaimé Caventou (1795-1877) en extrayaient la colchicine. Fracastor, *Les trois livres*, 237, 329, 330, 337, 368 notes ; Matthiole, *Ibid.*, 617-618 ; Fuchs, *Ibid.,* 249 ; R. Teyssou, *Ibid.*

Hysope. L'hysoppe ou hysope, *Hyssopus officinalis* L., serait l'Esob ou herbe sacrée des Hébreux. Dioscoride (1er siècle) le recommandait dans la toux, les affections bronchiques et l'asthme. En gargarisme, il guérissait les angines et, en collyre, les ophtalmies. Excellent stomachique, il pouvait remplacer le thé. Selon l'auteur des *Commentaires... sur les six livres de Ped. Dioscoride* : *L'hysoppe cuit avec des figues, eau, miel & rue, & prins en breuvage, est bon aux inflammations du poulmon, à la toux vieille, difficulté d'aleine, catarres, à ceux qui ne peuvent respirer qui ne soient tout drois, & est bon à faire mourir les vermines du ventre. Il en fait autant mis en loch avec miel. Cuit en vinaigre miellé évacue les grosses humeurs par le ventre. Broié avec figues vertes lasche le ventre : & ce avec plus grande operation y ajoustant de la racine de flambe, du cardamome, ou de l'erysimum : il entretient la bone couleur de la personne. Il sert à la ratelle, & à l'hydropisie, appliqué avec des figues, & du nitre, aux inflammations avec du vin : resout ternisseures, mises dessus avec eau bouillante. Il est singulier aux esquinancies, gargarisé avec decoction de figues. Sa decoction faite en vinaigre est bone au mal des dens, s'en lavant la bouche. Son parfum resout les ventosités, & bruis des oreilles.* Fuchs (1501-1566) répertoriait l'hysope parmi les plantes médicinales qui échauffaient (qui excitaient l'action organique, accéléraient la circulation et augmentaient la chaleur animale), et desséchaient. Il confirmait les vertus cicatrisantes de l'hysope pour les inflammations de l'oropharynx, mais ajoutait que, broyé avec miel, sel et cumin, il guérissait les morsures de serpents. Dodoens (1517-1585), qui plaçait ses facultés desséchantes (qui desséchaient les ulcères en absorbant le pus ou en arrêtant sa sécrétion) et échauffantes (qui excitaient l'action organique, accéléraient la circulation et augmentaient la chaleur animale) au troisième degré, recommandait sa décoction qui *resout & consume le sang qui est amassé & grumelé soubs le cuir : Davantage toute meurtrissure appliquée dessus*. Bauhin (1560-1624) le situait au troisième degré des *tempérament*s chauds et secs et le décrivait comme incisif (qui divisait les humeurs épaissies), abstersif (qui enlevait les sécrétions à la surface des tissus lésés) et apéritif (qui ouvrait les pores et les canaux de l'organisme). Il le recommandait pour *purger les phlegmes* et dans le traitement de l'épilepsie. Nicolas Rosen (1706-1773) l'utilisait comme vermifuge. Incisive et résolutive (activité anti-inflammatoire qui dissipait les engorgements) selon Haller (1708-1777), l'hysope était *propre à rétablir l'estomac débile et distendu par les vents*. En revanche il doutait de son efficacité dans l'épilepsie, mais pas de son activité vermifuge. Sa poudre entrait dans la cosmétologie des Persans. Vitet (1738-1809) n'était pas convaincu de l'efficacité des feuilles, encore moins de celle des fleurs, comme expectorant dans l'asthme, l'ulcère des poumons. Ses résultats dans l'apoplexie, l'épilepsie, la jaunisse par obstruction, l'ascite, la colique néphrétique d'origine lithiasique, la rétention d'urine demandaient à être confirmés par l'observation. De la même façon, son efficacité en externe dans les inflammations oculaires ou dans les acouphènes restait à prouver. Cette labiée occupait encore une vaste place dans la pharmacopée du XIXème siècle, comme stomachique, carminatif (qui chassait les gaz), sudorifique, emménagogue (qui déclenchait les règles), vermifuge et fluidifiant bronchique. On l'utilisait également en gargarismes dans les angines simples ou diphtériques, en collyre, dans les ophtalmies catarrhales (conjonctivites) et, en fomentation, dans les blessures, les contusions et les lésions ligamentaires. Fracastor, *Les trois livres*, 328 ; Matthiole, *Ibid.*, 418 ; Fuchs, *Ibid.*,

571 ; Dodoens, *Ibid.*, 160 ; Bauhin, *Ibid.*, 370 ; Haller, *Ibid.*, **1**, **88** ; Vitet, *Ibid.*, 167 ; R. Teyssou, *Ibid.*

Iris. Il s'agissait souvent de l'iris des marais, *Iris Pseudo-acorus L.*, acorus bâtard de Lémery et de Dom Alexandre, auquel on attribuait une action diurétique. On prescrivait également sa racine astringente (qui avait la propriété de provoquer une rétraction des parties qu'elle touchait et de ralentir ou d'arrêter les évacuations), abstersive (qui enlevait les matières visqueuses ou putrides des surfaces auxquelles elles adhéraient : nous dirions détergente), digestive (qui avait la propriété de désagréger et de disperser les matières stagnant dans les tissus), résolutive (qui faisait disparaître les engorgements), adoucissante, désobstructive (qui désobstruait les canaux du corps et notamment les vaisseaux capillaires), dans les maladies du système nerveux et du cerveau, dans la pleurésie, dans les obstructions de la rate et du foie, dans la dysenterie, dans les rhumatismes et la goutte. Matthiole (1500-1577) vantait l'efficacité de la composition suivante pour traiter les hydropisies : jus de racine d'iris, galanga, zédoaire, cinnamone, girofle, chou marin (soldanelle, *Convulvus soldanella* L., liseron de mer, plante laxative) et miel. Fuchs (1501-1566) mettait l'accent sur ses propriétés échauffantes (qui excitaient l'action organique, accéléraient la circulation et augmentaient la chaleur animale), desséchantes (qui desséchaient les ulcères en absorbant le pus ou en arrêtant sa sécrétion), détergentes (qui nettoyaient plaies et ulcères) et maturatives (qui favorisaient la suppuration) : *Iris eschauffe au second degré : desseche, absterge, & meurit, au tiers.* Il prétendait que l'iris était bon *contre les morsures des serpents & araignées, prinse avec eau & vinaigre... et qu'on en prend dans du pain ou de l'eau contre les scorpions... les morsures de chiens, avec huyle...* En outre, il faisait *esternuer, & parce purge le cerveau...* il *abbat & esteint l'yvrongnerie...* il *provoque le sommeil.* Jean de Renou (1568-1620) plaçait l'iris de Florence au rang des vingt deux sortes de flambes, nommés iris en raison de la diversité de leurs couleurs. C'était le plus actif en thérapeutique et il était recommandé *pour réfréner les coliques venteuses, pour provoquer les mois aux femmes*, pour faciliter l'expectoration et la respiration, pour donner bonne haleine et combattre les poisons. L'iris germanique, *Iris germanicus* L., *Iris nostras*, était recommandé par Daniel Sennert (1572-1637), Lazare Rivière (1589-1655) et Michel Ettmuller (1644-1683) dans l'hydropisie, mais son action irritante le fit abandonner comme trop drastique (purgatif énergique). L'iris de Florence était encore utilisé au XIXème siècle et Jean Louis Alibert (1766-1837) le proposait comme expectorant dans l'asthme et la dyspnée. Adolphe Gubler (1821-1879), en 1868, estimait son emploi délaissé, voir nuisible dans les dernières indications connues, comme masticatoire chez le nouveau-né, notamment. Fracastor, *Les trois livres*, 31, 238, 296, 301, 304, 306, 311, 328, 329, 331, 343, 346, 352, 353, 360, 361 ; Matthiole, *Ibid.*, 19 ; Fuchs, *Ibid.*, 221-222 ; R. Teyssou, *Ibid.*

Ivoire. L'ivoire (on l'orthographiait alors yvoire) avait *une infinité de belles proprietez & vertus,* dont celles d'arrêter les vomissements et de calmer les douleurs gastriques. Matthiole (1500-1577) s'étendait peu sur ses qualités thérapeutiques : *L'ivoire est bon aux fleurs blanches des femmes, s'il est fort pulvérisé sur une pierre de porphyre, donné en breuvage avec le jus de graine de laitue, trempé devant en eau ferrée.* Râpé, il arrêtait la diarrhée, fortifiait le cœur, détruisait les parasites intestinaux et protégeait des venins. Calciné à feu ouvert, jusqu'à réduction en une poudre blanche, le spodium, il acquérait des qualités astringentes (qui avait la propriété de provoquer une rétraction des parties qu'il touchait et de ralentir ou d'arrêter les évacuations) qui en faisaient un excellent hémostatique ; le spodium adoucissait l'âcreté des humeurs. On le donnait dans la gonorrhée et la diarrhée. Le spode était encore cité dans le Dorvault de 1898, avec les autres phosphates de chaux, obtenus par calcination des os, et qui connaissaient un regain d'actualité, en cette fin de siècle. Fracastor, *Les trois livres*, 363 ; Matthiole, *Ibid.*, 239 ; Teyssou, *Ibid.*

Jonc. Le jonc odorant ou schoenante, ou foin de chameau, était une substance attribuée à une graminée, l'*Andropogon schoenanthus* L., originaire du Moyen-Orient, de l'Inde et de la Malaisie. Il était connu d'Hippocrate (-460/-377), et entrait dans la formule du diascordium et de la thériaque. Matthiole (1500-1577), écrivait à propos du jonc odorant : *Il provoque l'urine, les menstrues, il dissout les ventosités, rend la tête pesante, restraint* *modérément, il rompt, il meurit, & ouvre les bouches des veines. Les fleurs prinses en bruvage sont bones à ceux qui crachent le sang, aux douleurs d'estomac, du poulmon, du foye, des reins. On les mesle aux antidotes. La racine est plus astringente* (qui avait la propriété de provoquer une rétraction des parties qu'elle touchait et de ralentir ou d'arrêter les évacuations) *: pource on en baille pour quelques jours du poids d'une drachme* (3,6 g) *avec autant de poivre aux degoustements, aux hydropisies, aux convulsions.* Jean de Renou (1568-1620) conseillait le schoenante comme diurétique et emménagogue (qui déclenchait les règles). Schroeder (1600-1664) limitait son emploi en thérapeutique à celui d'un des ingrédients de la Thériaque en raison de ses propriétés alexipharmaques (anti-poisons) et rappelait que les vieux auteurs l'utilisaient pour adoucir la virulence de certains purgatifs. Nicolas Lémery (1645-1715) ajoutait à ces indications, toutes les obstructions et les plaies, tant en usage interne qu'externe. Selon Louis Vitet (1736-1809), déjà plus critique, *les fleurs, les feuilles, la tige et la racine* (du schoenanthe) *échauffent beaucoup, raniment les forces vitales et sont recommandées, sans avoir l'observation pour preuve, dans les maladies de faiblesse par sérosités : extérieurement, sous forme de poudre, sur les chairs des ulcères fongueux, particulièrement sur les chairs qui s'élèvent de la substance du cerveau.* Julien Joseph Virey (1775-1845) qui l'identifiait avec le vétiver des Indes, le recommandait encore comme *atténuant* (qui rendait les humeurs moins épaisses), *discussif* (qui dissipait les humeurs accumulées dans un engorgement ou une tumeur), *tonique* (c'est-à-dire susceptible de rendre les humeurs plus fluides, de les dissiper là où elles étaient accumulées et d'exciter progressivement le fonctionnement des différents organes). On utilisait les tiges et les feuilles et non la racine, contrairement à ce que disait Vitet, dans les dyspepsies, comme stomachique, et contre les rhumatismes. Fracastor, *Les trois livres*, 238, 280, 331, 363 ; Matthiole, *Ibid.*, 44 ; Schroeder, *Ibid.*, **2**, 477 ; R. Teyssou, *Ibid.*

Jusquiame. La jusquiame *Hyoscyamus niger* L., hanebane, herbe aux pourceaux ou herbe apollinaire, avait la réputation d'engendrer la folie, de provoquer des convulsions et de faire apparaître, en cas d'intoxication, des signes de possession démoniaque. Cette solanacée, proche de la stramoine et de la belladone, était connue des Anciens dans ses trois variétés, la noire, la blanche et la jaune. Narcotiques et *stupéfactives*, ses semences étaient employées par Dioscoride (1er siècle) contre les douleurs d'oreille. Fuchs (1501-1566) la classait presque au *troisième degré des choses refrigeratives.* Il la préconisait comme antalgique et anti-inflammatoire en ophtalmologie et dans les maladies auriculaires. On mêlait jusquiame et miel pour l'appliquer sur les morsures de chien. On donnait à boire du vin mêlé à des feuilles de jusquiame broyées contre la morsure d'aspic. Il faisait aussi la distinction entre diverses graines de la plante, tout comme Matthiole (1500-1577). Celui-ci écrivait à ce sujet : *L'un a la semence noire, la fleur presque purpuree, de feuille semblable au smilax, & sont ses fleurs dures, & espineuses. L'autre a sa graine roussatre comme celle de l'erysimum, ses fleurs jaunes, & gosses plus simples. Ces deux font devenir les gens insensés, & dormir par trop : pource on en use point. Le troisieme n'estant si nuisible que les autres, est receu en usage... sa fleur et ses graines sont blanches...* On connaissait de longue date son pouvoir de dilater la pupille, comme la belladone. Certains la préconisaient dans les hémorragies. En topique, elle apaisait les douleurs de la goutte. Louis Vitet (1738-1809) donnait une bonne description de l'intoxication par les atropiniques. Ainsi, il signalait que *l'extrait des feuilles, prise à haute dose, cause des anxiétés, des maux de cœur, une espèce d'ivresse, un sommeil inquiet, le vomissement, quelquefois des convulsions ; à dose médiocre, il rend la tête lourde, tient le ventre libre, & souvent excite l'appétit sans faire éprouver de vives douleurs dans la région épigastrique. Il a réussi plusieurs fois dans la folie & dans les maladies convulsives : il reste à distinguer l'espèce de folie & de convulsions où il est particulièrement indiqué... Les semences jetées sur la braise fournissent une vapeur qui inspirée trop long-temps cause des étourdissements, la fièvre, un léger délire, & un sommeil inquiet souvent accompagné de mouvements convulsifs ; après ces effets, la tête reste lourde, les forces musculaires sont comme anéanties, quelquefois le délire subsiste plusieurs jours.* Anton von Störck (1731-1803) la conseillait dans le traitement de l'épilepsie. Par la suite, on la prescrivait dans les douleurs gastriques, rhumatismales et nerveuses, la névralgie du trijumeau, notamment. On la donnait pour atténuer le tremblement sénile et mercuriel. Ses principes actifs, découverts au XIXème siècle, l'hyoscyamine, l'atropine et la scopolamine, alcaloïdes communs aux solanées vireuses, étaient des parasympatholytiques (ou anticholinergiques) : ils accélèrent le cœur, dilatent les bronches et la pupille, abaissent le tonus et le péristaltisme de l'estomac, de l'intestin, des voies biliaires, de la vessie, de l'utérus. Fracastor, *Les trois livres*, 31, 57 ; Fuchs, *Ibid.*, 567-568 ; Matthiole, *Ibid.*, 595 ; Vitet, *Ibid.*, 412 ; R. Teyssou, *Ibid.*

Jusquiame blanche. Appelée également fève à cochons, l'*Hyoscyamus albus* L. possédait les mêmes propriétés que la jusquiame noire, éventuellement à un moindre degré. Gubler, *Ibid.*, p. 172-173.

Kermès. On désignait sous cette commune appellation soit le sulfure d'antimoine hydraté, kermès minéral ou poudre des chartreux, soit la cochenille kermès, kermès animal, graine d'écarlate, parasite propre à certaines espèces de chênes, à la propriété tinctoriale rouge carmin. Dorvault François L. M., Würtz Frédéric, *L'officine ou répertoire général de pharmacie pratique*, Paris, 1898, 382, 920.

Lacca, lachetra (Matthiole), lacque, gomme laque, *Gummi laccae*. Cette résine dure et transparente était produite par diverses plantes comme les ficus religiosa et indica, le rhamnus jujuba, l'aleurite laccifera, le butea frondosa, envahis par des insectes, anciennement appelés *Coccus lacca, Keria lacca* puis, dans la nomenclature moderne, cochenilles dont les femelles secrétaient cette substance. Fracastor (1478-1553) la prescrivait en décoction dans la fièvre lenticulaire (typhus), pour s'opposer à la contagion, au même titre que la figue sauvage ou le fenouil. Matthiole (1500-1577) la disait chaude et sèche au second degré. *Désoppilante* (qui levait les obstructions), elle agissait favorablement sur l'estomac, le foie, guérissant ictères et hydropisies. Matthiole doutait que cancame (résine de nature indéterminée utilisée par les Anciens) et lacca fussent un seul et même produit. Une fois encore, il tançait les moines qui le prétendaient. Il conseillait aux apothicaires d'utiliser dans l'électuaire dialacca[23] la laque véritable et non le sang dragon[24], faute gravissime car ce dernier resserrait au lieu de dilater ! Lémery (1645-1715) vantait les mérites de la gomme laque, *incisive* (qui divisait les humeurs épaissies), *pénétrante* (qui imprégnait en profondeur), *apéritive* (qui ouvrait les pores et les canaux de l'organisme) *; elle purifie le sang, elle excite la flueur & les mois aux femmes ; elle facilite la respiration, elle résiste à la malignité des humeurs, elle fortifie les gencives*. Au siècle suivant, Vitet (1738-1809) limitait ses indications : fluidifiant bronchique en fumigation, au même titre que l'encens, et prévention des caries et des gingivites en masticatoire. Nicolas Jean-Baptiste Gaston Guibourt (1790-1867) en décrivait de trois sortes : la laque en bâtons, encore attachée à l'extrêmité d'une branche ; la laque en grains, brisée et détachée du branchage ; la laque en écailles, obtenue en traitant par ébullition les deux précédentes. Ses propriétés médicinales étaient d'être astringentes (qui provoquaient une rétraction des parties qu'elles touchaient et de ralentir ou d'arrêter les évacuations) et toniques. Elle entrait dans la confection des pâtes dentifrices. *Mais son plus grand usage est pour la fabrication de la cire à cacheter, pour la chapellerie et la teinture*. Fracastor, *Les trois livres*, 271 ; Matthiole, *Ibid.*, 54-55 ; Lémery, *Ibid.*, 399 ; Lémery, *Pharma. Univ.*, **1** 24 ; Vitet, *Ibid.*, 186 ; Guibourt, *Histoire naturelle des drogues simples…*, Paris, 1869, 319-322 ; Dorvault 1898, *Ibid.*, 585.

Laits. *Tout laict generalement engendre de bonnes humeurs, et de bonne nourriture, fait bon ventre : il engendre des ventosités en l'estomac, & aux intestins*, affirmait Matthiole (1500-1577). Il le prescrivait pour les exulcérations de la gorge, des poumons, des intestins, des reins, de la vessie. Consommé frais, le lait était efficace contre les érosions et brûlures causées par les médicaments toxiques, comme les cantharides, la jusquiame,

[23] Le *dialacca* était une poudre apéritive (qui ouvrait les pores et les canaux de l'organisme), hystérique (qui convenait aux maladies des femmes), fortifiante (on disait aussi : analeptique ou roborative), dont la gomme laque était la base.

[24] Gomme rouge d'un arbre qui portait le même nom, sans doute le *Calamus Draco* L., originaire d'Indochine et des îles Moluques. Astringent, agglutinant (capable de recoller les parties divisées), c'était un puissant dessicatif (qui desséchait les ulcères en absorbant le pus ou en arrêtant sa sécrétion).

l'aconit, le dorycnium[25], ou par les animaux venimeux comme les buprestes [26], les processionnaires, les salamandres. Matthiole reprochait au lait de chèvre d'être adstrictif : *Il ne fait pas si bon ventre, car cet animal se paist pour la plus part de choses astringentes* (qui avaient la propriété de provoquer une rétraction des parties qu'il touchait et de ralentir ou d'arrêter les évacuations) *comme de chêne, de lentisque, d'oliviers sauvages, de terebinthe...* Nicolas Lémery (1645-1715) affirmait : *Le lait de femme est restaurant, adoucissant, pectoral* (spécifique des affections du poumon), *propre pour la phthisie et les autres maladies de consomption...* ajoutant que le lait de vache était émollient, rafraîchissant (qui diminuait la température du corps), hydratant et celui de chienne, purgatif et conseillé dans l'épilepsie. Le lait de brebis était prescrit par voie orale dans les ulcères internes et la dysenterie. Le lait d'ânesse, était considéré comme le plus léger et le plus facile à digérer, proche du lait de femme. On le destinait aux tuberculeux, aux cachectiques, aux cirrhotiques. Certains le préconisaient dans la toux, les crachements de sang, l'irritation des voies respiratoires. Le lait pouvait être associé au safran comme collutoire, gargarisme ou médicament injecté dans les cavités. Fracastor, *Les trois livres*, 322, 348, 360 ; Matthiole, *Ibid.*, 253 ; R. Teyssou, *Ibid.*

Lapis lazuli. C'était la pierre d'azur, celle que Rémy Belleau (1528-1577) célébrait :

Elle est de couleur Saphistrine,
Plaisante, celeste, azurine
Comme le ciel en temps serain :
Pour purger la melancholie
Et guarir la veuë affaiblie
L'usage en est fort souverain[27].

[25] Arbuste proche de l'olivier que les Anciens considéraient comme narcotique et toxique à forte dose mais dont l'espèce reste indéterminée. Matthiole lui attribuait les mêmes propriétés froides que le pavot et la mandragore. Matthiole, *Ibid.*, 601.
[26] Insecte semblable à la cantharide responsable d'une maladie du bétail, peut-être le méloé, coléoptère qui sécrète un liquide contenant de la cantharidine.
[27] Remi Belleau, *Ibid.*, 655.

Très appréciée des auteurs arabes, Avicenne, Mésué, elle semblait ignorée des auteurs grecs. En revanche, Galien la connaissait comme susceptible de purger l'atrabile et de concurrencer l'ellébore. Matthiole (1500-1577) contestait l'opinion d'Avicenne qui affirmait que, prise par la bouche, elle était corrosive. Il admettait en revanche ses qualités *adstrictives* (astringentes). Fracastor, *Les trois livres*, 329 ; Matthiole, *Ibid.*, 746.

Larix : voir térébenthine (mélèze : *Larix europoea* Dec.)

Laser. Matthiole (1501-1577) désignait sous ce nom le suc qui sortait des incisions pratiquées sur la tige et la racine échauffante (qui excitait l'action organique, accélérait la circulation et augmentait la chaleur animale), du Laserpitium, plante du Moyen Orient, peut-être le *Laserpitium triquetrum.* En application locale avec de l'huile ou du cérat comme excipient, il le prescrivait pour traiter les tumeurs, les écrouelles, les contusions, la sciatique. Appliqué sur les plaies ou les blessures causées par les animaux enragés, les bêtes venimeuses ou par des flèches empoisonnés, il représentait un excellent contrepoison. Il luttait contre la gangrène et le charbon, ce qui devait intéresser Fracastor (1478-1553). Fuchs (1501-1566) l'identifiait comme *benjoin* ou *angelique*, plante de *temperament* sec et très chaud, au troisième degré, *plus chaut & plus fort que le poyvre mesmes,* particulièrement en ce qui concernait la racine et la graine. De Meuve le considérait comme l'arbre dont on tirait l'asa foetida... et l'assimilait au Silphium. Nicolas Lémery (1645-1715), en accord avec De Meuve (?- ?), estimait qu'il s'agissait de la même essence végétale que le Silphium. Il attribuait à la racine, notamment, des propriétés *incisives* (qui divisaient les humeurs épaissies coagulées et faisaient disparaître les obstacles qu'elles opposaient à la circulation des fluides), *atténuantes* (qui diluait les humeurs épaisses), *résolutives* (qui faisaient disparaître les engorgements), *histeriques* (qui convenaient aux maladies des femmes), *carminatives* (qui chassaient les gaz intestinaux), *détersives* (qui nettoyaient les plaies et les ulcères), *vulnéraires* (qui cicatrisaient les plaies), *propres à résister au venin.* John Quincy (?-1723), dans sa célèbre *Pharmacopée,* à propos du *Laserpitium,* nommé ainsi par Gerhardt, rebaptisé par lui *Ligusticum,* écrivait ceci : *Le Laserpitium de Dioscoride, dont venait la gomme de Laser des Anciens, qui nous est inconnue, est d'un autre genre... Outre ses vertus discussives* (qui dissipaient les humeurs accumulées dans un engorgement ou une tumeur) *& carminatives* (qui chassaient les gaz intestinaux) *il passe encore pour un bon alexipharmaque* (anti-poison)*, un bon vulnéraire & fortifie l'estomach. Par sa qualité détersive* (qui nettoyait les plaies et les ulcères)*, il peut être utile dans la jaunisse & contre les obstructions de la ratte. Comme topique il est un bon remède maturatif* (qui accélérait la suppuration). Le Dorvault de 1898 éclaircissait un peu le mystère et se ralliait à l'hypothèse formulée par De Meuve en 1789 : le laser des Anciens paraissait bien être l'Asa Foetida des Modernes ! Cette dénomination concernerait en fait deux ombellifères, la Gentiane blanche d'une part, le *Laserpitium Siler* d'autre part, plantes européennes, dont on utilisait la racine de la première et les fruits de la seconde en raison de leurs vertus excitantes et tonifiantes. Fracastor, *Les trois livres*, 328, 329, 368 notes ; Matthiole, *Ibid.*, 470 ; Fuchs, *Ibid.*, 519-520 ; De Meuve, *Ibid.*, 373 ; Lémery, *Dictionnaire…*, 417 ; Quincy John, *Pharmacopée universelle raisonnée où l'on trouve les critiques des principales préparations…*, Paris, 1749, 160-161.

Laurier. Les plantes médicinales rattachées au genre laurier par les anciens auteurs étaient innombrables : Jean-Baptiste Fonssagrives (1823-1884) en dénombrait vingt cinq, au nombre desquelles on trouvait la cannelle, le sassafras, un cannelier, un avocatier ou le laurier du Portugal qui est un prunier… Nous ne parlerons que du laurier commun, *Laurus nobilis* L.. Cet arbre environnait les temples d'Apollon, et Esculape, son fils, en avait le front couronné. Les oracles en mâchaient les feuilles avant de rendre leurs prophéties. On employait ses feuilles et ses baies, chaudes et dessicatives (qui desséchait les ulcères en absorbant le pus ou en arrêtant sa sécrétion), dans l'arrêt des règles, la rétention d'urine, les maladies des nerfs et la paralysie, les maladies de l'estomac. L'huile de laurin, *oleum laurinum*, était obtenue en mettant au pressoir des baies de laurier, au préalable battues dans un mortier, puis cuites dans un chaudron, avec de l'eau. Connue de

Dioscoride (1er siècle) et de Jean Mésué (777-857), elle était recommandée pour *ouvrir les pores du cuir* (peau). Brice Bauderon (1539-1623) ajoutait : *Elle soulage les indispositions froides et les douleurs qui les suivent de toutes les parties du cerveau, des nerfs, des jointures, du colon, du ventricule, du foie, de la ratte, des reins et de la matrice.* Matthiole (1500-1577) préconisait les feuilles en application sur les piqures de guêpe et d'abeille, sur les inflammations. En breuvage, elles provoquaient le vomissement. Pour le même auteur, les fruits, sous forme de loch, étaient bons aux tuberculeux, aux catarrhes pulmonaires, aux piqûres de scorpions. L'écorce de la racine brisait les calculs rénaux, bénéficiait aux hépatiques et était abortive. Dodoens (1517-1585) lui attribuait un tempérament chaud et sec au second degré pour les feuilles et les fruits ; chaud et sec au troisième degré pour l'écorce des racines. Il recommandait son usage pour ouvrir *les oppilations du foye & de la ratelle, commencement d'hydropisie, & esmeut les fleurs menstruelles des femmes.* Nicolas Lémery (1645-1715) conseillait les feuilles et les fruits pour combattre les gaz intestinaux, pour fortifier les nerfs et le cerveau, pour provoquer les règles et stimuler la sécrétion urinaire. Haller (1708-1777) conseillait pour calmer les *violentes coliques d'estomac*, de consommer un bouillon dans lequel on avait fait cuire six baies de laurier, recette qu'il tenait de paysans qui considéraient cette baie comme un calmant nervin et l'utilisaient également en onguent. A la fin du XVIIIème siècle, Louis Vitet (1738-1809) reprenait les mêmes indications, mais à condition d'utiliser les baies, plus efficaces, selon lui, que les feuilles. Jean-Baptiste Fonssagrives (1823-1884), en 1878, lui reconnaissait une activité fébrifuge, carminative (qui dissipait les gaz), apéritive (qui ouvrait les conduits de l'organisme) et stimulante. Fracastor, *Les trois livres*, 386 ; Matthiole, *Ibid.*, 104 ; Dodoens, *Ibid.*, 482-483 ; Haller, *Ibid.*, **2**, 220 ; R. Teyssou, *Ibid.*

Lentisque. *Pistacia lentiscus*, poussait sur le pourtour méditerranéen. Matthiole (1500-1577) vantait les vertus astringentes (provoquant une rétraction des parties qu'elle touchait et de ralentir ou d'arrêter les évacuations) de sa résine qui en faisait une boisson favorable *à ceux qui crachent le sang, aux cours de ventre, aux dyssenteries, aux flux de sang par la matrice, à la* *cheute et descente d'icelle, & du fondement.* Sa résine, apéritive (qui ouvrait les pores et les canaux de l'organisme), était utilisée comme masticatoire, servait aux obturations dentaires, entrait dans la composition du Raki (eau de vie parfumée à l'anis). La décoction du bois de lentisque était utilisée en gargarisme et contre la goutte. On lui attribuait les mêmes qualités qu'au mastic. Il servait à fabriquer des cure-dents. Dodoens (1517-1585) lui attribuait un tempérament chaud et sec au second degré. Ses feuilles et son écorce arrêtaient les diarrhées, les hémoptysies, les hématuries, les règles et tout autre saignement. Louis Vitet (1738-1809) doutait de son pouvoir expectorant mais admettait son action diurétique. Il le prescrivait parfois dans l'asthme, la toux, la diarrhée, la leucorrhée, la chlorose, la blennorragie après le traitement mercuriel, les arthralgies, les prolapsus utérins ou rectaux. Dilué dans un jaune d'œuf, il était utile pour déterger et cicatriser les ulcères bénins ; en solution dans de l'esprit de vin, il guérissait les ulcères des tendons et les caries osseuses. Adolphe Gubler (1821-1879) lui attribuait les mêmes propriétés thérapeutiques que celles des résines et des térébenthines. Avec l'aloès, il entrait dans la composition des *dinner-pills* que prenaient les Anglais en guise d'apéritif et dans celle de l'Eau de Luce, appelée aussi Ammoniaque succiné ou Mixture d'ammoniaque et d'huile de succin, préparation qui contenait du mastic, des huiles de lavande et d'ambre, de la liqueur d'ammoniaque et de l'alcool. L'eau de Luce était employée en topique dans les paralysies, les rhumatismes, les morsures d'animaux venimeux. On la faisait respirer dans les syncopes. Elle était antiseptique et stimulante. Fracastor, *Les trois livres*, 328, 343 ; Matthiole, *Ibid.*, 88 ; Dodoens, *Ibid.*, 547 ; Vitet, *Ibid.*, 507 ; Gubler, *Ibid.*, 182 ; Dorvault, *Ibid.* 1850, 411-412 ; R. Teyssou, *Ibid.*

Levain. Le levain ou fermentum, était utilisé comme rubéfiant ou comme excipient de certains épispastiques (substances qui, appliquées sur la peau, y déterminaient rougeur, chaleur et douleur), en y ajoutant des produits vésicants. Matthiole (1500-1577) le disait attractif (remède vésicant ou suppuratif, qui provoquait une irritation attirant les fluides là où il avait été appliqué) et résolutif (qui déterminait la résolution des inflammations en ouvrant les pores ou en ramollissant l'humeur ou en calmant les mouvements des esprits), susceptible d'attirer *ce qui est profond dans le corps*. De Meuve (?- ?) le trouvait non seulement attractif mais également échauffant (qui excitait l'action organique, accélérait la circulation et augmentait la chaleur animale), apte à traiter les durillons, les furoncles et autres collections purulentes. Fracastor, *Les trois livres,* 294 ; Matthiole, *Ibid.*, 274 ; De Meuve, *Ibid.*, 301 ; Teyssou, *Ibid.*

Lichen, *Muscus pulmonarius* C.B. Lob., Hépatique des bois, ou Herbe aux poumons. Matthiole (1500-1577) l'appelait hépatique et le récoltait sur les pierres humides, souvent arrosées, aux mêmes endroits que les mousses. Ses qualités thérapeutiques étaient diverses : hémostatique, anti-inflammatoire, on le prescrivait également dans le prurit, la jaunisse, les inflammations de la langue et de la cavité buccale. Dodoens (1517-1585) accordait au lichen, Herbe au poumon, un tempérament sec, astringent (qui avait la propriété de provoquer une rétraction des parties qu'il touchait et de ralentir ou d'arrêter les évacuations), froid. Il rappelait que les *Medecins modernes louënt fort l'Herbe aux poulmons contre maladies des poulmons, principalement contre inflammations & ulceres d'iceux, si on la réduit en poudre & boyt avec de l'eau.* Lémery (1645-1715) le préconisait dans l'asthme, la toux invétérée, les pneumopathies. Il l'utilisait également comme hémostatique sur les plaies. Bauhin (1524-1624) rappelait que son nom venait du fait que la première indication de cette plante était précisément le lichen, dermatose inflammatoire identifiée par les Grecs. Vitet (1738-1809) signalait que plusieurs des vertus du lichen étant opposées, c'était à l'observation de décider. Sinon il énumérait les multiples indications de cette plante : la diarrhée, la dysenterie épidémique, les vomissements bilieux, l'hémoptysie, l'asthme pituiteux, la toux catarrhale, la phtisie pulmonaire. Sous le nom de *Lobaria pulmonaria*, DC, Adolphe Gubler (1821-1879) le prescrivait en poudre à la dose de 4 grammes comme pectoral (spécifique des affections du poumon) dans la tuberculose pulmonaire, dans les bronchites ou dans les hémorragies. Fracastor, *Les trois livres*, 163, 185, 211, 212, 214, 293, 360 ; Matthiole, *Ibid.*, 582 ; Dodoens, *Ibid.*, 283 ; Bauhin, *Ibid.*, 680 ; Vitet, *Ibid.,* 172 ; Gubler, *Ibid.*, 183-184.

Lin, *Linum usitatissimum*. Fuchs (1501-1566) prétendait que le lin exigeait pour pousser une terre grasse et humide qu'il épuisait. A l'appui de sa thèse il citait ce vers de Virgile trouvé dans les *Georgiques* :

Lin & Aveine & Pavot endormant
Brûlent la terre, ou on les va semant.

La semence de lin était utilisée en topique pour adoucir et ramollir. En onction, elle réduisait les endurcissements de la rate et, mêlée à de l'eau de chaux, était mise sur les brûlures. Matthiole (1500-1577) l'employait contre les inflammations, cuite avec du miel, de l'huile et de l'eau ; bouillie avec du vin, il l'appliquait sur les ulcères ; crue, il la prescrivait, mélangée à du salpêtre et à de la cendre de figuier, dans les oreillons. Par voie interne, on la donnait dans la toux, la pleurésie et la phtisie. L'huile de lin était administrée par voie buccale ou en lavement, dans les coliques, la passion iliaque et le *miserere*. On la recommandait dans la pleurésie, la pneumonie et la phtisie. L'auteur *des Commentaires de Dioscoride* ajoutait *: Incorporée avec poudre de poivre & de miel & accoutrée comm'un gasteau provoque à la luxure, si on en mange en quantité*. Leonhart Fuchs (1501-1566) connaissait aussi cette recette. Il accordait à la semence de lin un *tempérament* inhabituel puisqu'il combinait le chaud au premier degré avec une place intermédiaire entre humidité et sécheresse. Cuisinée avec du vin, la semence de lin guérissait l'herpès et soulageait les inflammations de la parotide. Cuite avec de l'eau, de l'huile et de l'anis, elle calmait les angines. Dodoens (1517-1585), s'il confirmait toutes ces indications, signalait ses nuisances : *La semence de lin prise par dedans est fort contraire à l'estomach, elle empesche la concoction des viandes* (aliments)*, & engendre beaucoup de ventosités.* Vitet (1738-1809) prescrivait la décoction des semences pour calmer les brûlures urinaires causées par les cantharides prises per os. Elle agissait sur toutes les cystalgies et possédait des vertus diurétiques. En revanche, il lui déniait toute action sur les arthralgies, toute efficacité sur les mouvements convulsifs, toute influence sur l'expulsion du placenta et des lochies, tout résultat sur les taches de la peau. Tout juste admettait-il que l'huile de lin possédait parfois un pouvoir vermifuge et antispasmodique sur les coliques dues aux substances vénéneuses, qualités qu'elle partageait avec la plupart des huiles par expression. La semence de lin, riche en huile et en mucilage, était encore la base des cataplasmes, bien au-delà de la fin du XIXème siècle. Fracastor, *Les trois livres*, 295 ; Matthiole, *Ibid.*, 285 ; Fuchs, *Ibid.*, 330-331 ; Dodoens, *Ibid.*, 55 ; Vitet, *Ibid.*, 369 ; R. Teyssou, *Ibid.*

Litharge. La litharge d'or correspondait simplement à du plomb contenant des résidus de cuivre lui donnant une coloration jaunâtre résultant d'une calcination plus prolongée que pour la litharge d'argent, plus blanchâtre. Dessicative (qui desséchait les ulcères en absorbant le pus ou en arrêtant sa sécrétion) et détersive (qui nettoyait plaies et ulcères), la litharge entrait dans la composition de plusieurs emplâtres car soluble dans les graisses et dans les huiles. Matthiole (1500-1577), rappelait que Dioscoride et Galien la rangeaient parmi les minéraux desséchants (qui desséchaient les ulcères en absorbant le pus ou en arrêtant sa sécrétion) mais de façon modérée. Abstersive (qui enlevait les sécrétions à la surface des tissus lésés) et astringente (qui avait la propriété de provoquer une rétraction des parties qu'elle touchait et de ralentir ou d'arrêter les évacuations), on la mêlait à d'autres minéraux plus corrosifs. Il en dénonçait les redoutables effets secondaires : *La litharge beuë cause une pesanteur en l'estomac au ventre, & en toute partie intérieure avec grandes douleurs, tellement que quelquefois elle perce les boiaux par cette même pesanteur, & empesche d'uriner : elle rend le corps enfle, & de laide couleur comme le plomb.* Sous la dénomination d'oxyde de plomb fondu, Gubler (1821-1879) signalait sa présence dans la majorité des emplâtres résolutifs (remèdes anti-inflammatoires qui dissipaient les engorgements), comme le Diachylon ou l'emplâtre de Vigo, prescriptions désormais obsolètes. Quant à son usage interne, il était totalement abandonné. Matthiole, *Ibid.*, 742, 818 ; Gubler, *Ibid.*, 424 ; R. Teyssou, *Ibid.*

Macer. Ecorce astringente, connue de Dioscoride (1er siècle), dont Nicolas Lémery (1645-1715) pensait qu'elle provenait d'un arbre d'Amérique du Sud, le simarouba, ce qui contredisait Galien (129-201) pour qui il venait des Indes et qui le prescrivait dans *les hémoptysies et la dyssenterie*. Dioscoride (1er siècle) utilisait un macer, pour lui originaire de Barbarie. Matthiole (1500-1577) partageait cette opinion, et le macer était pour lui *un'ecorce qu'on aporte de Barbarie, roussastre, grosse, grandement astringente* (qui avait la propriété de provoquer une rétraction des parties qu'elle touchait et de ralentir ou d'arrêter les évacuations) *au goust. On en boit contre le crachement de sang, les dyssenteries & flux de ventre.* Cristobal Acosta (1540-1599) ajoutait à la confusion concernant la nature exacte du macer en le décrivant comme un fruit en forme de cœur dont la fleur ressemblait à une aristoloche. Certains l'identifiaient au macis, écorce de la noix de muscade. Antoine Laurent de Jussieu (1748-1836) parcourut en vain les divers genres de végétaux au fruit en forme de cœur, sans parvenir à reconnaître la plante figurant dans l'ouvrage de Cristobal Acosta. Fracastor, *Les trois livres*, 238, 286, 331, 368 notes ; Matthiole, *Ibid.*, 111 ; R. Teyssou, *Ibid.*

Manne. On crut longtemps que la manne était la rosée du ciel, le miel céleste concrété en gouttelettes sur les feuilles des végétaux, sous l'influence de quelques astres. Matthiole (1500-1577), pourtant éminent botaniste, partageait cette erreur avec beaucoup de ses contemporains, n'hésitant pas à écrire : *Ce miel vient de l'air, mesmement au lever de certaines estoilles, specialement quand la canicule apparaist... soit ou sueur du ciel, ou quelque salive des astres, ou liqueur de l'air qui se purge.* De Meuve partageait ce point de vue erroné et considérait que la manne *est modérément chaude & humide,* en accord avec Averroès (1126-1198). *Elle lâche le ventre & purge bénignement la bile, & sans aucune incommodité...* Alexandre (1654-1728) la prescrivait également dans les maladies de la gorge, des bronches et des poumons, dans la peste comme sudorifique. Ange Palea ou Paglia (?-?), en 1543, prouva qu'il s'agissait en fait du suc des frênes. Mais une multitude d'exsudations végétales portaient le nom de manne, avec comme point commun le fait de contenir du mannitol, comme la manne des Hébreux, tirée du *Tamarix gallica* ; la manne de Perse, issue du sainfoin, la manne de Briançon, extraite du mélèze, etc… Adolphe Gubler (1821-1879) considérait la manne comme un laxatif doux, convenant aux enfants, car d'un goût acceptable. Fracastor, *Les trois livres*, 270 ; Matthiole, *Ibid.*, 79 ;

De Meuve, *Ibid.*, 396 ; Alexandre, *Ibid.* 1749, 287 ; R. Teyssou, *Ibid.*

Mauve, *Malva sylvestris* L.. Au XVIème siècle, Matthiole (1500-1577) recommandait les feuilles, mâchées avec du sel et du miel, pour traiter les fistules lacrymales. Cuites et broyées avec de l'huile, ces mêmes feuilles guérissaient érésipèles et brûlures. Le jus de la mauve et de sa racine était un remarquable alexitère et faisait d'excellents gargarismes. Fuchs (1501-1566) distinguait le *tempérament* de la mauve sauvage, digestive (qui avait la propriété de désagréger et de disperser les matières stagnant dans les tissus) et ramollissante, de celui de la mauve des jardins plus humide et moins efficace. Il insistait sur son efficacité contre *toutes picqures de beste venimeuses, principalement des scorpions, mousches, guespes, souris araigneuses* (musaraignes), *& autres semblables…* y compris le *lièvre marin* (raie). Mais ses vertus thérapeutiques s'étendaient à la gravelle, aux tranchées, aux convulsions, aux excoriations de boyaux. Dodoens (1517-1585) qui jugeait les mauves tempérées en chaleur et humidité, les déconseillait pour l'estomac qu'elles relachaient et amollissaient. Par contre, les feuilles mangées crues avec un peu de sel guérissaient *les exulcerations des rongnons & de la vessie*. Les racines cuites sous la cendre et finement moulues faisaient d'excellents emplâtres pour les ulcérations mammaires. Broyées crues ou cuites, seules ou avec de la graisse de porc, elles mûrissaient, adoucissaient et résolvaient les tumeurs froides & chaudes. Au XVIIème siècle, on en identifiait quatre espèces : la mauve, la guimauve, la violette noire et la branque ursine. Toutes possédaient la vertu de ramollir, de traiter les brûlures, d'apaiser le mal des ardents (ergotisme), de neutraliser les venins et d'apaiser les douleurs qu'ils provoquaient. Bauhin (1560-1624) écrivait à propos de la *Malva major* : *Sa racine est bonne pour nettoyer les dents, les fëuilles mangées ôtent l'enrouëment, elle lâche le ventre : dans un mot, la mauve est presque bonne à tout, étant appelée Omnimorbia*. Au XVIIIème siècle on utilisait indifféremment la grande ou la petite mauve, toutes deux apéritives (qui ouvraient les pores et les canaux de l'organisme), adoucissantes et émollientes ; elles entraient dans la composition des cataplasmes, des fomentations et des lavements. Au XIXème siècle, les feuilles, émollientes, étaient appliquées en cataplasmes et en fomentations. On employait toujours les feuilles et les fleurs dans les tisanes pectorales (spécifiques des affections du poumon), notamment dans les mélanges béchiques (antitussif). Fracastor, *Les trois livres*, 295 ; Matthiole, *Ibid.*, 304 ; Fuchs, *Ibid.*, 353-354 ; Bauhin, *Ibid.*, 595 ; Dodoens, *Ibid.*, 401-402 ; R. Teyssou, *Ibid.*

Mercure. Le mercure, Hg, ou argent vif, l'*argentum vivum* des latins, appelé aussi *hydrargyrum,* était peu utilisé dans l'Antiquité. Dioscoride (1er siècle), Galien (129-201), Aëtius (502-575) redoutaient sa toxicité. En revanche, les Arabes et les Arabistes, tout en admettant ses dangers, le recommandaient en applications externes contre les teignes, les gales, les rognes, les poux, tels Jean Mésué (777-857), Rhazès (850-932), Avicenne (980-1037) et Jean de Damas (870-930). Ces prescriptions étaient introduites en Europe aux XIIème, XIIIème et XIVème siècles par Borgognoni (1205-1298), Arnaud de Villeneuve (1235-1315) puis Guy de Chauliac (1300-1368) qui utilisait une composition faite d'euphorbe, de litharge, de staphysaigre, de mercure et de graisse de porc. Entre 1484 et 1495, arrivait la syphilis avec ses lésions cutanées traitées rapidement par le mercure en applications locales ou en fumigations. Le succès du traitement faisait rapidement du vif-argent l'agent spécifique de la maladie, comme l'était le soufre pour la gale. On osait même le donner par la bouche et Matthiole (1500-1577), dès 1535, prescrivait l'oxyde rouge de mercure pris à l'intérieur car il a *une vertu admirable pour guérir les ulcères rebelles, principalement les ulceres de verolle. Aucuns en font avaller du poids d'un demi scrupule avec des perles & autres choses cordiales* (qui augmentaient rapidement la chaleur du corps)*, à ceux qui sont grandement tourmentés des douleurs des jointures provenans de la grosse verolle. On en baille aussi aux melancholiques*... On l'utilisait sous diverses formes : le turbith minéral, sulfate jaune de mercure, était connu de Paracelse (1493-1541) et d'Oswald Croll (1560-1609). Quant à Jean de Renou (1568-1620), il parlait de badinage d'alchimistes et mettait d'accord les partisans du mercure de nature froide ou chaude, en lui attribuant les deux qualités, à l'origine de ses remarquables vertus thérapeutiques qui le rendaient *incisif* (qui divisait les humeurs épaissies)*, pénétratif* (qui imprégnait en profondeur)*,* *colliquatif* (qui provoquait la fonte, la dissolution des parties solides ou la diminution de la consistance des humeurs), *résolutif* (qui déterminait la résolution des inflammations) *et purgatif.* En effet, il entraînait du centre du corps vers la surface, les humeurs séreuses, provoquant la salivation ; et, d'autre part, il attirait de la surface au centre, les humeurs peccantes, les évacuant par le bas, dans les selles et les urines[28]. Il était *propre aux fièvres tierces, bâtardes et quartes, à la vérole et à la gale et aux maladies où il y a grande corruption d'humeurs,* selon Brice Bauderon (1539-1623). Sa formule, sulfate basique de mercure, tenue secrète jusque-là, ne fut donnée qu'en 1608, par le chimiste Jean Beguin (?-?). Puissant vomitif et purgatif, il devint inusité dès le XIXème siècle, sauf en topique, dans l'herpès. Autre forme de sels de mercure, le sublimé corrosif, deutochlorure de mercure, était connu des Arabes et de Geber (VIIIème-IXème siècle) qui l'aurait préparé, au VIIIème siècle. On le dénommait aussi dragon, laudanum minéral corrosif, muriate suroxygéné de mercure. On l'utilisait pour ses vertus escharotiques (caustiques dont l'application déterminait l'apparition d'une escarre). Parmi ses indications, il y avait le traitement des éruptions dartreuses et des ulcères. Mais il était également employé par voie orale, en solution dans l'esprit de froment (eau de vie de bière) pour traiter les véroles réfractaires aux frictions mercurielles. C'était un des traitements de référence de la vérole au XIXème siècle, souvent associé à la morphine, et avec les précautions justifiées par sa toxicité. Pendant quatre siècles, le mercure occupera une place prépondérante dans le traitement antisyphilitique. Les thérapeutes proposeront encore des spécialités mercurielles administrées par voie intraveineuse ou intramusculaire au-delà de 1950. Fracastor, *Les trois livres*, 162, 168, 307, 344, 345, 346, 350, 352, 353, 361, 362 ; Matthiole, *Ibid.*, 750 ; R. Teyssou, *Ibid.*.

Merlue, *Gadus Merlucius* L.. Sous le nom de Merlucius ou de Callarias, Nicolas Lémery (1645-1715) décrivait ainsi cette petite morue : C'*est un poisson long d'environ un pied & demi, ventru, couvert d'écailles minces, de couleur tirant sur le cendré au dos & aux côtés ; sa tête est grossette, sa face large, ses yeux grands ; on*

[28] Renou, *ibid.*, p. 515.

trouve dans la tête deux petites pierres oblongues ; il se nourrit d'herbes & d'impuretés qu'il trouve sur les bords de la mer : sa chair est blanche, friable, bonne à manger, & de facile digestion ; on en sert souvent sur les tables. Les pierres qui se trouvent dans sa tête contiennent un peu de sel ce qui les rend apéritives (qui ouvraient les pores et les canaux de l'organisme) *& propres pour la gravelle, elles sont aussi astringentes* (qui avait la propriété de provoquer une rétraction des parties qu'elles touchaient et de ralentir ou d'arrêter les évacuations) *par le ventre ; on les prépare en les broyant sur le porphire ; la dose en est demi scrupule jusqu'à demi drachme (1,80g)... Le Dictionnaire* de Robert James (1705-1776) le recommandait pour la colique hépatique, les maladies du foie, l'épilepsie, et les fièvres. Quant au vin de merlue aucune référence le concernant chez les auteurs consultés. On peut imaginer qu'on l'obtenait comme le vin de vipère, soit en immergeant l'animal vivant dans du vin, soit en faisant macérer ses morceaux découpés dans du moût. Fracastor, *Les trois livres*, 362 ; Lémery, *Traité universel des drogues simples*, 489 ; James Robert, *Dictionnaire universel de médecine*..., Paris, 1746-1749, **4**, 1331.

Mithridate. Le mithridate ou Mitridat (du nom du roi d'Asie Mineure, Mithridate VI Eupator (-132/-163), qui l'aurait composé pour se protéger des poisons) était un électuaire contenant myrrhe, safran, agaric, spicanard, oliban, semence de thlaspi, casse, pouliot, poivre, scordium, daucus, carpobalsam, bdellium, meum, millepertuis, seseli, jonc odorant, stoechas, costus et gomme arabiques, persil, opium, cardamome, fenouil, anis et gentiane, roseau aromatique, grande valériane, le tout réduit en poudre et mélangé à du storax calamite, à du vin d'Espagne et à du miel. Brice Bauderon (1539-1623) énumérait ainsi les innombrables propriétés thérapeutiques de cette *universelle* panacée (pardon pour le pléonasme) : *Il est particulièrement propre aux fluxions invétérées du ventricule, & du thorax, & à tous les vieux ulcères & abcez des parties internes : soulage les tabides* (consumés par le marasme) *& les enflures du ventre : corrige & remet l'appétit, & donne au corps une vive couleur : brise les pierres, & guérit la difficulté d'urine. Aiguise la veuë de ceux qui en usent souvent. Chasse l'enfant mort au ventre de la mère. Convient à toutes les* *maladies froides des femmes, même à celles qui ne conçoivent point, & aussi à la mélancholie... à la paralysie, à l'apoplexie, à l'épilepsie, à la convulsion, à la céphalée ou douleur de tête invétérée, à la migraine, à la manie, à la dureté d'ouye, à la squinance, à l'asthme, au crachement de sang, à la lintérie, & dyssenterie...* Cette étonnante mixture, longue et difficile à préparer, *était un très assuré et très efficace remède contre la peste, contre toutes sortes de poisons et venins et contre toutes maladies malignes et contagieuses*, du moins aux dires de Jean de Renou (1568-1620). En revanche, au siècle des Lumières, Louis Vitet (1736-1809) écrivait : *Ce mélange, ainsi que les précédents* (dont l'Orviétan et la thériaque), *devront être enfin rejetés de la pratique, à cause des mauvais effets qu'ils ont produits et qu'ils produisent tous les jours.* Fracastor, *Les trois livres*, 239, 240, 287, 325, 368 notes ; Bauderon, *La pharmacopée de Bauderon reveüe, et exactement corrigée en plus de treize cens endroits...*, Lyon, 1681, p. 268 ; R. Teyssou, *Ibid.*.

Mûre, *morus* en latin, meure chez les fruitiers du XVIème siècle. Fracastor (1478-1553) en utilisait le sirop pour traiter les ulcérations buccales consécutives au traitement mercuriel. Ecoutons ce qu'en disait Matthiole (1500-1577) avec ces mots dont la saveur n'a rien perdu de leur fraîcheur : *Le meurier est un arbre fort conneu. Son fruit lache le ventre, & il n'est pas bon à l'estomac, & se corromt aisément. Autant en fait le jus des meures. Cuit dans un vaisseau d'airain & seché au soleil, devient plus astringent. Il est bon aux catarres, aux ulceres corrosifs, & aux inflammations des parties intérieures de la gorge, avec un peu de miel, on augmente sa vertu y ajoustant d'alun, de noix galle, de saffran, de myrrhe, item de la graine de tamaris, de la flambe, & de l'encens.* Mais d'autres parties du mûrier avaient des vertus thérapeutiques appréciées de Matthiole : l'écorce de la racine était vermifuge, les feuilles broyées appliquées avec du vinaigre guérissaient les brûlures ; leur jus en boisson guérissait les piqûres de certaines araignées ; enfin cuites dans de l'eau de pluie avec des feuilles de figuiers, elles coloraient les cheveux en noir ! Pour Fuchs (1501-1566), *le meurier est un arbre tant vulgaire & congneu qu'il n'est besoing de la d'escrire.* Quant à son *tempérament*, il était très astringent (qui avait la propriété de provoquer une rétraction des parties qu'il touchait et de ralentir ou d'arrêter les évacuations) en ce qui concernait le fruit non mûr et séché. Feuilles et bourgeons étaient moyennement astringents et purgatifs. L'écorce de la racine était amère et purgative. Dodoens (1517-1585) signalait les bienfaits du sirop de mûres *contre tous les ulcères & phlegmons de la langue, de la bouche, des amigdales, & du gozier* et décrivait l'écorce comme comme chaude et sèche au second degré tandis que, par contraste, Bauhin (1560-1624) attribuait au fruit vert du mûrier un tempérament froid et sec au second degré. Vitet (1738-1809) contre-indiquait l'utilisation des fruits du mûrier quand les voies aéro-digestives supérieures étaient acides, quand la putridité y dominait, ou quand il y avait météorisme. Sinon on pouvait tirer profit de son effet calmant dans les toux convulsives ou essentielles et de son activité anti inflammatoire, déjà notée par Dodoens, dans les amygdalites et dans les pharyngites. Gubler (1823-1879) en parlait encore dans ses *Commentaires thérapeutiques du Codex medicamentarium* de 1868 et le prescrivait en sirop dans les maladies fébriles avec tendance putride ou forme bilieuse et surtout dans les angines inflammatoires. Fracastor, *Les trois livres*, 348 ; Matthiole, *Ibid.*, 186-187 ; Dodoens, *Ibid.*, 501 ; Bauhin, *Ibid.*, 805 ; Vitet, *Ibid.*, 151-152 ; Gubler, *Ibid.*, 211.

Musc. Substance secrétée par le *Moschus moschiferus* L., chevrotain d'Extrême-Orient, au niveau d'une glande située entre l'ombilic et les organes génitaux du mâle. On croyait autrefois que c'était un abcès et que le musc était constitué de sang épais et corrompu, sanie virulente, recueilli sur les pierres et les branches où l'animal s'était frotté pour l'évacuer. Il réchauffait le cœur atteint de palpitations ou le cerveau atteint de maladies froides (hypocondrie). Matthiole le disait *bon à toutes passions dudit cœur prins en breuvage ou appliqué...* et vantait ses propriétés aphrodisiaques car il *emeut fort à paillardise, si on s'en oint le membre honteux*. Il était utile dans les coliques, les affections de la tête et, à l'extérieur, dans les taies des yeux et la surdité. Il était emménagogue (qui déclenchait les règles). On le prescrivait encore au XIXème siècle comme stimulant général et antispasmodique. La parfumerie l'emploie comme un coûteux et précieux ingrédient.

Ses pouvoirs érotiques resteront un lieu commun. Fracastor, *Les trois livres* 240, 355 ; Matthiole, *Ibid.* 51-52 ; R. Teyssou, *Ibid.*.

Muscade. Chaude et sèche au second degré, astringente (qui avait la propriété de provoquer une rétraction des parties qu'elle touchait et de ralentir ou d'arrêter les évacuations), Matthiole (1501-1577) recommandait l'emploi de la noix de muscade en cas de mauvaise haleine, pour fortifier la vue, l'estomac, le foie, contre la splénomégalie, la diarrhée, l'oligurie, les gaz intestinaux, les maladies froides de la matrice. Entre autres bienfaits, il lui attribuait le pouvoir d'apaiser les douleurs articulaires et gastriques mais aussi celui *d'esmouvoir à luxure* ! De Meuve résumait cette longue énumération en quelques lignes : *Elle est chaude & sèche au second degré. Elle est astringente, elle fortifie l'estomac & le foie, elle resserre le flux de ventre, neanmoins, elle provoque l'urine, dissipe les ventositez, rend la vue belle & bonne, & étant mâchée rend l'haleine agréable.* Bauhin (1560-1624) donnait une recette de liqueur composée de six onces de miel rosat, deux onces d'eau de vie dans lesquels on faisait cuire une noix de muscade qui, prise à la dose de trois cuillérées à jeun, était souveraine contre les maux d'estomac. La noix de muscade, graine aromatique de diverses espèces de muscadiers, dont le *Myristica moschata* Thunb., venu des Indes, fortifiait et stimulait l'estomac. On pensait qu'elle donnait au cœur plus de force et de contractilité. On la proposait dans le traitement de la consomption, de l'asthme, des maladies chroniques de l'intestin. En 1846, Jonathan Pereira (1804-1853) l'utilisait à la place de l'opium dans les diarrhées modérées et rappelait sa présence dans la *confection aromatique*, électuaire carminatif (qui chassait les gaz), anti-acide et stimulant contenant également du clou de girofle, de la cardamome, du safran, et de la craie préparée. Voir : macis. Fracastor, 238, 369 notes ; Matthiole, *Ibid.*, 184 ; Bauhin, *Ibid.*, 730 ; R. Teyssou, *Ibid.*

Myrrhe. La myrrhe était une gomme-résine fournie par divers arbres et arbustes d'Arabie et d'Afrique Orientale, tels *Commiphora simplicifolia* Engl. ou *C. abyssinica* Engl. Elle exsudait spontanément de la plante et se solidifiait au contact de l'air. Matthiole (1500-1577) lui attribuait des vertus soporifiques, tussiplégiques, eupnéisantes, antalgiques pour les douleurs du côté, fébrifuges, cicatrisantes des plaies céphaliques et *bonne pour les oreilles qui gettent bouës et ordures*. Elle entrait dans de multiples médicaments, comme le baume de Fioravanti ou l'emplâtre de Vigo. Elle était considérée comme un excellent cicatrisant des muqueuses de la bouche sous forme de poudres ou élixirs dentifrices, de collutoires et de gargarismes. Elle combattait la putréfaction et cicatrisait les plaies. Fracastor, *Les trois livres*, 231, 238, 302, 329, 346, 351, 368 notes ; Matthiole, *Ibid.* 72 ; R. Teyssou, *Ibid.*

Narcisses, *Leucoium bulbosum vulgare*, Pit. Tournefort. Connus d'Hippocrate (-460/-377), de Théophraste (-372/-287), de Dioscoride (1er siècle), de Pline (23-79) et de Galien (129-201), les bulbes de narcisse étaient prescrits comme antispasmodiques et émétisants. Pedanius Dioscoride (1er siècle), notamment, disait que, pilés avec du miel, les bulbes de narcisse guérissaient les brûlures et régénéraient les nerfs sectionnés. Matthiole (1500-1577) signalait les vertus vomitives de la racine, bue ou mangée, et confirmait ses qualités cicatrisantes, en application, mélangées à du miel, sur les brûlures, les entorses, les douleurs articulaires. Elle guérissait les plaies étendues et les tendons sectionnés, elle réduisait les hernies. Mêlée à la vesce, elle comblait les ulcères. Avec la farine d'ivraie, elle accélérait la maturation des abcès. Avec le miel, elle attirait les corps étrangers logés dans l'organisme. Bauhin (1560-1624) prescrivait la racine, qu'il décrivait desséchante (qui desséchait les ulcères en absorbant le pus ou en arrêtant sa sécrétion) et glutinative (qui recollait les parties divisées : cicatrisant), comme émétisant. De Meuve (?- ?) la disait chaude et sèche au second degré. Le narcisse des poètes ou des jardins, *Narcissus poeticus* L., ou plus précisément l'eau dans laquelle avait cuit son bulbe était administrée comme émétique, usage tombé en désuétude au XIXème siècle. Le narcisse des prés, *Narcissus pseudonarcissus* L., fleur de coucou, clochette des bois, passait pour antispasmodique. Son parfum calmait les convulsions nerveuses. On donnait son sirop dans l'épilepsie, le tétanos et la coqueluche. Sa fleur était fébrifuge, antidiarrhéique. Certains praticiens du XIXème siècle le remirent à la mode *comme vomitif doux et expectorant analogue à* *l'ipécacuanha*. Fracastor, *Les trois livres*, 295 ; Matthiole, *Ibid.*, 676 ; Bauhin, *Ibid.*, 56 ; R. Teyssou, *Ibid.*

Nard. Spica nardi, spicanard ou nard indien de Galien (129-201), ou nard vrai, *Nardostachis Yatamansi* DC., *Valeriana jatamansi* Roxb. Cette racine aromatique, d'une plante apparentée à la valériane, entrait dans la composition de plusieurs électuaires et préparations ophtalmiques. Très prisée des Anciens, on la prescrivait pour soigner l'estomac, le foie, le mésentère. Elle avait des vertus diurétiques, sudorifiques et alexipharmaques, pour chasser les venins : elle entrait donc dans la composition de la thériaque et du mithridate, alexitères de référence. Matthiole (1500-1577) la jugeait bénéfique aux affections froides du cerveau : convulsions, épilepsie, apoplexie, paralysie, léthargie. Lors du *post partum*, elle facilitait l'expulsion du placenta. Elle désopilait (qui détruisait les obstructions) la rate et le foie. Les fleurs bouillies dans du vin étaient diurétiques. La décoction de ces mêmes fleurs guérissait les jaunisses consécutives à l'obstruction hépatique, surtout additionnée de marrube, de cinnamone, de racines de fenouil et d'asperge. L'huile nardin était confectionnée à l'aide de nard indien (*nardus indica*), de vin, d'eau et d'huile de sésame, le tout étant cuit à feu lent jusqu'à évaporation de l'eau. On surnommait cette huile, huile de bénédiction, car elle traitait aussi bien toutes les maladies froides et flatueuses (qui produisaient des gaz) du cerveau, de l'estomac, du foie, de la rate et de la matrice. Le Nardus indica ou Andropogon Nardus était, pour Vitet (1738-1809) *une racine d'une odeur aromatique forte, d'une saveur âcre, médiocrement amere*, selon la nomenclature organoleptique courante à son époque. Il admettait qu'elle accélérait le pouls et augmentait sa force. En revanche, il faisait remarquer : *On a avancé, sans le prouver par des observations, qu'elle est avantageuse dans les maladies de faiblesse par sérosité, qu'elle fortifie l'estomac affoibli par des humeurs séreuses et pituiteuses, accroît la quantité des urines, fait mourir les vers contenus dans les premières voies, combat les pâles couleurs & le rhachitis.* La prescription du nard devint inusitée à la fin du XIXème siècle. Fracastor, *Les trois livres*, 369 notes ; Matthiole, *Ibid.*, 28 ; R. Vitet, *Ibid.*, 515 ; Teyssou, *Ibid.*

Nénuphar. Le nénuphar, *Nymphaea alba* L., était également appelé lis des étangs ou nymphée. Matthiole (1500-1577) le rangeait dans la catégorie des végétaux froids et humides, utiles pour restreindre (resserrer) et refroidir : fleurs, graines ou racines étaient aptes à le faire : *La racine et la graine de nymphea ont vertu de desecher sans cuiseur autrement : parquoy elles resserrent les flux de ventre, & le flux de sperme, soit en songeant ou autrement : elles sont bonnes aussi aux disenteries.* Fuchs (1501-1566) définissait le *tempérament* des semences et de la racine du nénuphar, comme rafraîchissant (qui diminuait la température du corps) et desséchant (qui desséchait les ulcères en absorbant le pus ou en arrêtant sa sécrétion) sans âcreté. Outre son action anaphrodisiaque qui allait jusqu'à chasser les rêves érotiques, la racine appliquée *sur les genitoires, esteint non seulement l'appetit charnel, mais aussi elle resserre le flux de la semence generative...* Dodoens (1517-1585) insistait sur les effets bénéfiques de la racine ou de la semence bouillies dans du vin et bue *à ceux qui ont flux de ventre, dysentere & le tenesme, qui est un desir d'aller à chambre sans pouvoir rien laisser.* Jean de Renou (1568-1620) rappelait qu'il devait son nom à une nymphe morte de jalousie pour Hercule. Ce nénuphar officinal partageait avec le nénuphar à fleur jaune, *Nuphar luteum* Sm, la propriété de *provocquer le dormir et assoupir totalement les chauds mouvements du Dieu d'amour.* Haller (1708-1777) mettait l'huile de nénuphar au nombre des sédatifs et des somnifères ajoutant, avec un soupçon d'ironie : *On dit même qu'elle possède ces propriétés au point de pouvoir réprimer les désirs amoureux.* Quant à son eau distillée, elle fut employée de temps immémoriaux pour calmer les cystalgies, pour tarir les écoulements de sperme, pour arrêter les diarrhées et les saignements. Louis Vitet (1736-1809), en 1780, voulait bien accorder aux feuilles de nénuphar, en application locale, un effet soporifique inconstant et une action fébrifuge limitée, mais lui déniait toute efficacité dans la phtisie pulmonaire, la fureur utérine, la gonorrhée ou la cystite. Jean Louis Alibert (1766-1837) soulignait, en 1808, le faible pouvoir narcotique du nénuphar et confirmait son absence d'activité sur les organes génitaux, se gaussant, au passage, de l'électuaire de chasteté. Le sirop de nymphea survivra néanmoins, comme calmant, au-delà du XIXème

siècle. Le nénuphar officinal, était utilisé en cosmétologie par les Turcs : ses fleurs et ses feuilles étaient réputées hydratantes et rafraîchissantes (qui diminuaient la température du corps). Heursel De Meester vantait le pouvoir sédatif du sirop de fleurs de nénuphar et soulignait l'activité calmante, astringente et anaphrodisiaque du rhizôme. Fracastor, *Les trois livres*, 239, 285, 293 ; Matthiole, *Ibid.*, 516 ; Fuchs, *Ibid.*, 176 ; Dodoens, *Ibid.*, 135 ; Haller, *Ibid.*, **2**, 33 ; Heursel De Meester, *Ibid.*, 239 ; R. Teyssou, *Ibid.*

Nitre. Le nitre ou salpêtre était un azotate (nitrate) de potassium différent du natron, carbonate hydraté naturel de sodium, utilisé par les anciens Egyptiens dans le processus de momification des morts. Connu de Geber (VIIIème-IXème siècle), il aurait été identifié par Roger Bacon (1214-1292). Apéritif (qui ouvrait le passage : comme un laxatif ou un diurétique), incisif (qui divisait les humeurs épaissies) et résolutif (qui dissipait les engorgements en ouvrant les pores ou en ramollissant l'humeur ou en calmant les mouvements des esprits), il était recommandé dans les fièvres et les inflammations aiguës, les maladies bilieuses, dont l'ictère, l'hydropisie, les affections urinaires, la gonorrhée chronique. Matthiole (1500-1577) le préconisait dans les maladies de l'oreille et diverses affections : *Instillé avec eau chaude ou vin guérit les ventositez la bouë & fange, & sons des oreilles : avec vinaigre nettoye les ordures d'icelle, avec graisse d'asne ou de pourceau guérit les morsures des chiens, meslé avec terebenthine fait percer les froncles* (furoncles), *avec figues on l'applique aux hydropisies : avec miel il éclaircit la veuë : beu en eau & vinaigre il est bon contre les champignons venimeux : avec eau contre les piqueures de buprestes* (insecte semblable à la cantharide responsable d'une maladie du bétail, peut-être le méloé, coléoptère qui sécrète un liquide contenant de la cantharidine)... Le salpêtre était encore considéré comme un puissant anti-inflammatoire au XVIIIème siècle, tant à l'intérieur qu'à l'extérieur, car *le nitre, mêlé avec des ingrédients convenables et appliqué à l'extérieur, soulage aussi dans les inflammations*, écrivait Robert James (1705-1776), après avoir énuméré ses nombreuses indications comme anticoagulant, fébrifuge, laxatif, sudorifique, diurétique, lithontriptique (qui dissolvait les calculs), carminatif (qui dissipait les gaz intestinaux), désobstruant du foie et du mésentère. On l'utilisait en gargarisme dans les angines et comme topique anodin (qui atténuait la douleur) et rafraîchissant (qui diminuait la température du corps) dans les brûlures. John Pringle (1707-1782) avait signalé son action antiseptique. M.J.B. Orfila (1787-1853) démontrera sa toxicité sur l'animal. Il était encore prescrit, au XIXème siècle, comme diurétique, dans l'hydropisie, la pleurésie et les épanchements séreux inflammatoires. Fracastor, *Les trois livres*, 237, 295, 311, 346, 354, 351 ; Matthiole, *Ibid.* 766 ; R. Teyssou, *Ibid.*

Oinomel ou Oenomel : vin miellé.

Oliban : voir encens.

Onguent antisyphilitique de Fracastor. Composition : *Axonge de porc : 5 livres ; Beurre récent : 4 onces ; Térébenthine, styrax liquide aa : 2 onces ; Encens, Myrrhe, Mastic, aa : 5 onces ; Iris, Aristoloche, Gentiane, aa : 4 drachmes ; Ellébore : 2 drachmes ; Soufre : 5 onces ; Nitre : 1 drachme ; suc d'Aunée et d'Opium, aa : 1 once ; huile de Laurier-rose q. s. ; Vinaigre, 1 once ; Vif-Argent, un 1/8 du tout ; qu'on mêle pour un onguent dans un mortier de fer*[29]. Fracastor, *Les trois livres,* 306-307, 345-346.

Onguent égyptiaque. L'onguent égyptiaque associait l'acétate de cuivre avec le miel, l'alun et le vinaigre. C'était un onguent réputé efficace contre la gangrène, la suppuration et toute pourriture. Bauderon (1539-1623) notait que *sa vertu dessicative* (qui desséchait les ulcères en absorbant le pus ou en arrêtant sa sécrétion), *est augmentée par le vinaigre et le verdet* et ajoutait *qu'il déterge les vieux ulcères & les fistules, en ôte la pourriture et la sanie : mange la chair superfluë et morte, ce qu'il fait plus puissamment que l'onguent Apostolorum* (essentiellement à base de térébenthine et de litharge), *mais aussi avec plus de douleur.*

[29] Le kilo répondait à deux livres ; le demi-kilo, à une livre ; le gramme à dix-huit grains ; deux grammes à une demi-drachme ; quatre grammes à une drachme ou gros ; trente-deux grammes à une once ; un décigramme, à deux grains ; un demi-décigramme, à un grain.

Fracastor, *Les trois livres,* 237, 294, 368 notes ; Bauderon, *Ibid.*, 656.

Opium. L'opium, suc extrait des capsules du *Papaver somniferum L.* ou *Papaver sativum* Fuchs, était connu des médecins de l'Antiquité. Hippocrate (-460/-377), Galien (129-201) utilisaient ses vertus hypnotiques et antalgiques : on disait que la déesse Cérès avait fait connaître le pavot aux humains. Paracelse (1493-1541) en avait fait le composant essentiel de son *spécifique anodin,* (antalgique) qui contenait 4 grammes d'opium pour 180 de suc d'orange et de citron, 4 de cannelle, et 45 de girofle, le tout additionné de quintessence d'or, de magistère de perles et de suc de corail. Fuchs (1501-1566) lui attribuait un *tempérament* froid au quatrième degré, à l'instar de tous les pavots. Il rappelait son pouvoir antalgique, ses vertus narcotiques, antitussives et antidiarrhéiques et ajoutait : *Mais si on en prend par trop, il nuyt : il faict venir les gens en letharge, & les tue*. Matthiole (1500-1577) confirmait cette opinion : *Le jus du pavot nommé Opium refroidit davantage, reserre & deseche. Prins de la grosseur d'un grain d'ers, appaise la douleur ; fait faire digestion, fait venir le sommeil : il aide à la toux, & à la celiaque passion : mais si on en prend par trop, il nuit : car il rend les personnes lethargiques, & les fait mourir... on en met dans les oreilles avec huile d'amande, myrrhe, & saffran pour alleger les douleurs d'icelle : il est profitable aux inflammations des yeux avec un moieu d'œuf rosti : aux erysipeles & aux plaies avec du vinaigre : aux gouttes avec du laict de femme, & du saffran. Il fait dormir, si on en met dans le fondement comm'un suppositoire*. Dodoens (1517-1585) décrivait le *tempérament* de tous les pavots et de l'opium comme froid et sec quasiment au quatrième degré. Il confirmait ses indications comme somnifère et antalgique ajoutant qu'*il en faut toutesfois user avec discrétion* et que son *usage est fort dangereux & mauvaix, principalement celuy d'opium, lequel prins par trop excessivement, ou trop souvent induict par dehors, ou autrement sans meure deliberation, il fait par trop dormir, comme si on estoit en letharge, il induit resverie, il corrompt le sens & entendement, induit paralysie aux membres, & en la fin tue aussi la personne.* Jean de Renou (1568-1620) le recommandait car, *il modère les veilles importunes des malades en les faisant dormir* *opportunément ; il apaise encore la furie des douleurs en endormant et obstupéfiant le sentiment.* Bauhin (1560-1624) indiquait une recette de vin soporifique : cinq ou six têtes de pavot noir cuites dans du vin jusqu'à réduction de moitié. Thomas Sydenham (1624-1689) disait que, sans lui, *la science thérapeutique serait incomplète et chancelante* et le conseillait pour procurer le sommeil, chasser les douleurs et ralentir les flux de ventre. Voici la recette de son laudanum : *Prenez vin d'Espagne, une livre ; opium, deux onces ; safran, une once ; cannelle et clous de girofle en poudre, de chacun un gros ; faites digérer tout cela ensemble au bain-marie pendant deux ou trois jours, jusqu'à ce que la liqueur ait une consistance requise ; passez-la ensuite et la gardez pour l'usage.* Cette prescription magistrale figurait encore dans le *Codex* de 1908, l'alcool à 30° ayant seulement remplacé le vin d'Espagne. On en donnait vingt gouttes, qui représentaient un grain, c'est-à-dire 0,05g d'opium. Pierre Pomet (1658-1699) affirmait que les Turcs, *lorsqu'ils veulent se battre, en prennent par excès, ce qui les met hors du bon sens, et, ensuite, vont au combat, tête baissée, sans se soucier du danger.* On lisait, presque deux siècles plus tard, dans le Mérat et De Lens (1829) : *Tous les peuples soumis aux dogmes de l'Alcoran font un usage journalier de l'opium... C'est pour eux un excitant agréable qui leur procure des sensations et des rêves voluptueux ; ils en prennent surtout pour s'exciter au combat, se donner du courage, braver la mort, etc. Pris trop abondamment, il les enivre, les rend furieux, leur fait commettre des meurtres ; il y en a qui, à force d'en faire usage, en prennent plusieurs gros par jour, ce qui est chez eux une sorte d'ivrognerie, qui donne lieu à des maladies diverses, comme la maigreur, l'abrutissement, le tremblement... Les mahométans fument aussi l'opium, qui paraît produire, de cette manière, des résultats presque analogues.* Baudelaire (1821-1867) n'avait pas encore écrit les *Paradis artificiels* (1851). Christoph Wilhelm Hufeland (1762-1836) écrivit, en 1829, un mémoire sur l'opium, reproduit plus tard dans son *Manuel de Médecine pratique*, dans lequel il affirmait sa place prédominante en thérapeutique, codifiant son emploi et insistant sur sa vertu palliative qui consiste *à alléger les souffrances et les douleurs du malade, à calmer son moral et à rendre la mort plus douce et plus facile*, qualité supplantant, à ses yeux, toutes les autres. La morphine sera isolée par Friedrich Sertürner (1783-1841), en 1806. Elle se substituera rapidement à l'opium dans toutes ses indications, sauf la diarrhée, la dysenterie et le choléra, pour lesquels, à la fin du XIXème siècle, il gardait la préférence des praticiens. On connaît la fortune de l'élixir parégorique dont les infirmeries militaires durent se séparer, le personnel l'utilisant comme substitutif du pastis. Pour mémoire, voici sa formule telle qu'on la trouvait dans le *Codex* de 1908 : *Poudre d'opium 5 g ; acide benzoïque 5 g ; Essence d'anis 5 g ; camphre 2 g ; alcool à 60° 985 g*. Fracastor, *Les trois livres*, 57, 298, 346 ; Matthiole, *Ibid.*, 591 ; Fuchs, *Ibid.*, 360 ; Dodoens, *Ibid.*, 293 ; Bauhin, *Ibid.*, 286 ; *Codex* 1908, 215 ; R. Teyssou, *Ibid.*

Opoponax. L'opopanax ou opoponax, était une gomme-résine fournie autrefois par *Pastinaca opoponax* L. ou *Opopanax chironium* Koch (ombellifères). Matthiole (1500-1577) l'identifiait sous le nom de *Panaces heracleum ou heraclium*, peut-être la plante connue sous le nom Berce blanc-ursine, dite également Patte d'ours ? Connue dès l'Antiquité, elle était donnée pour résoudre les engorgements, provoquer les règles et traiter les maladies hystériques. Elle entrait dans de nombreuses préparations, dont la thériaque et le mithridate. L'auteur du *Commentaire sur les six livres de Dioscoride* lui attribuait des qualités échauffantes (qui excitaient l'action organique, accéléraient la circulation et augmentaient la chaleur animale), ramollissantes, dessicatives (qui desséchaient les ulcères en absorbant le pus ou en arrêtant sa sécrétion) et résolutives (qui faisaient disparaître les engorgements). Il précisait : *l'ecorce de la racine échauffe et deseche mais moins que le suc, & a quelques vertus abstersives* (qui enlevaient les sécrétions à la surface des tissus lésés). Jean de Renou (1568-1620) la tenait en grande estime, pour *amollir, digérer, atténuer, adoucir, mondifier* (déterger), *résoudre et dissiper les ventosités*. Nicolas Lémery (1645-1715) confirmait ces indications, auxquelles il ajoutait les affections hystériques et la pourriture. Louis Vitet (1736-1809), en 1780, la trouvait encore discussive (elle dissipait les humeurs accumulées dans un engorgement ou une tumeur), résolutive (elle faisait disparaître les engorgements), siccative et carminative (elle chassait les gaz). Il la recommandait dans l'asthme et les obstructions. François Victor Mérat (1780-1851) et Adrien Jacques De Lens (1786-1851), en

1833, la considéraient comme tonique et excitante, ce qui en faisait un remède de choix dans les paralysies, les maladies du cerveau ou les affections chroniques. Le Dorvault de 1898, lui accordait encore une activité comme expectorant et antispasmodique. Fracastor, *Les trois livres*, 295, 311, 329, 369 notes ; Matthiole, *Ibid.*, 443 ; R. Teyssou, *Ibid.*

Orge, *Hordeum sativum* Jessen, *Hordeum vulgare* L., *Hordeum distichum*. Il était appelé orge mondé quand on avait ôté sa première pellicule. Matthiole (1500-1577) lui attribuait toutes sortes de bienfaits : traitement des affections oro-pharyngées, action diurétique et galactogène. La farine d'orge cuite avec du miel et des figues guérissait inflammations et abcès. Cette même farine cuite avec des fientes de pigeons et de la résine était souveraine contre toutes les indurations ; cuite avec mélilot et têtes de pavot, elle faisait disparaître *les douleurs de costés*. On l'associait à diverses autres substances pour traiter les écrouelles, les gratelles (gale), les fluxions des articulations, la goutte, les inflammations. Pour Fuchs (1501-1566), l'orge était froid et desséchant (qui desséchait les ulcères en absorbant le pus ou en arrêtant sa sécrétion) au premier degré. Il lui attribuait les mêmes propriétés curatives que Matthiole à cette nuance près qu'il le préconisait contre les morsures de polypes venimeux et de serpents. L'orge mondé était employé comme pectoral (spécifique des affections du poumon), émollient, humectant (qui augmentait la liquidité du sang), adoucissant. Il atténuait l'âcreté de la pituite qui descendait du cerveau et favorisait le sommeil. L'orge entrait dans la fabrication de la bière. On a extrait des touraillons, autrement dit des germes triés de malt de brasserie, un antiseptique intestinal qui a longtemps figuré dans les traités de thérapeutique et qu'on a cru spécifique du choléra, l'hordénine, alcaloïde dont on utilisait le sulfate à la dose de 1 à 2 g.. Fracastor, *Les trois livres*, 347, 348 ; Matthiole, *Ibid.*, 275-276 ; Fuchs, *Ibid.*, 307-309 ; Savy, *Traité de thérapeutique clinique*, Paris, 1938, 1, 452 ; Teyssou, *Ibid.*,

Orpiment. L'orpiment ou arsenic, corps simple hautement toxique, n'était connu des Anciens que sous forme d'orpiment, le sulfure jaune d'arsenic ou de realgar ou sandaraque, le sulfure rouge. On l'employait comme caustique en applications externes pour *consumer les chairs*. Selon Matthiole (1500-1577) : *Il a une vertu astringente* (qui avait la propriété de provoquer une rétraction des parties qu'il touchait et de ralentir ou d'arrêter les évacuations) *et corrosive* : *il fait venir des escarres avec un grand brulement & une vehemente cuiseur. Il oste les excroissances de la chair, & fait tomber le poil. Comme le sandarach et la chaux-vive, l'orpiment prins en breuvage* ronge *les intestins avec grandes douleurs*. Il faut donner dans ce cas du suc de mauve et de guimauve, de la décoction de graine de lin ou de riz, du lait miellé, du bouillon gras. Louis Vitet (1736-1809) assurait que *sa solution aqueuse détruit la gale et quelquefois les dartres récentes et exemptes de tout virus vénérien ou scrophuleux*... On le proposait, à la fin du XVIIIème siècle, pour le traitement du cancer. J.-B. Fonssagrive (1823-1884), en 1878, signalait sa présence dans les préparations épilatoires et dans le collyre de Lanfranc ou vin arsenical cuivreux, associant orpiment, eau de rose, verdet, myrrhe, aloès dilués dans du vin blanc, mixture appliquée sur les ulcères surinfectés. Fracastor, *Les trois livres*, 57, 237, 301, 344 ; Matthiole, *Ibid.*, 759, 819 ; R. Teyssou, *Ibid.*

Os du cœur. L'os du cœur du cerf et de la biche, *qui n'est autre chose que la crosse de l'aorte endurcie et presque ossifiée dans les vieux cerfs*, selon Nicolas Guibourt (1790-1867), était recommandé, de longue date, comme cordial (qui augmentait rapidement la chaleur du corps), alexipharmaque (anti-poison) et hémostatique. Fracastor, *Les trois livres*, 239 ; R. Teyssou, *Ibid.*

Oseille. L'oseille, *Rumex acetosa* L., surelle, vinette, fortifiait le cœur, excitait l'appétit, combattait les venins, arrêtait les flux de ventre et de sang. Matthiole (1500-1577) célébrait *sa vertu particuliere bonne aux morsures de chien enragé* : On commençait par rincer la plaie avec une décoction de la plante, puis, on appliquait l'herbe sur la morsure et enfin on faisait boire au malade une infusion de ses racines. Elle était souveraine contre toutes sortes de fièvres continues, malignes et pestilentielles. Leonhart Fuchs (1501-1566) recommandait l'oseille cuite dans du vin pour guérir les oreillons, les goitres, les écrouelles ; certains affirmaient obtenir le même résultat en suspendant les feuilles au cou du malade. Elle était efficace contre les piqûres de scorpion. Dodoens

(1517-1585) qui identifait cinq espèces d'*ozeilles* leur attribuait à toutes un *tempérament* tempéré en froideur et chaleur mais sèche quasiment au troisième degré, tout particulièrement la graine, également astringente (qui avait la propriété de provoquer une rétraction des parties qu'elle touchait et de ralentir ou d'arrêter les évacuations). Il les recommandait, cuites dans du vin, pour traiter les jaunisses, les lithiases urinaires et comme emménagogues (qui déclenchaient les règles) et diurétiques. Pour Vitet (1738-1809), l'oseille des prés, *Acetosa pratensis, Rumex acetosa,* était indiquée dans le scorbut, les fièvres ardentes, inflammatoires et putrides comme dans toutes les maladies à tendance putride. A contrario, il doutait de l'utilité des semences pour traiter la diarrhée, l'hémoptysie, l'hématurie. La racine ne rafraîchissant pas beaucoup, il était inutile de la prescrire dans les cystites ou les rétentions d'urine dues à l'inflammation du col de la vessie et de l'urètre. Elle gardait ses indications dans le traitement de l'ictère par rétention, la colique néphrétique lithiasique et, en application locale, dans la gale. Adolphe Gubler (1821-1879), tout en admettant ses propriétés diurétiques et antiscorbutiques, la cantonnait au rôle d'assaisonnement pour acidifier la soupe ou relever la fadeur des œufs durs. Fracastor, *Les trois livres*, 239, 266, 280, 298, 316 ; Matthiole, *Ibid.*, 302 ; Fuchs, *Ibid.*, 326 ; Dodoens, *Ibid.*, 384 ; Vitet, *Ibid.*, 338 ; R. Teyssou, *Ibid.*,

Oxycras. Mélange de vinaigre et d'eau employé dans les fièvres et les phlegmasies, qui devenait astringent (qui avait la propriété de provoquer une rétraction des parties qu'il touchait et de ralentir ou d'arrêter les évacuations) quand on augmentait la dose de vinaigre et qui avait, depuis Galien (129-201), la réputation d'être à la fois chaud et froid, résolutif (qui faisait disparaître les engorgements en ouvrant les pores ou en ramollissant l'humeur ou en calmant les mouvements des esprits) et apocroustique (astringent et répercussif) ou seulement répercussif (qui poussait et chassait les humeurs). En application externe, il empêchait la surinfection des ulcères, prévenait la gangrène, dissolvait les humeurs séreuses et œdémateuses. Jean de Renou (1568-1620) disait du vinaigre qu'il était *grandement incisif* (substance qui divisait les humeurs qu'on supposait épaissies et coagulées, faisait disparaître les obstacles qu'elles opposaient à la circulation des fluides de l'organisme), *attenuatif* (médicaments auxquels on attribuait la faculté de rendre les humeurs moins épaisses) *& penetratif* (principe actif subtil qui pénètre facilement), *& avec cela il reprime et rafraichist, voire qui plus est, il eschauffe bien souvent...* ses qualités sont *en partie chaudes, & en partie froides... mais quoy qu'il en soit il est certain qu'il panche plus du costé de la froideur que non pas de la chaleur.* Renou le préconisait en application sur les inflammations récentes non ulcérées et signalait qu'il piquait et brûlait appliqué sur *les parties ulcérées*. Fracastor, *Les trois livres*, 289, 369 notes ; Renou, *Ibid.* 242, Dechambre, *Dict. Encyclo. ...*, S2, **19**, 472.

Patience, dite également parelle, était aussi appelée lapathon. La racine de patience, ou rhubarbe sauvage, *Rumex Patientia* L., était conseillée comme traitement de la gale en tisane, mais aussi, mêlée à un corps gras, sous forme de pommade dont on frictionnait la peau. Depuis Arétée de Cappadoce (1er-2ème siècle), qui la préconisait dans l'éléphantiasis (lèpre), c'était le traitement de base de toutes les dermatoses non inflammatoires. Fuchs (1501-1566) situait son *tempérament* comme froid et sec au second degré. Il la recommandait bouillie dans du vin et bue, dans le traitement de la jaunisse. On suspendait les racines au cou des malades souffrant d'écrouelles et à celui de goitreux. Parmi ses autres indications, on trouvait la lithiase vésicale, l'aménorrhée, les piqures de scorpions. Dodoens (1517-1585) nuançait cette estimation jugeant que *ces herbes sont asses temperées en froideur & chaleur, mais elles sont seches jusque bien pres au tiers degré, principalement la graine, laquelle est aussi astringente* (qui avait la propriété de provoquer une rétraction des parties qu'elle touchait et de ralentir ou d'arrêter les évacuations). Il la prescrivait bue avec de l'eau ou du vin comme anti-diarrhéique. En revanche, il utilisait les feuilles comme laxatif doux. Vitet (1738-1809) la considérait comme un médiocre diurétique et comme un acceptable laxatif mais à forte dose. Il jugeait sa renommée pour traiter les dermatoses un peu usurpée car reposant sur son efficacité toute relative dans le traitement de la gale. Du moins, ajoutait-il, si elle ne faisait pas de bien, ne faisait-elle pas de mal ! Nicolas Guibourt (1790-1860) jugeait la division du genre rumex en deux groupes (oseille et patience) par Joseph P. Tournefort (1656-1708) injustifiée, car les deux espèces pouvaient être utilisées indifféremment les unes à la place des autres, dans les mêmes indications thérapeutiques. Le Dorvault, en 1898, la préconisait encore, en infusé, per os, dans le traitement de la gale. Fracastor, *Les trois livres*, 280, 316 ; Fuchs, *Ibid.*, 326 ; Dodoens, *Ibid.*, 384 ; Vitet, *Ibid.*, 80 ; R.Teyssou, *Ibid.*

Perle. Matthiole (1500-1577) rappelait que Sérapion et Avicenne disaient des perles *qu'elles sont singulieres aux passions et faiblesses de cœur, meslees es collyre eclaircissent la veuë, & dessechent l'humeur qui tombe dans les yeux.* Framboisière (1560-1636), un siècle plus tard confirmait cette constatation et rappelait les vers de Rémi Belleau (1528-1577) :

Perle gentille, mise en poudre
Qui sçait l'humeur fondre et dissoudre,
Qui nous rend froids et catarreux,
Et qui de vertu non connuë
Eclaircit et chasse la nuë
Qui nous flotte dedans les yeux.

Pour secrettement unique
Pour purger le melancholique,
*Ou cil (*celui*) qui seche languissant*
D'une fievre ou d'un mal de teste :
Poudre qui doucement arreste
Le flux qui coule rougissant[30].

Les perles, constituées de carbonate de calcium et de substances azotées, étaient considérées comme astringentes (qui avait la propriété de provoquer une rétraction des parties qu'elles touchaient et de ralentir ou d'arrêter les évacuations) cordiales (qui augmentaient rapidement la chaleur du corps), alexitères et stimulantes c'est-à-dire bonnes pour le cœur, propres à combattre venins, poisons et miasmes, capables de rendre ses forces à un organisme fatigué. Du fait de leur nature chimique, les perles, comme la nacre, étaient particulièrement appréciées comme anti-acides. Elles entraient dans la composition de nombreuses préparations comme le diarrhodon et le diamargariton. Le

[30] Remi Belleau, *Ibid.*, 592.

diarrhodon était un électuaire confectionné avec des roses rouges, du santal, de l'aloès, du nard, de la cannelle, de l'os de cœur de cerf, du mastic, de la cardamome, de la gomme adraganthe et arabique, de la réglisse, des semences d'anis, de fenouil, de basilic, de melon, de concombre, ingrédients auxquels on ajoutait de l'ambre gris, du musc et des perles préparées ; au même titre que tous les absorbants, il était destiné à fortifier le foie et l'estomac. Le diamargariton froid, *diamargaritum frigidum*, était composé de perles broyées, de pourpier, de pavot blanc, de santal, d'aloès, de gingembre, de lotus, de bourrache, de myrtille et de corail blanc ; il était souverain contre les syncopes, les défaillances du cœur et l'asthme. Pour Brice Bauderon (1539-1623), *il fortifie les forces débiles, aide à la syncope, à la toux ; recrée* (ranime) *les asthmatiques, tabides* (malades atteints de consomption) *et ceux qui sont extenuez et abbatus de quelque longue maladie de cause chaude et les rétablit en leur première vigueur.* Dans les dentifrices, les perles jouaient le rôle d'abrasif doux. Pierre Pomet (1658-1699) mettait en garde contre la kyrielle des préparations à base de perles comme les huiles, les teintures, les essences, *qui sont plus propres à attraper l'argent des idiots que d'apporter aucun soulagement.* Fracastor, *Les trois livres*, 239, 275, 276 ; Matthiole, *Ibid.*, & 99 ; Remi Belleau, *Ibid.*, 590 ; R. Teyssou, *Ibid.*

Perroquet : voir aloès (Fuchs).

Persil. Le persil, *Apium hortense*, *Petroselinum hortense* Hoffmann, *Apium petroselinum* L., *Petroselinum sativum* traitait l'ictère, les calculs urinaires et les rétentions d'urines. Fracastor (1478-1553) le prescrivait dans la rougeole. En application externe, on le disait résolutif (activité anti-inflammatoire qui dissipait les engorgements). C'était une des cinq racines apéritives (qui ouvraient les pores et les canaux de l'organisme) majeures avec l'ache, le fenouil, l'asperge et le fragon. Fuchs (1501-1566) le disait *chaut au second degré, & sec au milieu du troisiesme*. Au fil des siècles, il déserta la boutique de l'apothicaire pour celle du marchand de primeurs. Matthiole (1500-1577) s'étendait néanmoins longuement sur les vertus thérapeutiques que cette plante partageait avec la coriandre : *Il est profitable aux inflammations des yeux avec griotte sèche, ou du pain : il appaise* *les chaleurs de l'estomac : resout les duretés des mammelles causées du lait caillé au dedans. Mangé cuit ou cru fait uriner. La decoction de l'herbe & de la racine prinse en breuvage résiste aux venins, car elle fait vomir : elle reserre le ventre. La graine est plus forte pour faire uriner : sert contre les venins des serpens, & la litharge beuë, & dissout les ventosités.* Dodoens (1517-1585) ajoutait à ces indications les obstructions d*u foye, des reins, & de toutes les parties intérieures*, la toux. Au XVIIIème siècle, Vitet (1738-1809) employait le suc exprimé ou l'infusion des feuilles comme diurétique doux. Il appliquait des cataplasmes de feuilles récentes sur les seins engorgés de lait. Faute de contrôle expérimental, il doutait de l'activité de l'*Apium petroselinum* L. dans les lithiases urinaires, les hydropisies, les affections hépatiques, spléniques ou mésentériques sans inflammation ni spasmes. Gubler ((1823-1879) signalait dans le persil la présence d'un principe actif isolé en 1849 par Augustin E. Homolle (1801-1883) et Joret, l'apiol, abortif et emménagogue (qui déclenchait les règles). Sinon, les indications du persil restaient celles du siècle passé : fébrifuge pour le suc et diurétique pour la racine qui était résolutive (activité anti-inflammatoire qui dissipait les engorgements) sur les piqûres d'insecte et les engorgements mammaires. Heursel De Meester recommandait la décoction de persil en lavements dans les diarrhèes. Fracastor, *Les trois livres*, 345 ; Matthiole, *Ibid.*, 454 ; Fuchs, *Ibid.*, 505 ; Dodoens, *Ibid.*, 420 ; Vitet, *Ibid.*, 86 ; Gubler, *Ibid.*, 248 ; Heursel De Meester, *Ibid.*, 36 ; R. Teyssou, *Ibid.*

Peucedanum. Cette ombellifère appelée *Peucedanum officinale*, Peucedan, queue de cochon, fenouil de porc, était dotée d'un *tempérament* échauffant (qui excitait l'action organique, accélérait la circulation et augmentait la chaleur animale), au second degré avec véhémence, et desséchant (qui desséchait les ulcères en absorbant le pus ou en arrêtant sa sécrétion) au troisième plus modérément, selon Fuchs (1501-1566) qui conseillait de s'oindre le nez d'huile rosat pour éviter les céphalées et les étourdissements causés par l'inhalation du parfum de ce suc quand on extrayait son jus des racines ou des tiges. Le peucedanum était doté par Matthiole (1500-1577) de nombreuses facultés thérapeutiques : le jus des racines ou des tiges appliqué avec du vinaigre et de l'huile rosat, traitait les accès de frénésie et les léthargies, les vertiges, les céphalées persistantes, l'épilepsie, les paralysies, les convulsions et la sciatique. Son parfum ramenait à la conscience les femmes atteintes de suffocation de matrice et chassait les serpents. Avec de l'huile rosat, instillé dans l'oreille ou dans une dent cariée, il calmait la douleur. Pris avec un œuf, il calmait la toux, facilitait la respiration, calmait les douleurs abdominales et les ballonnements. Son activité eutocique était reconnue ainsi que son action, pris en breuvage, sur les douleurs vésicales et rénales, sur les obstructions de la matrice. La racine avait les mêmes indications ; en décoction : elle cicatrisait les ulcères. Louis Vitet (1730-1809) avait la même opinion que ses prédécesseurs et croyait encore aux qualités médicatrices du *Peucedanum officinale* : *Racine, puissant urinaire, avantageuse dans la colique néphrétique par des graviers, la difficulté d'uriner par des humeurs pituiteuses, l'asthme pituiteux, & la jaunisse par obstruction des vaisseaux biliaires sans douleur ni penchant vers l'inflammation ; elle échauffe beaucoup, elle altère et constipe. Le suc exprimé de la racine, mis sur les ulcères sanieux, fétides & insensibles passe pour les déterger*... Le Dorvaut mentionnait encore en 1898 le peucedanum comme un excitant et un antihystérique et signalait l'extraction récente de son principe actif, la peucédanine, qui est antimitotique. Fracastor, *Les trois livres*, 296 ; Fuchs, *Ibid.*, 412 ; Matthiole, *Ibid.*, 467-468 ; Vitet, *Ibid.*, 90 ; Dorvault, 1850, *Ibid.*, 416 ; Dorvault, 1898, *Ibid.*, 689.

Phaseole épineux : voir Smilax aspera.

Phu : nom donné à la grande valériane.

Pierres précieuses. On attribuait diverses vertus curatrices aux pierres précieuses : l'hyacinthe, qualifiée par Johannes Schröder (1600-1664) de corroborative (moyens dont l'emploi est propre à augmenter de façon durable la force de la constitution) et d'antipestilentielle, outre ses qualités cardiaques (tonique et stimulant spécifique du cœur), protégeait de la contagion et prévenait l'épilepsie du jeune enfant ; l'émeraude, portée au doigt, préservait de l'épilepsie, fortifiait la mémoire, permettait de résister aux tentations de la chair. Selon Schröder, *elle remédie aux* *morsures de bêtes qui ont du venin, à la peste, & aux fièvres pestilentielles* ; le saphir, froid, sec, astringent (qui avait la propriété de provoquer une rétraction des parties qu'il touchait et de ralentir ou d'arrêter les évacuations), consolidatif, alexipharmaque (qui protégeait des poisons), cordial (qui augmentait rapidement la chaleur du corps) et ophtalmique aux dires de Schröder, réconfortait le cœur, combattait les poisons, rendait heureux ceux qui le portaient, guérissait les ulcères de l'intestin et certaines maladies de l'œil ; la topaze était réputée pour son action hémostatique et prévenait les maladies mentales. Fracastor, *Les trois livres*, 245 ; Schröder Johannes, *La pharmacopée raisonnée*, Lyon, 1698, 276, 280, 282 ; R. Teyssou, *Ibid.*

Pilules dites *Tartarées* : voir turbith.

Pimpinelle, Pimprenelle, *Sanguisorba minor* J.B., *Pimpinella hortensis* Ger., *Piminella sanguisorba minor hirsuta*. Que ce soit la grande, *Sanguisorba officinalis* L. ou la petite, *Sanguisorba minor* Scopoli, elles possédaient toutes deux les mêmes potentiels thérapeutiques. Pour les vieux auteurs, pimprenelle se disait *pimpinella* en latin, source d'éventuelles confusions. Néanmoins les indications de la pimprenelle étaient spécifiques : apte à tarir les hémorragies, ce que justifiait son nom (*Sanguisorba*), elle était également efficace dans la phtisie et la fluxion de poitrine, prise à l'intérieur ou en application, dans ces trois indications. Fuchs (1501-1566) disait à propos du *tempérament* de cette plante : *Ayant la pimpinelle une grande acuité au goust, sans point de faute elle sera chaude & seche au second degré : voyre qu'elle passe le second & approche quasi jusqu'au tiers.* Il prescrivait la racine à tenir dans la bouche contre la peste et le mauvais air, *car elle est singulierement contraire aux venins, & engarde les hommes d'estre surprins de la peste.* Dodoens (1517-1585) en distinguait deux, la grande et sauvage, la petite et cultivée. Elles étaient astringentes (qui avait la propriété de provoquer une rétraction des parties qu'elles touchaient et de ralentir ou d'arrêter les évacuations), sèches au troisième degré, froides, au second, contrairement à ce que prétendait Fuchs. Sa décoction guérissait la dysenterie, les hémoptysies, les hématuries, toutes les hémorragies.

On obtenait les mêmes résultats avec la poudre des graines et des feuilles bues dans du vin ou de l'eau ferrée, *ou tenue verde en la main comme aucuns disent.* Les feuilles macérées dans du vin reconfortaient le cœur et prévenaient ses défaillances. Jean de Renou (1568-1620) distinguait la pimpinelle des jardins, cultivée, et celle des champs, sauvage, mais les classait toutes deux comme saxifrage, plante herbacée qui poussait dans les fissures des vieilles murailles. Elles correspondaient sans doute à *Pimpinella magna* L. et *Pimpinella saxifraga* L.. Schröder (1600-1664) les rangeait parmi les plantes chaudes et dessicatives (qui desséchait les ulcères en absorbant le pus ou en arrêtant sa sécrétion), apéritives (qui ouvraient les pores et les canaux de l'organisme), abstersives (qui enlevaient les sécrétions à la surface des tissus lésés), lithontriptiques (qui brisaient les lithiases), vulnéraires (cicatrisant les plaies). Antidotes du mercure, il les recommandait néanmoins dans le traitement de la vérole. Elles étaient renommées pour guérir les lithiases urinaires, les morsures de chiens enragés, les obstructions et les tumeurs squirreuses du foie et de la rate, et par conséquent la jaunisse et l'anasarque, les fièvres malignes et la peste. Haller (1708-1777) la trouvait modérément vulnéraire et astringente et la préconisait pour les hématuries, les hémorragies, les diarrhées. Certains prétendaient qu'en l'appliquant sur une morsure de chien enragé après application d'une ventouse sur la plaie et en buvant sa décoction pendant sept jours, on prévenait la maladie, mais c'était probablement une vieille recette inefficace. Vitet (1738-1809) différenciait la petite de la grande pimprenelle et leur consacrait deux articles séparés de sa *Pharmacopée médico-chirurgicale* de 1780. Les feuilles et plus encore la racine de la Petite, *Pimpinella minor, Poterium sanguisorba,* échauffantes (qui excitaient l'action organique, accéléraient la circulation et augmentaient la chaleur animale), fortifiaient l'estomac, étaient prescrites dans les diarrhées. En revanche, elles n'avaient aucune efficacité dans la rage, les hémorragies, l'hémoptysie et la tuberculose. La racine de la Grande, *Pimpinella sanguisorba major, Sanguisorba officinalis*, n'était guère appréciée de Vitet. En effet, probablement dépourvue d'action diurétique, rien ne prouvait qu'elle eût la moindre activité dans les diarrhées, l'asthme, la dysenterie, la rage et tout semblait indiquer qu'elle était dangereuse dans les spoliations sanguines qu'elle aggravait. Le

Dorvault de 1850 regardait la *Sanguisorba officinalis* comme galactophore, astringente (qui avait la propriété de provoquer une rétraction des parties qu'elle touchait et de ralentir ou d'arrêter les évacuations), diurétique, vulnéraire (cicatrisant des plaies). Le XIXème siècle avait conservé l'usage des feuilles, comme condiment dans la salade, d'une part, comme diurétique, astringent, cicatrisant des plaies et stimulant de la lactation, d'autre part. La racine contenait une huile volatile encore utilisée au XIXème siècle, à l'intérieur, dans les dyspepsies hyposthéniques, la typhoïde, la bronchite chronique, l'ascite. Fracastor, *Les trois livres*, 280, 328 ; Fuchs, *Ibid.*, 419 ; Schröder, *Ibid.*, **1**, 392 ; Dodoens, *Ibid.*, 105 ; Haller, *Ibid.*, **1**, 235 ; Vitet, *Ibid.*, 91-92 ; Dorvault 1850, 435, R. Teyssou, *Ibid.*

Pilules aggrégatives. Elles associaient aloès, turbith (sulfate jaune de mercure), diagrède, myrobolans, suc d'aigremone et d'absinthe, agaric, polypode, coloquinte, mastic, roses rouges, sel gemme, épithyme, anis, gingembre, électuaire rosat cholagogue, etc. Elles étaient dites agrégatives car susceptibles de rassembler les humeurs de façon à les purger collectivement. De Meuve (?- ?) les considérait comme *très propres aux incommodités du cerveau, du foye & de l'estomac, pourvû qu'il ny ait point d'obstruction, car elles purgent de ces parties & des organes des sens, la pituite, & l'une et l'autre bile*. Fracastor, *Les trois livres*, 329, 369 notes ; Fracastor, *La syphilis...,* traduction et commentaires d'Alfred Fournier, Paris, 1869, 180 ; De Meuve, *Ibid.*, 466.

Pilules dites *arthritiques*. Elles contenaient de l'aloès, de la scammonée, de l'hermodacte, du turbith végétal, de l'agaric, etc. ; les pilules indiennes : de la poudre d'hière, du stoechas, de lépithyme, des myrobolans, de l'ellébore noir, du polypode, de l'agaric blanc, de la coloquinte, du lapis lazuli ; les pilules d'hermodacte comportaient de l'hermodacte évidemment, de l'aloès, des myrobolans, du turbith, de la coloquinte, du bdellium, du sagapenum, du castoreum, de l'opoponax, du safran, etc… Enfin, les pilules de lapis lazuli étaient composées de poudre d'hiera picra, d'agaric, de scammonée, d'ellébore noire, de lapis lazuli, etc… De Meuve (?- ?) les conseillait pour la goutte et les arthralgies *causées par une humeur chaude*. L'effet laxatif était foudroyant ! Fracastor, *Les trois livres*, 329, 369 notes ; Fracastor, *La syphilis...*, traduction et commentaires d'Alfred Fournier, Paris, 1869, 180 ; Bauderon, *Ibid.*, 458 ; De Meuve, *Ibid.*, 466.

Pilule commune ou pilule Ruffi ou de Rufus. D'après De Meuve, *elles aident la coction, & empêchent la pourriture, d'où vient qu'elles sont merveilleuses contre la peste*. Fracastor (1478-1553) les prescrivait dans cette indication préventive à la dose de deux ou trois pilules avant le souper tous les trois jours. Elles contenaient de l'aloès, de la myrrhe, du safran, du vin aromatique ou du vin miellé (oinomel) ou du sirop d'absinthe. Jean de Renou (1568-1620) partageait l'avis de Fracastor concernant l'effet curatif de cette médication : il était nul. En revanche, son effet préventif était réel car l'aloès purgeait les excréments, la myrrhe permettait de résister à toute pourriture et infection de l'air et le safran fortifiait le cœur et revitalisait l'organisme. Fracastor, *Les trois livres*, 287 ; Renou Jean de, *Le grand dispensaire médicinal,* Lyon, 1623, 746-747 ; De Meuve, *Ibid.*, 468.

Plantain. Le plantain majeur ou *Plantago major* L., était employé comme astringent (qui diminuait les sécrétions et resserrait les tissus), dans les diarrhées, au même titre, du reste, que les autres variétés (*Plantago lanceolata et media*) mais avec moins d'efficacité peut-être. Galien (129-201) et Dioscoride (1er siècle) l'avaient en grande estime pour le traitement des fièvres intermittentes, des catarrhes (inflammations) des voies digestives, des ophtalmies (inflammations de l'œil), des stomatites, des hydropisies, des crachements de sang, des maladies de la vessie. Les feuilles de plantain, dessicatives (qui desséchaient les ulcères en absorbant le pus ou en arrêtant sa sécrétion) et astringentes (qui avaient la propriété de provoquer une rétraction des parties qu'elles touchaient et de ralentir ou d'arrêter les évacuations), étaient donc hémostatiques et cicatrisantes. On les prescrivait dans le traitement des ulcères de toutes natures, des charbons, des morsures de chien, des brûlures, des inflammations, des apostèmes (Matthiole). Fuchs (1501-1566), un peu embarrassé, décrivait ainsi son *tempérament* : *Le plantain est de temperature meslee : car il ha quelque aquosité froide, & ha quelque peu d'austere qui est terreux, sec, & froid : pour autant il refrigere & deseche ensemble : Et en un & en* *l'autre il est du second degré, tenant le moyen.* En 1780, dans sa *Pharmacopée*, Louis Vitet (1738-1809) procédait à une exécution en règle des présumées vertus thérapeutiques accordées au plantain par les vieux auteurs : *Feuilles, diminuent rarement la diarrhée essentielle, les pertes de sang utérines par pléthore, l'hémoptysie essentielle & les fleurs blanches. La racine n'est pas accompagnée d'un succès plus heureux dans ces espèces de maladies, particulièrement dans les pertes de sang utérines par pléthore. Elles ne sont utiles ni l'une ni l'autre contre la morsure des animaux enragés & des vipères. Extérieurement, les feuilles récentes sont d'un faible secours pour la cicatrice des plaies. L'eau distillée des feuilles de plantain est moins avantageuse dans toutes les espèces de maladies où l'on a coutume de la prescrire, que l'eau du Rhône filtrée.* On se demande comment, après ce réquisitoire, Adolphe Gubler (1821-1879), pouvait encore écrire en 1868 : *On emploie le plantain en décoction avec d'autres astringents, pour injections, gargarismes et fomentations. L'eau distillée de la plante fleurie, associée ordinairement à celle de rose, constitue un collyre très fréquemment usité dans la blépharite et la conjonctivite.* Fracastor, *Les trois livres*, 353 ; Matthiole, *Ibid.*, 315 ; Fuchs, *ibid.*, 28 ; Vitet, *Ibid.*, 240 ; R. Teyssou, *Ibid.*

Pomme. La pomme, fruit du pommier commun, *Pirus Malus* L., astringente (qui avait la propriété de provoquer une rétraction des parties qu'elle touchait et de ralentir ou d'arrêter les évacuations), était utilisée sous forme de distillat de pommes pourries dans des affections externes comme les brûlures, les ulcères malins, la gangrène. La pomme cuite était appliquée en cataplasmes sur les plaies et contusions des yeux. Matthiole (1501-1577) recommandait les pommes douces dans les passions mélancoliques et les pleurésies pour lesquelles il suggérait de faire cuire le fruit sur les cendres chaudes, de l'arroser abondamment de suc de réglisse, de farine et de sucre et de le donner à manger au pleurétique matin et soir avant les repas, ce dont le malade se trouverait fort bien. Julien le Paulmier (1520-1588) dans son traité *De vino et pomaceo, Paris*, 1588, préconisait le cidre comme antidépresseur : *Ce cidre... cuit et prépare tous humeurs cruds, excite l'appétit, fortifie l'estomac & le foie, mesure la chaleur naturelle de toute la personne : propre pour les mélancholiques,* *les hypochondriaques & pour toute débilité de chaleur naturelle de cause froide.* Schroeder (1600-1664) confirmait cette indication du cidre dans les *affections mélancoliques* et dans l'hypocondrie, surtout s'il avait fermenté avec des raisins de Damas. Il recommandait le sirop de pomme douce, cordial (qui augmentait rapidement la chaleur du corps), efficace contre les syncopes, les palpitations et les affections dépendant de la bile. Favorable à l'estomac, il apaisait la soif et soulageait les fièvreux. Moyse Charas (1619-1698) proposait un *syrop* de pommes simple confectionné avec deux livres de jus de pomme et quatre livres de sucre fin cuits à feu doux jusqu'à consistance sirupeuse aux propriétés cordiales bien connues et un sirop de pommes composé, sirop du roi Sapor (Schroeder), associant le suc de pomme et ceux de bourrache et de buglosse, du séné, du tartre blanc, du safran et de l'esprit de vin. Cette préparation, qui purgeait en douceur les humeurs bilieuses et mélancoliques, était toute indiquée dans la manie et les passions hypocondriaques. On la prescrivait dans les fièvres quartes et dans la gale comme dans la plupart des dermatoses. Haller (1708-1777) vantait les qualités du cidre helvétique du bailliage de Thurgau, canton du nord est de la Suisse, et assurait qu'il dissolvait les lithiases urinaires. De toutes façons, Haller affirmait qu'*il n'est aucun aliment qui convienne mieux que les pommes aux personnes qui ont la fièvre, leur qualité acide les rendant propre à ranimer l'appétit et à rafraîchir sans aucun inconvénient. Il n'y a pas longtemps qu'en Angleterre on a commencé à conseiller aux asthmatiques la décoction de ce fruit, qui leur convient mieux que les fruits d'été, parce que ceux-ci agissent sur nos humeurs en qualité de fondans* (médicament externe ou interne qui résolvait les engorgements). En 1868, Gubler (1821-1879) consacrait plusieurs lignes de ses *Commentaires thérapeutiques du codex medicamentarius* aux vertus thérapeutiques des pommes : *Les pommes, surtout les reinettes, servent à préparer par décoction une tisane fort agréable aux malades atteints de fièvre, d'embarras gastrique, d'état bilieux, d'ictère, etc. Elle est parfois légèrement laxative. On l'a vantée contre l'asthme, la phthisie, et, plus justement, contre la gravelle... Les cataplasmes de pommes cuites s'appliquent sur les furoncles et les inflammations des paupières.* C'est Henry Braconnot (1780-1855) qui découvrit la pectine en 1825. Fracastor,

Les trois livres, 286, 303, 360 ; Matthiole, *Ibid.*, 165 ; Schroeder, *Ibid.*, **1**, 408 ; Charas Moyse, *Pharmacopée royale galénique et chymique*, Lyon, 1753, 172-174 ; Haller, *Ibid.*, **2**, 56, 57 ; Gubler, *Ibid.*, 267 ; R. Teyssou, *Ibid.*

Pouliot. Le pouliot ou poliot, *Mentha Pulegium* L. dont l'odeur avait la réputation de chasser les puces, favorisait les règles (emménagogue), surtout associée à du fer, et facilitait la digestion. On le prescrivait dans l'asthme, la toux, l'oppilation (obstruction) de la rate, la goutte et les morsures de serpent. Fuchs (1501-1566) décrivait ainsi son *tempérament* : *D'autant que le poliot est acre, & aucunement* (jusqu'à un certain point) *amer, d'autant aussi qu'il eschauffe, & subtilise grandement : on le tient chaud, & sec au tiers degré.* Il le recommandait, en breuvage, associé au miel et à l'aloès, pour les encombrements respiratoires, les spasmes, les convulsions et le prescrivait pour purger et évacuer la mélancolie. Pris en breuvage avec du vin, il le donnait pour les morsures des bêtes venimeuses. Plus pittoresque, cette pratique qu'il rapportait : *Noz domestiques, tiennent, qu'une couronne de Poliot est meilleure pour estourdissements, & vertiginosité, qu'un chappeau de roses. Car lon dit mesmement, qu'il oste & enleve douleurs de teste : estant mis dessus*. Vitet (1738-1809) jugeait les feuilles plus actives que celle de la menthe et supposait qu'elles échauffaient et altéraient beaucoup plus, ce qui justifiait leur prescription dans *l'asthme humide, la toux catarrhale, la suppression du flux menstruel par l'impression des corps froids & avec cachexie*, la chlorose, le rachitis, l'asthénie. Il précisait toutefois : *D'ailleurs il manque d'observations suffisantes pour déterminer leurs vertus. In cauda venenum.* Gubler (1821-1879) ne lui reconnaissait pas de vertus emménagogues (qui déclenchaient les règles), antispasmodiques ou antigoutteuses. La fin du XIXème siècle n'en gardait que l'indication, exceptionnelle, d'excitant nervin. Fracastor, *Les trois livres*, 280, 303, 328 ; Fuchs, *Ibid.*, 141 ; Vitet, *Ibid.*, 490 ; Gubler, *Ibid.*, 201 ; R. Teyssou, *Ibid.*

Pulmonaire. La *Pulmonaria officinalis L.,* appelée aussi herbe aux poumons, coucou bleu, sauge de Jérusalem, avait été signalée par Matthiole (1500-1577), en 1554, comme dotée d'*une réelle efficacité pour la guérison des ulcères du poumon*. Les taches blanches qui parsemaient ses feuilles étaient comparées aux lésions du poumon dans la tuberculose : certains y ont vu une application de la théorie des signatures (la théorie des signatures établissait qu'on pouvait déduire les propriétés thérapeutiques des corps à partir de la ressemblance de forme ou de couleurs de ces corps avec quelques-unes des parties de l'organisme) pour expliquer son choix comme traitement spécifique de la phtisie. Il la recommandait aussi pour guérir *les plaies, les ulcères des parties honteuses...* Emolliente, pectorale (spécifique des affections du poumon), sudorifique, adoucissante et astringente (qui avait la propriété de provoquer une rétraction des parties qu'elle touchait et de ralentir ou d'arrêter les évacuations), elle se prescrivait en décoction dans les affections respiratoires. Fuchs (1501-1566) se distinguait de ses collègues botanistes et thérapeutes dans leur appréciation du *tempérament* de l'Herbe aux *Poulmons* : *A mon jugement, que les recens errent, en opinant que cette herbe est froide et humide : car elle est fort astringente, en sorte qu'on peut dire qu'elle est de mesme temperament que le chesne, dans lequel elle croist. Parquoy elle desseche & eschauffe un peu au milieu des choses qui sont froides en leurs especes.* Il la prescrivait en début de traitement contre les phlegmons. Pour Lémery (1645-1715), les pulmonaires, *Pulmonaria maculosa et angustifolia*, étaient *humectantes* (qui augmentaient la liquidité du sang), *détersives* (qui nettoyaient plaies et ulcères), *cosolidantes, vulnéraires* (cicatrisant des plaies), *propres pour les maladies du poumon & de la poitrine, pour exciter le crachat...* Vitet (1738-1809) lui consacrait neuf lignes de sa *Pharmacopée* et concluait avec cette formule concise : *Feuilles recommandées dans les mêmes espèces de maladies que les feuilles de buglose, sans être fondé sur l'observation.* Gubler (1821-1879) estimait que cette plante insignifiante, mucilagineuse, faiblement astringente (qui avait la propriété de provoquer une rétraction des parties qu'elle touchait et de ralentir ou d'arrêter les évacuations), pouvait être prescrite pour adoucir et calmer. Fracastor, *Les trois livres*, 305, 306 ; Matthiole, *Ibid.*, 582-583. ; Fuchs, *Ibid.*, 437 ; Lémery, *Ibid.*, 638 ; Vitet, *Ibid.*, 149 ; Gubler, *Ibid.*, 270 ; Fournier, *Plantes médicinales*, **3**, 283-285 ; R. Teyssou, *Ibid.*

Pyrèthre d'Afrique. Pyrètre pour Fracastor, *Anacyclus Pyrethrum* D.C. (*Anthemis pyrethrum* L.) ou *Pyrethrum officinale* N., pour François V. Mérat (1780-1851) et Adrien De Lens (1786-1846), en 1833. Matthiole (1500-1577) en avait vanté les qualités pour attirer la pituite. Mâchée, elle purgeait, à juste titre, le phlegme du cerveau. Mélangée au vinaigre, en bain de bouche, elle calmait les douleurs des dents. Il la recommandait aussi contre la paralysie et les froideurs des membres. Sa racine était chaude, brûlante au goût. On l'utilisait, pour ses qualités dessicatives (qui desséchaient les ulcères en absorbant le pus ou en arrêtant sa sécrétion), atténuantes (qui fluidifiaient les humeurs), incisives (qui diminuaient leur viscosité) et sudorifiques, comme antalgiques dentaires, sialagogues et sternutatoires. Fuchs (1501-1560) l'appelait pied d'Alexandre et lui attribuait un *tempérament* chaud et sec au troisième degré, et même au quatrième pour certains auteurs. Surtout utilisé à l'extérieur, il était néanmoins administré en infusions dans la léthargie, la paralysie, certains rhumatismes. Renou (1568-1620) rappelait que cette plante *a prins son nom de l'effect de sa qualité bruslante, & de l'impression ignée que sa racine laisse sur la langue après l'avoir masché*… ce qui en faisait la *médecine* idéale pour attirer la pituite dans la bouche, et notamment celle du cerveau. Il était donc logique qu'elle soit recommandée pour les douleurs dentaires, les céphalées chroniques, l'apoplexie, l'épilepsie, la paralysie *& à tous autres semblables qui arrivent par congestion, d'une humeur pituiteuse qui se faict dans le cerveau.* Bien évidemment, Vitet (1738-1809) ne partageait nullement cet enthousiasme d'un autre âge. Certes, pour provoquer une hypersialorrhée, le pyrèthre était un moyen infaillible mais au prix d'une inflammation des muqueuses pituitaires, sans compter le risque d'irritation gastrique et intestinale. Il recommandait donc la plus grande prudence et le réservait à l'usage externe, *jusqu'à ce que de nouvelles observations ôtent tout soupçon de danger, & établissent ses vertus.* Si l'on en croit Nicolas Guibourt (1790-1867), les Egyptiens et les Romains l'appréciaient comme condiment, au même titre que le poivre, mais s'agissait-il du même pirèthre ? Il semble que Dioscoride (1er siècle) ait décrit comme pyrèthre, une plante apparentée aux thapsies et aux saxifrages, En 1878, Jean-Baptiste Fonssagrives (1823-1884), le mentionnait encore comme sialagogue, présent dans une multitude de dentifrices ou de préparations pour la bouche, dont le surprenant masticatoire irritant de Buttler composé de piment, pyrèthre, liquidambar et mastic. Fracastor, *Les trois livres*, 237 ; Matthiole, *Ibid.*, 463 ; Fuchs, *Ibid.*, 834 ; Renou, *Les œuvres pharmaceutiques*, Lyon, 1637, 260 ; Vitet, *Ibid.*, 206 ; R. Teyssou, *Ibid.*

Quintefeuille. Depuis Hippocrate (-460/-377), la quinte-feuille ou quintefeuille, pentaphyllon, main de Mars, patte de pigeon, *Potentilla reptans* L. était utilisée pour ses racines, contre les fièvres intermittentes. Ses qualités astringentes (qui avaient la propriété de provoquer une rétraction des parties qu'elles touchaient et de ralentir ou d'arrêter les évacuations) la recommandaient en gargarismes dans les esquinancies (angines). Dans ses *Commentarii in sex libros Pedanii Dioscoridiis,* 1554 (Commentaires en six livres de Pedanus Dioscoride) Matthiole (1500-1577) disait bien de cette plante qu'elle avait *grandes propriétés.* En effet, sa décoction calmait les douleurs dentaires, cicatrisait *les ulcères pourris* de la muqueuse buccale et les pharyngites. Prise en breuvage, elle traitait les diarrhées et la dysenterie, les sciatiques et la goutte. Cuite dans le vinaigre, utilisée en topique, elle contenait les ulcères *rongeants*, elle réduisait les écrouelles, les tumeurs, les indurations, les abcès, les panaris, la psore. Le jus de la racine fraîche était prescrit dans les maladies du poumon, du foie et contre les venins. L'infusion des feuilles dans le vin ou l'eau miellée avec un peu de poivre, prise en boisson, traitait les accès fébriles, et l'on trouvait ici à nouveau une résurgence de la théorie des signatures (la théorie des signatures établissait qu'on pouvait déduire les propriétés thérapeutiques des corps à partir de la ressemblance de forme ou de couleurs de ces corps avec quelques-unes des parties de l'organisme) dans ce conseil de Matthiole : *Prenant en la* (fièvre) *quarte, les feuilles de quatre branche, en la tierce, de trois, en la quotidiane, d'une*. Ses qualités astringentes la recommandaient en gargarismes dans les esquinancies (angines). Fuchs (1501-1566) attribuait à cette plante *fort gluante, & un peu amere* un tempérament chaud et sec. Au XVIIème siècle, on la prescrivait encore dans la goutte, la sciatique, la gale, l'ergotisme, les écrouelles, les dartres, les empoisonnements et toutes les maladies pulmonaires ou hépatiques. Louis Vitet (1730-1809) la préconisait dans la dysenterie, dans les hémorragies internes, dans la jaunisse par rétention, dans la tuberculose, la goutte, les convulsions, les fièvres intermittentes. En usage externe, elle soignait les ophtalmies infectieuses, cicatrisait les ulcères buccaux scorbutiques et fortifiait les gencives. Vitet ajoutait prudemment : *L'observation seule peut décider de l'existence de ces vertus*. Le rhizome, en poudre ou en décoction, était encore conseillé à la fin du XIXème siècle contre la diarrhée et la dysenterie, et, en gargarisme contre les angines inflammatoires ou pultacées. Fracastor, *Les trois livres*, 238, 280 ; Matthiole, *Ibid.*, 574 ; Fuchs, *Ibid.*, 428 ; Vitet, *Ibid.*, 293 ; R. Teyssou, *Ibid.*

Roses. La description que Matthiole (1500-1577) donnait de la préparation et de l'utilisation thérapeutique des différentes parties du rosier était pittoresque et surprenante. Elle mérite d'être rapportée : *La rose rafraichit & restreint : mais la seche restraint plus. On tire du jus des feuilles fraiches comme s'ensuit, On couppe avec ciseaux les ongles des roses (ainsi on appelle les bouts de feuilles qui sont blancs), on espreint le reste dans un mortier, puis on le broye à l'ombre jusques à ce qu'il soit espaissi. On le garde ainsi pour linimens des yeux. On seche aussi à l'ombre des feuilles de rose les remuant toujours afinqu'elles ne se moisissent. Le jus espreint des roses sèches cuites en vin, est bon aux douleurs de teste, des oreilles, des gencives, du fondemens, du boyau culier, de la matrice, appliqué avec une plume ou en clystère. Les mesmes roses pilées sans estre espreintes sont bonnes aux inflammations des hypocondres, aux humidités de l'estomac, aux erysipeles : pilées et pulvérisées sont bonnes aux ecorcheurs du dedans des cuisses, gettant la poudre dessus. On en mesle aux antidotes des plaies, aux compositions nommées anthères. On en fait aussi des cendres qui servent à embellir le poil d'alentour des yeux. La fleur qu'on trouve au milieu, sechee & pulverisee arreste les defluxions qui tombent sur les gencives, & profitent à ceux qui crachent le sang.* Chaude, astringente (qui avait la propriété de provoquer une rétraction des parties qu'elle touchait et de ralentir ou d'arrêter les évacuations), amère, elle desséchait et, selon Fuchs (1501-1566), la *liqueur esprainte de Roses seches cuictes en vin, fust il prins en forme de liniment avec une plume, en lavement, ou* *en clystere, est proufitable contre les douleurs de la teste, des yeux, des aureilles, des gencives, du siege, de l'amary* (utérus), *& du boyau droict ou culier.* Pour Jean de Renou (1568-1620), leur vertu *n'est pas semblable en toutes sortes de roses, car les pâles sont laxatives, les rouges astringentes et confortatives aussi bien que les pâles, et les blanches tiennent quasi de l'une et l'autre qualité, mais elles sont plus corroboratives* (moyens dont l'emploi est propre à augmenter de façon durable la force de la constitution) *et de bonne odeur, ni plus ni moins que celles qui sont muscatées, et, en général, toute rose est aromatique, si que par sa bonne senteur elle recrée merveilleusement les esprits animaux.* (Renou, *Ibid.*, p. 274) Nicolas Lémery (1645-1715) conseillait de cueillir les roses rouges officinales, ou roses de Provins, *Rosa Gallica* L, en bouton, pour conserver leurs propriétés astringentes (Lémery, *Cours de chymie*, p. 632). *Les roses de Provins surpassent en beauté et en bonté toutes celles qui viennent de tous les autres endroits*, affirmait Pierre Pomet (1658-1699). Il ajoutait qu'elles étaient *très astringentes et fort propres pour fortifier les nerfs, ou autres parties du corps affaiblies…* (Pomet, *Ibid.*, p. 198-199). On faisait de nombreuses préparations à partir des roses. Par distillation des pétales ou du suc, on obtenait une eau plus astringente que celle des roses pâles et dépourvue d'action laxative. L'eau de rose était indiquée pour fortifier la poitrine, le cœur et l'estomac, pour arrêter les hémorragies et les diarrhées. En injections urétrales, elle traitait la gonorrhée. En instillations oculaires, elle guérissait les conjonctivites et adoucissait les complications oculaires de la variole. Le miel rozat ou rosat était obtenu en incorporant le jus des roses rouges pilées dans un mortier de marbre, à du miel. On l'employait en gargarisme pour les angines ou les stomatites. Selon Vitet (1738-1809), le sirop de roses pâles, *syrupus de Rosis pallidis*, transparent, de teinte jaunâtre, de faible parfum, d'une saveur douce, à peine âcre, se prescrivait d'une à cinq onces, seul ou dilué dans quatre onces d'eau : c'était un purgatif doux. On préparait le vinaigre rosat en faisant macérer des roses rouges dans du vinaigre blanc pendant dix jours puis en l'exprimant et en le filtrant. Il était astringent. Gubler (1821-1879) énumérait la rose à cent feuilles, celles de Damas, de Provins, de Puteaux, celles de tous mois ou des quatre saisons. De ce florilège, il ressortait que la rose à cent feuilles était surtout utilisée en parfumerie et en cosmétologie, le sirop de roses, laxatif doux, étant le principal médicament à base de rose à cent feuilles. La rose de Damas ou celle de Provins, celles de Puteaux, de tous mois ou des quatre saisons aux pétales rouge vif, astringents, avaient été proposées pour traiter la phtisie et, en lotion, pour la leucorrhée. On faisait des tisanes de roses rouges : 10 grammes de pétales dans un litre d'eau. Le vin rosat et le vinaigre rosat étaient obtenus en faisant macérer 120 grammes de rose rouge sèche dans un litre d'excipient liquide. On les employait à titre d'astringents, étendus de six à huit fois leur quantité d'eau, en injections. Le miel rosat se donnait en gargarismes astringents, 30 grammes dans 200 grammes d'eau, dans les angines. La conserve (préparation pharmaceutique molle obtenue en mélangeant du sucre à une pulpe de fruit ou à une poudre qui lui donnaient sa consistance) de rose rouge, astringente, était employée dans les dyspepsies hyposthéniques et certaines diarrhées. Leur utilisation en collyres pour les conjonctivites ou les ophtalmies peu intenses était fréquente. Fracastor, *Les trois livres*, 239, 240, 281, 285, 286, 288, 290, 325, 355, 369 notes ; Matthiole, *Ibid.*, 135 ; Fuchs, *Ibid.*, 449 ; Vitet, *Ibid.*, 267-268 ; Gubler, *Ibid.*, 295-298 ; R. Teyssou, *Ibid.*

Rhubarbes. On désignait sous ce nom la racine de nombreuses espèces botaniques originaires du Moyen-Orient et de Chine et acclimatées en Europe. La *rhabarbe,* comme l'appelait Matthiole (1500-1577), était utilisée surtout pour ses propriétés laxatives, purgatives à forte dose, et aussi pour ses vertus tonifiantes, pour sa bonne tolérance. Elle séchait, restreignait, échauffait (qui excitait l'action organique, accélérait la circulation et augmentait la chaleur animale), purgeait aussi bien la pituite que la bile. Fortifiante pour l'estomac et pour le foie, elle calmait les arthralgies. Efficace sur toutes les *oppilations* (obstructions), on la prescrivait pour la tuméfaction de la rate, pour le hoquet, pour les dysenteries, pour les lithiases rénales ou dans les fièvres prolongées. Les espèces les plus utilisées en médecine étant le *Rheum Rhaponticum* L. et le *Rheum Rhabarbarum* L., dont on utilisait la racine. La rhubarbe, selon Jean de Renou (1568-1620), confirmant l'opinion de Matthiole (1500-1577), *purge la cholère* (bile) *fort doucement, elle conforte merveilleusement le foie et l'estomac et est grandement* *profitable, non seulement à toute dysenterie bilieuse, mais aussi à ceux qui sont atteints d'une grande débilité de foie*. Pierre Pomet (1558-1699) admettait n'avoir jamais vu la plante elle-même. Il est vrai que le rhapontic qui parvenait dans la boutique de l'apothicaire se présentait comme *des morceaux longs de 3 à 4 pouces, gros de 2 ou 3, arrondis comme la rhubarbe ordinaire, d'un jaune blanchâtre, ayant des rétrécissements d'espace en espace*… Adolphe Gubler (1821-1879), à la fin du XIXème siècle, l'employait comme apéritif (qui ouvrait les pores et les canaux de l'organisme), stomachique et stimulant dans la dyspepsie des constipés, comme purgatif chez les constipés chroniques, comme cathartiques (laxatifs moyennement actifs, moins que les drastiques et plus que les purgatifs) dans certaines diarrhées. Fracastor, *Les trois livres*, 292, 369 notes ; Matthiole, *Ibid.*, 391-392 ; R. Teyssou, *Ibid.*

Safran. Le safran, *Crocus sativus* L., aurait été introduit en Espagne par les Arabes. On l'employait pour tonifier l'estomac et provoquer la menstruation (emménagogue). Appliqué en topiques, il avait la réputation de calmer les douleurs. Le saffran (Crocus sativus L.), d'après Matthiole (1500-1577), avait *la vertu de meurir, ramollir, retraindre légèrement : il provoque l'urine : il fait bonne couleur, il garde d'enyvvrer si on en boit avec du vin fait de raisins passerillés* (dessèchement naturel) *en la vigne : appliqué avec laict de femme arreste les defluxions sur les yeux : on en mesle aux breuvages qu'on ordonne pour les parties interieures, aux cataplasmes pour la matrice, & pour le fondement : il incite à la luxure : il est bon aux emplastres des inflammations tendans à erysipeles, & aux apostemes des oreilles.* Pierre Pomet (1658-1699) rappelait cet usage qu'en faisaient les Anciens pour *guérir le mal des yeux et pour faire uriner*. Selon Jean Frédéric Cartheuser (1704-1777), il était *hypnotique, sédatif, anodin* (qui atténuait ou supprimait la douleur), *apéritif* (qui ouvrait les pores et les canaux de l'organisme), *pectoral* (spécifique des affections du poumon), *cardiaque* (tonique et stimulant spécifique du cœur), *antispasmodique, carminatif* (qui chassait les gaz) et rendait *l'humeur jolie*. Adolphe Gubler (1821-1879), le recommandait encore, en 1868, dans l'hypocondrie, la mélancolie, l'hystérie, l'aménorrhée, l'asthme et la coqueluche. On donnait autrefois le nom de safran à d'autres essences que le crocus, comme le carthame (safran d'Allemagne), le curcuma (safran des Indes), le colchique (safran des prés). Fracastor, *Les trois livres*, 31, 369 notes ; Matthiole, *Ibid.,* 56 ; Pierre Pomet, *Ibid.*, **1**, p. 202-204 ; Cartheuser, *ibid*, **2**, p. 30 ; Gubler, *Ibid.*, p. 302 ; Dechambre*, Ibid.,* S3., **6**, p. 100.

Sagapenum Le sagapenum, ou gomme séraphique, était extrait de la *Ferula persica* Willd., proche du galbanum. On l'utilisait en pessaires pour provoquer la menstruation ou l'avortement. Il apaisait les tranchées utérines et possédait des vertus diurétiques. Il levait les obstructions du foie, de la rate et du mésentère ; il était prescrit dans l'épilepsie, la paralysie et l'asthme. Matthiole (1500-1577) en donnait *à ceux qui sont sugets au haut mal, qui ont le col retiré en arrière sans le pouvoir redresser, au mal de la ratelle, aux paralysies, & aux froideurs des nerfs, aux frissons des fievres en breuvage...* Johann Christian Schroeder (1600-1664) élargissait considérablement ses indications : pour lui, le sagapenum extrayait les flèches et les balles hors du corps, purgeait les sérosités visqueuses & grossières de la poitrine, de l'estomac, des intestins, de l'utérus, des reins, des nerfs et du cerveau. Shroeder le prescrivait également dans l'hydropisie, la toux invétérée, l'asthme, les céphalées, les spasmes, l'épilepsie, la paralysie, les tremblements, les tumeurs de la rate, les fièvres intermittentes et la colique ! Louis Vitet (1736-1809) confirmait ces indications en 1780 et ajoutait qu'il possédait une action purgative. Jonathan Pereira (1804-1853) pensait qu'il s'agissait de la même plante que l'asa foetida avec les mêmes effets thérapeutiques. Peu usité à la fin du XIXème siècle, il était encore prescrit comme stomachique tonique dans les dyspepsies hyposthéniques et comme excitant stimulant, dans l'hystérie et les névroses, mais rarement seul, et dans diverses compositions. Matthiole, *Ibid.,* 472 ; Schroeder, *Ibid.*, 665-666 ; R. Teyssou, *Ibid.*

Sainfoin. *Onobrychis* Tournef., *Hedisarum* pour Linné. Cette légumineuse était cultivée dans les champs sous le nom d'Esparcette, *Onobrychis sativa* Lam., essentiellement comme fourrage. Accessoirement ses feuilles étaient utilisées comme résolutif (ayant une activité anti-inflammatoire qui dissipait les engorgements). Fracastor (1478-1553), qui l'appelait herbe française (*Vulgo gallica appelatur* : qu'on appelle vulgairement herbe française), le classait parmi les produits froids et secs. Matthiole (1500-1577) était convaincu que *la vertu naturelle de cette herbe est de faire fondre les tumeurs si on l'applique dessus broiee : beuë en vin guerit ceux qui ne peuvent plus pisser que goutte à goutte. Si on s'en frotte avec huile, fait suer.* Il vantait ses qualités résolutives et raréfiantes. Lémery (1645-1715) jugeait l'Onobrychis *détersif* (remède qui nettoyait plaies et ulcères), *atténuant* (qui fluidifiait les humeurs), *digestif* (qui avait la propriété de désagréger et de disperser les matières stagnant dans les tissus), *apéritif* (qui ouvrait les pores et les canaux de l'organisme), *sudorifique* tant en usage interne qu'externe. De Meuve prétendait *que les feuilles vertes enduites digèrent les tumeurs qui viennent dans l'aine.* Fracastor, *Les trois livres*, 239 ; Matthiole, *Ibid.*, 534, 535 ; Lémery, *Ibid.*, 546 ; Meuve, *Ibid.*, 545 ; Dechambre, *Ibid.*, **6**, 3è série, 184-185.

Salamandre. *La salamandre est un animal paresseux de diverses couleurs, espece de lezard. C'est folie de croire qu'elle ne brule point au feu. Ell'a une vertu chaude, corrosive, ulcerative. On la met comme la cantharide aux medicamens corrosifs, pour nettoyer & consumer les lepres. On la prepare de mesme sorte que les cantharides. La salamandre fondue & toute defaite en huile, fait tomber le poil. L'ayant bien curee au dedans, la teste & les piés coupés, on la garde dans le miel pour mesme effet.* Ainsi s'exprimait Matthiole (1500-1577) qui ajoutait que leur morsure était aussi venimeuse que celle des serpents et leur bave toxique, leur venin étant très froid et très humide. Quant au vin de salamandre aucune référence le concernant, ou concernant le vin de merlue, n'a été trouvé chez les auteurs consultés... Peut-être était-il obtenu soit en immergeant l'animal vivant dans du vin, soit en faisant macérer les morceaux découpés de l'animal dans du moût ? Fracastor, *Les trois livres*, 362 ; Matthiole, *Ibid.*, 245.

Salsepareille, *Smilax aspera***,** Phaséole épineux de Fuchs (1501-1566) qui lui attribuait un *tempérament* chaud et sec. Introduite en Europe par Fallope, Matthiole, Alpinus, ces racines exotiques, à gros rhizomes, appartenaient au genre *Smilax,* plantes ligneuses grimpant à l'aide de vrilles. Elles étaient utilisées comme dépuratif et dans le traitement de la syphilis. Elles provenaient pour la plupart d'Amérique Centrale ou d'Amérique du Sud. Johannes Schröder (1600-1664) écrivait à leur sujet : *Son usage est dans les décoctions sudorifiques des Galenistes, dans les maladies malignes ou chroniques & specialement dans la verole ; Gabelchoverus*[31] *cent. 6, obs. 37, recommande la decoction de cette racine dans les fièvres ardentes après les remedes genéraux, & lors que les urines donnent quelque legere marque de la crise avenir*... particulièrement si ces fièvres étaient *compliquées avec la peripneumonie, la pleuresie & l'inflammation Eresipelateuse des parties internes ou externes, qui ne se peuvent bien guerir que par les sueurs*... Cet apozème se prescrivait donc dans l'anasarque, les catharres et toutes les maladies au cours desquelles la lymphe était soit stagnante, soit altérée. La salsepareille européenne, *Smilax aspera, était dessicative* (qui desséchait les ulcères en absorbant le pus ou en arrêtant sa sécrétion) *et sudorifique, propre pour résister aux venins.* Vitet (1738-1809) parlant de la *Sarcepareille*, ou *Sarsaparilla*, rappelait que cette *racine inodore, insipide, longue, menue, flexible, d'un gris brun en dehors, blanche intérieurement,* nous venait du Pérou, du Brésil, du Mexique ou de Virginie et ne possédait strictement aucune vertu thérapeutique ! Gubler (1738-1809) corrigeait ce négationnisme : *Loin de nier les vertus thérapeutiques de la salsepareille, je les accepte, à condition de les interpréter physiologiquement.* Il admettait son utilité dans les syphilis invétérées, les dermatoses rebelles, les rhumatismes chroniques et les cachexies surtout d'origine tuberculeuse. Il précisait que l'action de la salsepareille devait être favorisée par les sudorifiques (gaïac, sassafras, squine) et les purgatifs. Les racines de *Smilax* se prescrivaient sous forme d'infusion, de décoction, de vin, de teinture, d'extrait et de sirop. La salsepareille entrait dans la composition de la tisane de Feltz, antisyphilitique célèbre qui associait la salsepareille au sulfure d'antimoine et parfois à de l'arséniate de potasse ou à du deutochlorure de mercure. Lémery,

[31] Gabelchover ou Gaebelkhouer, Wolgang (1570-?) médecin stipendié de la ville de Calw puis médecin de la cour de Wurtemberg. Il écrivit en effet un ouvrage intitulé : *Curationum et observationum medicinalium centuriae sex*, 1611-1627.

Dictionnaire universel des drogues ... 710. Schroeder J., *Ibid.*, **1**, 469 ; Vitet, *Ibid.*, 128 ; Dorvault 1850, *Ibid.*, 597 ; Gubler, *Ibid.*, 305-306 ; Perrot M., *Matières premières usuelles du règne végétal*, Paris, 1943-1944, **1**, 617 ; R. Teyssou, *Ibid.*

Saponaire. La saponaire, struthium, struthion, herbe à foulon, *Radicula ou Lanaria herba*, d'après Fuchs (1501-1566) qui lui attribuait un *tempérament* chaud et sec *presques au quatriesme degré*. Selon Hippocrate (-460/-377), la saponaire *vient dans l'île d'Andros, sur les bords de la mer*. Les anciens auteurs s'accordaient pour l'identifier avec la saponaire officinale, *Saponaria offiinalis* L., qu'ils confondaient parfois avec le *Gypsophila Struthium* L., espèce orientale, très concentrée en saponine. On employait la racine, en décoction, comme dépuratif, diurétique, apéritif (qui ouvrait les pores et les canaux de l'organisme), désobstruant et sudorifique. Elle était également prescrite dans l'asthme et l'épilepsie, et possédait des vertus emménagogues (qui déclenchaient les règles). On l'utilisait comme sternutatoire. Matthiole (1500-1577) prescrivait sa racine comme diurétique, comme antitussif, eupnéique et hépatotrope. Administrée avec de la racine de câpre et du panace, la saponaire était lithontriptique (qui brisait les calculs). Elle soignait *la dureté de la ratelle*, était abortive, guérissait les *lèpres* et les *apostèmes*. Selon Haller (1708-1777), *la saponaire est amère, sans presque aucune acidité, & fait saliver quand on la mâche. Elle fait écumer l'eau dans laquelle on la broie comme le savon, c'est de là que lui vient son nom. Cette qualité savonneuse a porté à la regarder comme savonneuse. BOERHAAVE la disoit bonne pour la jaunisse, pour les maladies chroniques & pour lever les obstructions des viscères*... Certains auteurs tenaient pour avéré que la décoction de sa racine guérissait les maladies vénériennes et tout particulièrement la vérole. Vitet (1738-1809), quant à lui, ne croyait pas que la saponaire potentialisât les effets du mercure. Il ne doutait pas de son efficacité dans les rhumatismes séreux, inflammatoires ou chroniques, dans la chlorose, dans les maladies du foie sans spasme ni inflammation, dans les ulcères des voies urinaires, mais il niait catégoriquement son activité comme vermifuge, comme emménagogue (qui déclenchait les règles), comme traitement de l'hydropisie, des dartres et de la gale. Jean-

Louis Alibert (1766-1837), en 1808, la recommandait dans les arthralgies goutteuses et syphilitiques, dans les dartres. Gubler (1821-1879) récusait ses prétendus succès dans les lymphangites, dans les ictères, dans la goutte et les rhumatismes, dans la syphilis. Il attribuait ces supposées réussites thérapeutiques aux médicaments spécifiques utilisés concurremment. Fracastor, *Les trois livres*, 360 ; Matthiole, *Ibid.*, 361 ; Fuchs, *Ibid.*, 531-532 ; Haller, *Ibid.*, 319 ; Vitet, *Ibid.*, 434 ; Gubler, *Ibid.*, 312 ; R. Teyssou, *Ibid.*

Sarriette. *Satureia hortensis ou domestica, Sadrée, Savorie* selon Lémery (1645-1715). *La Sarriette est conneuë de tous. Elle croist es lieux aspres, & maigres, semblables au thym, mais moindre, & plus tendre...* avec lequel elle partageait les mêmes vertus thérapeutiques, affirmait Matthiole (1500-1577). Elle était chaude et sèche, d'après Fuchs (1506-1566), qui recommandait *sa poudre beuë en vin aux vices du poulmon, du thorax, & de la vescie. Elle provoque les urines, & les fleurs menstruales. L'herbe avec ses fleurs, reveille les lethargiques, soit mise en parfum, ou sur la teste, en maniere d'un chapeau ou couronne... L'usage de la sarriette reveille l'appetit charnel languissant, & endormy. Parquoy on tient qu'elle a tiré le nom des satyres. Satureia hortensis* L. était utilisée comme condiment. Elle était également réputée stomachique, digestive (qui avait la propriété de désagréger et de disperser les matières stagnant dans les tissus), carminative (qui dissipait les gaz intestinaux), et employée dans le traitement de l'asthme et des vers intestinaux. Ses vertus aphrodisiaques étaient connues depuis l'Antiquité. Lémery (1645-1715) la décrivait comme apéritive (qui ouvrait les pores et les canaux de l'organisme), pénétrante (qui imprégnait en profondeur), atténuante (qui fluidifiait les humeurs). Selon lui, elle fortifiait l'estomac, facilitait la respiration, stimulait la diurèse, déclenchait les règles. Parmi ses qualités, il citait son action antalgique sur les douleurs auriculaires, son pouvoir de résoudre les tumeurs, de renforcer les nerfs et la vision. Vitet (1738-1809) récusait ses propriétés diaphorétiques (qui provoquait la transpiration) ou diurétiques. En revanche, il la prescrivait dans l'asthénie, dans l'excès de phlegme, dans l'asthme, dans la toux. Son activité stimulante sur les organes génitaux était proverbiale. Dès le XIXème

siècle, elle était inusitée, sinon en cuisine, comme condiment. Gubler (1821-1879) en recommandait l'infusion vineuse dans le catarrhe bronchique. Fracastor, *Les trois livres*, 360 ; Matthiole, *Ibid.*, 431 ; Fuchs, *Ibid.*, 212 ; Lémery, *Ibid.* 690 ; Vitet, *Ibid.*, 482 ; Gubler, *Ibid.*, 313 ; R. Teyssou, *Ibid.*.

Sassafras. Appelé aussi Sassaphras, Pavanne, le *Laurus sassafras* était un arbre qui poussait notamment en Floride où les Espagnols l'auraient découvert en 1538. On employait l'écorce, le bois et les racines. C'était un sudorifique et un carminatif (qui chassait les gaz intestinaux). Employé uniquement en infusé ou en macéré, on en confectionnait également un sirop. Selon De Meuve, *c'est l'un des six medicamens simples, duquel on se sert particulièrement pour la guerison de la verolle, il est sudorifique, cephalique, arthritique & nevritique*. Vitet (1738-1809) homologuait ses effets sudorifiques, échauffants (qui excitaient l'action organique, accéléraient la circulation et augmentaient la chaleur animale) et altérants (modifiant le fonctionnement de l'organisme et changeant l'état des solides et des liquides, sans vomissements, purgations ou sudation). Il le prescrivait donc dans les rhumatismes, la chlorose, les écrouelles, la gale. Il le récusait dans le traitement de la syphilis, des dartres et des ulcères. Gubler (1821-1879) l'employait comme sudorifique souvent en l'associant à la salsepareille, au gaïac, dans les dermatoses rhumatismales et syphilitiques, à l'exclusion des inflammations et de la fièvre. De Meuve, *Ibid.*, 535 ; Vitet, *Ibid.*, 129 ; Gubler, *Ibid.*, 313 ; Dorvault, 1850, 507-508.

Scabieuse. La scabieuse correspondait à plusieurs espèces, utilisées en médecine. Fuchs (1500-1566) la qualifiait de chaude et sèche et lui attribuait le pouvoir de guérir la gale et la toux. Jean de Renou (1568-1620) en dénombrait quatre. Il considérait cette plante comme efficace *pour mondifier* (nettoyer) *le poumon, guérir la toux et soulager ceux qui ont la poitrine indisposée et chargée de mauvaises humeurs*. Schroeder (1600-1664), après avoir précisé qu'on utilisait la racine, les feuilles et les fleurs récoltés au printemps, donnait un inventaire exhaustif de ses vertus thérapeutiques : *Cette plante est chaude, dessicative* (qui desséchait les ulcères en absorbant le pus ou en arrêtant sa sécrétion)*, abstersive* (substances qui enlevaient les sécrétions à la surface des tissus lésés), *attenuante* (qui fluidifiait les humeurs), *discussive* (qui dissipait les humeurs accumulées dans un engorgement ou une tumeur), *sudorifique, alexipharmaque* (qui protégeait des poisons) *& pectorale* (spécifique des affections du poumon). *Son principal usage est dans les apostumes, la pleurésie, l'esquinancie, la toux, l'asthme, la peste, les ulcères fistuleux & sanieux, des mammelles et des jambes. Son usage externe est dans la galle, les démangeaisons, la gratelle* (gale), *la tigne & les lendes, la sugillation* (ecchymose), *les rousseurs du visage, & la douleur des hemorroïdes en forme de vapeurs & de parfum. La racine de grande Scabieuse à fleurs pourpres est spécifique contre la verole, & ne cede en rien à la Salsepareille.* Le codex, selon Adolphe Gubler (1821-1879), n'en admettait qu'une : la *Scabiosa succisa* L., pour les Modernes, *Succisa praemorsa* (Gilib.), succise, mors du diable, car la légende voulait que sa racine tronquée et comme rongée, ait été mordue par le démon pour la priver d'une partie de ses propriétés bienfaisantes. Elle devait son nom à sa réputation de guérir la gale. Auguste François Chomel (1788-1858) la recommandait *pour les femmes qui perdent leurs règles et qui sont tourmentées d'engorgement de la matrice, de coliques sourdes, d'écoulements de couleur suspecte*. On la prescrivait dans les affections respiratoires, comme la pleurésie, la pneumonie, la phtisie et les bronchites. Antonin Bossut (1809-1879), dans le dernier tiers du XIXème siècle, estimait ses propriétés *très faibles et insignifiantes*, bien que prescrite encore comme dépuratif. Heursel De Meester préconisait la *Scabiosa Indica,* scabieuse pourpre noire, *Scabiosa atropurpurea* L., contre les dermatoses et en particulier contre la gale. Fracastor, *Les trois livres*, 238, 280 ; Fuchs, *Ibid.*, 488 ; Schroeder, *Ibid.*, 1, 475 ; Heursel De Meester, *Ibid.,* 323 ; R. Teyssou, *Ibid.*

Sceau de Salomon ou *Sigillum Salomonis, Convallaria polygonatum, Polygonatum.* Fuchs (1501-1566) lui accordait un *temperament* mitigé, entre acidité et amertume. Dodoens (1517-1585), qui le nommait Signet de Salomon, lui attribuait un *tempérament* chaud, sec, abstersif (substances qui enlevaient les sécrétions à la surface des tissus lésés) et modérément astringent (qui avait la propriété de provoquer une rétraction des parties qu'il touchait et de ralentir ou d'arrêter les évacuations). Il rappelait que

Galien avait dit : *Cette herbe ne la racine d'icelle sont point utiles à prendre par dedens le corps...* Il utilisait donc la racine pilée fraichement en emplâtre sur les meurtrissures, les taches ou les lentilles (taches de rousseur) cutanées. Bauhin (1560-1624) confirmait les remarques de Dodoens, le classait également parmi les plantes de *tempérament* chaud et sec et réservait son emploi aux applications externes sur les plaies ou sur diverses affections cutanées ou même pour le maquillage. Don Nicolas Alexandre (1654-1728), qui l'appelait Genouillet, le considérait comme détersif (remède qui nettoyait plaies et ulcères) et astringent, indiqué en application, sous un bandage, sur les hernies. Il ne réservait pas la racine à l'usage externe mais recommandait sa décoction dans du vin blanc pour évacuer la gravelle. Quant à Louis Vitet (1738-1809) il lui déniait toute action sur les hernies, tout effet aphrodisiaque, toute action sur les dermatoses, toute activité cicatrisante sur les plaies. Tout au plus lui reconnaissait-il une atténuation de l'inflammation de certaines tumeurs. En 1850, le Dorvault lui consacrait une brève notice : *Le rhizôme est vomitif ainsi que le fruit. Le premier a été indiqué comme antigoutteux, mais c'est surtout comme astringent, puis comme vulnéraire* (cicatrisant des plaies) *qu'il a été préconisé*. Fracastor, *Les trois livres*, 362 ; Fuchs, *Ibid.*, 403 ; Dodoens, *Ibid.*, 78 ; Bauhin, *Ibid.*, 569 ; Alexandre, *Ibid.,* 1759, 501 ; Vitet, *Ibid.*, 274 ; Dorvault, *Ibid.*, 1850, 513.

Scordium. Autre nom de la Germandrée aquatique ou Germandrée scordium, le *Teucrium scordium* L., était aussi appelé chamarras, thériaque d'Angleterre. Les Anciens croyaient le scordium capable de s'opposer à la putréfaction et le préconisaient contre la peste, le typhus et les maladies contagieuses. Ils le conseillaient également contre les dermatoses. Selon Matthiole (1500-1577), vert ou sec, cuit dans du vin, il constituait un breuvage efficace contre les morsures de serpent, les ulcères d'estomac, la dysenterie et la dysurie. Mélangé à de l'eau miellée, il favorisait l'expectoration des *grosses humeurs pourries*. La poudre de scordium servait à confectionner un loch (sirop épais formé par l'association d'eau, d'un corps gras et d'une gomme) qui, additionné de résine et de nasitort, guérissait *les vieilles toux, ruptions* (plaie) *& convulsions...* En topique, il était indiqué dans le traitement des ulcères sordides et des gangrènes. Sèche et amère pour Fuchs (1501-1566), d'une acrimonie proche de celle de l'ail selon Galien, *la Germandree d'eau ha une faculté diversifie, come celle qui est amere, sure, & forte. Et par ainsi elle purge, & par mesme elle eschauffe les entrailles, elle provoque les urines, & le flux des femmes, elle rechauffe toutes choses refroidies : elle resout & nettoye les playes : appliquée seche, elle faict cicatricer.* Le scordium entrait dans la composition d'un célèbre électuaire, le diascordium (voir ce mot), qui associait scordium, roses rouges, bol d'Arménie, storax, cannelle, casse, dictame de Crète, racines de tormentille, de bistorte et de gentiane, galbanum, succin, terre de Lemnos, opium, piment, gingembre, semence d'oseille, le tout malaxé avec du miel rosat et du vin de Malvoisie et que Fracastor avait légèrement modifié. En 1982, on trouvait encore cette formule, presque identique, dans la vingt et unième édition du Dorvault, longévité exceptionnelle pour une préparation qu'avait proposée Fracastor (1478-1553), plus de quatre siècles auparavant. Bauhin (1560-1624) jugeait le scordium chaud et sec au troisième degré. Prise en hydromel, au poids de deux dragmes, l'herbe était *bonne aux rongements d'estomach, à la dysenterie, & à ceux qui ne peuvent uriner qu'avec difficulté*. Moyse Charas (1618-1698) le préférait à la thériaque, *car il est particulièrement usité dans les fièvres malignes & dans toutes les maladies épidémiques ; il est fort recommandé, tant pour préserver de la peste que pour la guérir ; on s'en sert aussi fort à propos contre les vers, contre la pourriture des humeurs, les coliques venteuses, les dévoiemens de l'estomac & contre les diarrhées et les dyssenteries : il arrête les fluxions et apaise les douleurs*. Vitet (1738-1809) doutait de ses qualités thérapeutiques en particulier dans la goutte, la peste, les morsures des animaux enragés et les piqures des insectes venimeux. De surcroît, il n'hésitait pas à attribuer l'action revitalisante de la teinture de scordium à l'eau de vie dans laquelle étaient dilués les extraits de la plante. Il reconnaissait ses qualités échauffantes (qui excitaient l'action organique, accéléraient la circulation et augmentaient la chaleur animale), digestives (qui avaient la propriété de désagréger et de disperser les matières stagnant dans les tissus), diurétiques, diaphorétiques (qui provoquaient la transpiration). Il consentait à le prescrire dans les fièvres intermittentes, le rachitis, la chlorose, l'asthme, la toux catarrhale ancienne accompagnée d'asthénie. Oublié dès le XIXème siècle, le scordium survivait comme remède populaire pour stimuler, tonifier, désinfecter et faire baisser la fièvre. Fracastor, *Les trois livres*, 230, 238, 240, 271, 276, 280, 281, 297, 298, 301, 302, 303, 328, 343, 351, 360, 368 note ; Matthiole, *Ibid.*, 494 ; Fuchs, *Ibid.*, 530 ; Bauhin, *Ibid.*, 450 ; De Meuve, *Ibid.*, 541 ; Vitet, *Ibid.*, 439 ; R. Teyssou, *Ibid.*

Sel. Sel gemme, sel de gabelle, chlorure de sodium. *Le sel est connu de tous*, rappelait Matthiole (1500-1571), *parce que nous en usons tressouvent en toutes viandes* (aliments), *& sans iceluy ne pourrions vivre, d'iceluy aussi nous salons chairs & poissons pour les garder longuement, & plusieurs autres choses*. Le sel échauffait (substance médicamenteuse qui excitait l'action organique, accélérait la circulation et augmentait la chaleur animale), desséchait, détergeait et dissolvait. Il calmait la douleur des dents, cicatrisait les ulcères cutanés, dissipait les tumeurs bénignes, luttait contre les démangeaisons. Matthiole l'employait contre les piqures de scorpion, mélangé à de la semence de lin ; contre les morsures de serpent, mélangé à l'hysope, de l'origan et du miel ; contre celles de scolopendre, dissout dans du vinaigre miellé ; contre celles de guêpes, incorporé dans de la graisse de veau. Vitet (1738-1809) lui déniait tout pouvoir antiseptique, doutait de son utilité dans le goître et les tumeurs scrophuleuses, mais le considérait comme échauffant (qui excitait l'action organique, accélérait la circulation et augmentait la chaleur animale), altérant (modifiant le fonctionnement de l'organisme et changeant l'état des solides et des liquides, sans vomissements, purgations ou sudation) et diurétique. On pouvait lire dans le Dorvault de 1898 : *Comme agent thérapeutique, le sel a une importance que sa vulgarité lui fait perdre en partie ; c'est un fondant* (à la fois émollient, fluidifiant et maturatif), *un antiscrophuleux... Pris en lavement, c'est un anthelminthique... Pour l'usage externe, on en prépare des collyres, des lotions, des bains*. Fracastor, *Les trois livres*, 227, 237, 255 ; Matthiole, *Ibid.*, 764-765 ; Vitet, *Ibid.*, 121-122 ; R. Teyssou, *Ibid.*

Serpentaire : voir dracunculus.

Sorbier : voir Corme.

Soufre. Le meilleur soufre disait Matthiole (1500-1577), *est le souffre vif que les Grecs appellent Apyron, c'estadire, qui n'a point passé par le feu, reluisant comme les vers luysants la nuit, clair, sans aucunes pierres... le souffre susdit eschauffe, resout, meurit fort soudainement. Prins en un œuf ou en parfum, est bon à la toux, à ceux qui ont difficulté d'eleine, à ceux qui en toussant crachent pourry : la fumée du souffre brulé fait sortir l'enfant hors du ventre de la mère. Meslé avec terebenthine enleve la gratelle* (gale), *les dartres, & les ongles raboteux : mais appliqué avec vinaigre il est de grande efficace contre la gratelle : guerit les vitiligines. Avec resine est propre aux piqueures de scorpions : avec vinaigre guerit les playes faites par les dragons, & scorpions marins. Il appaise les demangeaisons de tout le corps, si on s'en frotte avec du nitre. Saupoudré sur le front de la mesure d'une cuilleree, ou humé dans un œuf mollet, guerit la jaunise. Il est bon aux distillations du cerveau dans le nez, & aux catarres. Saupoudré sur le corps engarde de suer : appliqué avec eau et nitre sert aux podagres. La fumee d'iceluy tiree par un tuyau dedans l'oreille guerit l'ouye dure. Le parfum resveille les lethargiques : restreint le flux de sang de quelque part qu'il vienne, appliqué avec vin & miel guerit les contusions des oreilles.* Dans l'Antiquité, il était utilisé comme désinfectant et prophylactique. Le soufre utilisé par les Anciens était de deux natures : le soufre jaune et le soufre vif. Le soufre jaune convenait aux morsures des animaux venimeux, à la phtisie, à l'asthme, aux fièvres pestilentielles, à la peste. Le soufre vif était une substance grise, terreuse, originaire de Sicile, utilisée en dermatologie pour les dartres et la teigne. Hippocrate (-460?/-377?) le prescrivait, avec du sandaraque, chez les hystériques. Dioscoride (1er siècle) et Pline (23-79) l'utilisaient à l'intérieur et à l'extérieur dans les affections respiratoires. Galien (129-201) envoyait les phtisiques respirer les émanations sulfureuses des volcans. En dermatologie, il guérissait la gratelle (gale) et les dartres. Joseph Duchesne (1544-1609) affirmait : *Le souphre est le bausme des poulmons*. Jean de Renou (1568-1620) assurait que : *Si on s'en frotte par tout le corps avec du beurre ou de graisse de pourceau, il appaise les demangaisons qui sont en iceluy. Et, estant incorporé avec terbenthine, il enlève* *et guerit la gratelle, les ongles rabouteuses & le mal Saint* (lèpre des Grecs : la gale). Nicolas Lémery (1645-1715) confirmait les indications essentiellement dermatologiques du soufre vif, et respiratoires du soufre jaune. Louis Vitet (1736-1809) le prescrivait dans les mêmes indications, mais limitait son emploi à la gale pour les affections cutanées. Il appréciait particulièrement son activité comme fluidifiant bronchique. En 1834, François Victor Mérat (1780-1851) et Adrien Jacques de Lens (1786-1851) écrivaient : *Connu et employé de toute antiquité, dans les arts comme dans la médecine, où il tient le premier rang pour le traitement des affections cutanées chroniques, le soufre* sert *à la fabrication de l'acide sulfurique, du cinabre, de la poudre à canon, au blanchiment de la soie à laquelle il donne un cri particulier, à sceller certains corps, à en enflammer d'autres, à préparer les allumettes*. En 1898, le Dorvault le donnait encore comme *un des agents les plus précieux et les plus puissants de la matière médicale* : stimulant, expectorant, sudorifique, purgatif, spécifique de la gale, efficace contre les accidents du saturnisme. Fracastor, *Les trois livres*, 168, 295, 311, 346, 360 et 361 ; Matthiole, *Ibid.*, 762-763 ; Renou, *Ibid.*, 506-507 ; R. Teyssou, *Ibid.*

Squine. La squine ou racine de Chine, *Smilax china*, était un rhizome spongieux et léger, de saveur piquante, employée comme sudorifique. Selon De Meuve, Dioscoride (1er siècle) en connaissait trois : le Smilax rude, *Smilax aspera*, le Smilax doux ou *Smilax lavis* et le Smilax dit de jardin, *Smilax hortensis*. Le Smilax rude était un alexitère : il protégeait des poisons préventivement et curativement ; le Smilax doux ne faisait pas partie de la pharmacopée ; le Smilax des jardins était diurétique et suscitait des cauchemars… Alexandre (1654-1728), qui l'appelait également Esquine, lui attribuait des qualités chaudes, dessicatives (qui desséchaient les ulcères en absorbant le pus ou en arrêtant sa sécrétion), astringentes (qui avaient la propriété de provoquer une rétraction des parties qu'il touchait et de ralentir ou d'arrêter les évacuations), diaphorétiques (qui provoquaient la transpiration), diurétiques, apéritives (qui ouvraient les pores et les canaux de l'organisme), hépatiques. On la prescrivait donc dans l'hydropisie, la cachexie, la goutte, la céphalée, la jaunisse, les tumeurs squirreuses et oedèmateuses et… la vérole. Fracastor (1478-1553) donnait la recette de la préparation de la squine et indiquait la façon de la prescrire : *Les racines sont coupées en travers en petits morceaux ronds dont on met 5 onces* (144 g) *dans 12 livres* (6 kg) *d'eau dans un vase de terre cuite d'une capacité de 16 livres. On fait chauffer à feu doux jusqu'à diminution du tiers et on donne le matin à boire 1 livre de ce décocté. Le reste est gardé pour être bu à la place du vin. On fait chaque jour un décocté de cette façon, puis on reste deux à trois heures dans son lit pour y suer, puis on se lève ; mais il ne faut point s'exposer à l'air extérieur avant sept jours. Cette cure dure à peu près vingt-cinq jours, c'est donc vingt-cinq onces de décocté pour achever cette cure*. Fuchs (1506-1566) ne parlait que du *Smilax aspera*, sous le nom de Phaseole épineux, qu'il considérait comme chaud et sec. Il citait Pline qui avait écrit : *L'on dit, que si l'on fait une couronne des fueilles de ces Phaseoles à nombre imper, elles portent medecine aux douleurs de la teste. Les grains de leurs fruict hont une vertu singuliere contre tous poisons & venins, en sorte que versant souvent dans la bouche des enfans le suc des grains, il n'y ha venin qui luy puisse nuyre par après*. Louis Vitet (1738-1809) connaissait bien l'Esquine, *Smilax China* et la tenait en piètre estime car, pour lui, elle n'était ni sudorifique, ni diurétique, ni laxative et n'avait jamais guéri quiconque de la syphilis, des écrouelles, de la goutte, de la gale, des dartres et encore moins de l'hydropisie ! Au siècle suivant, Gubler (1821-1879) utilisait les qualités dépuratives de la squine dans les rhumatismes, la goutte, les dartres et la syphilis constitutionnelle. Mais, comme il l'administrait toujours conjointement avec la salsepareille, le sassafras et le gaïac, il lui était difficile de déterminer ce qu'elle valait isolément. De même, ses vertus anti-syphilitiques étaient problématiques car les *Quatre bois sudorifiques* était presque toujours associés au mercure ou à des préparations iodurées. Fracastor, *Les trois livres*, 278, 279, 280, 303, 341 ; Fuchs, *Ibid.*, 342, 489 ; De Meuve, *Ibid.*, 555 ; Alexandre, 1759, *Ibid.*, 522 ; Vitet, *Ibid.*, 128 ; Gubler, *Ibid.*, 331 ; R. Teyssou, *Ibid.*

Staphisaigre. Appelée aussi stafisagre, ou herbe aux poux, herbe aux pouilleux, *Herba pedicularis*, *Delphinium Staphisagria* L., la staphisaigre, dont la médecine n'utilisait que les graines, servait de masticatoire pour provoquer la salivation ou de gargarisme avec du vinaigre dans les maux de dents. Matthiole (1500-1577) en disait pis que pendre : *Elle brule le palais & le gosier, elle provoque des vomissements & des rongemens d'estomac, des dysenteries, & en fin elle estrangle la personne si on n'y donne ordre.* Leonhart Fuchs (1501-1566) la plaçait aux degré maximum de causticité : *Puis que l'herbe aux poulx ha une vertu caustique, il s'ensuit qu'elle est du quatriesme ordre des choses qui eschauffent & dessechent.* Néanmoins, il en prescrivait les graines pour purger les humeurs grossières et visqueuses par vomissement tout en insistant sur le risque de fausses routes et de brûlures oropharyngées. La fleur de staphisaigre, broyée dans du vin, était recommandée pour traiter les morsures de serpents. Dodoens (1517-1585) proposait la graine trempée dans du vinaigre pour frotter *les acoutremens pleins de pouds pour les en chasser & faire mourir.* Vomitive et purgative, cette renonculacée n'était employée qu'à l'extérieur et encore, cet usage était-il rare, timide, *tant on craint l'irritation qu'elle produit au cuir chevelu*, écrivait, Antonin Bossu (1809-1897), en 1862. Elle entrait dans la composition de pommades détersives (qui nettoyaient plaies et ulcères) pour traiter la gale, la pédiculose et les ulcères cutanés. Matthiole, *Ibid.*, 804 ; Fuchs, *Ibid.*, 536-537 ; Dodoens, *Ibid.*, 252 ; R. Teyssou, *Ibid.*

Storax. On appelait storax, baume storax, ou, abusivement, styrax, une résine tirée du styrax officinal, *Styrax officinalis* L., appelé aussi aliboufier. Cet arbre poussait en Provence, dans les Alpes maritimes, en Italie, en Espagne, en Grèce et en Asie mineure. Il fournissait, après incision de son tronc, un suc qui se solidifiait au contact de l'air, le styrax ou storax, confondu parfois avec le benjoin. On en faisait un grand emploi dans les laryngites, la toux, l'asthme, les maladies du poumon et la phtisie. Pour Matthiole (1500-1577) : *Le styrax eschauffe, remollit & meurit. Il est bon à la toux, aux catarres enroueures, distillations du cerveau dans le nez, voix perdue, aux preclusions & duretés des lieux secrets des femmes : ou beu ou appliqué provoque les fleurs : lasche legerement le ventre si on en prend un peu avec de la terebenthine en forme de pilules.* En fait, le véritable styrax était une oléo-résine obtenue par décoction des écorces du *Liquidambar orientalis* Mill., ce que Bernard de Jussieu (1699-1777) avait affirmé le premier, semble-t-il. Le storax calamite était appelé ainsi car on le mettait dans des roseaux (*Acorus calamus* L.) *pour mieux conserver sa beauté et son odeur*. L'édition de 1682 de la *Pharmacopée de Bauderon* stigmatisait les apothicaires qui falsifiaient le storax par esprit de lucre. Au XIXème siècle, on distinguait le storax en larmes, storax calamite des Anciens, le storax en pain, fabriqué à Marseille et de qualité médiocre, et le styrax liquide. Tous étaient employés dans les maladies respiratoires et génito-urinaires, comme antiseptiques. Fracastor, *Les trois livres*, 238, 295, 298, 302, 306, 352, 353, 361 ; Matthiole, *Ibid.*, 74 ; R. Teyssou, *Ibid.*

Sublimé corrosif. Le sublimé corrosif, deutochlorure de mercure, était connu des Arabes, et Geber (VIIIème-IXème siècle) l'aurait préparé au VIIIème siècle. On le dénommait aussi dragon, laudanum minéral corrosif, muriate suroxygéné de mercure. On l'utilisait pour ses vertus escharotiques (caustiques dont l'application déterminait l'apparition d'une escarre). Parmi ses indications, il y avait le traitement des éruptions dartreuses et des ulcères. Mais il était également employé par voie orale, en solution dans l'esprit de froment (eau de vie de bière) pour traiter les véroles réfractaires aux frictions mercurielles. Ainsi Matthiole (1500-1577) le disait remarquable pour cicatriser les ulcères accompagnant la grosse vérole et qui résistaient aux traitements habituels. En l'occurrence on en faisait avaler un demi scrupule (0,60 g) au malade souffrant d'arthralgies syphilitiques. On ajoutait des perles et d'autres remèdes cordiaux pour compenser les effets délétères du traitement. On prescrivait le sublimé chez certains mélancoliques. C'était encore un des traitements de référence de la vérole au XIXème siècle, souvent associé à la morphine, et avec les précautions justifiées par sa toxicité. Fracastor, *Les trois livres*, 237, 341, 344, 345, 358 ; Matthiole, *Ibid.*, 750 ; R. Teyssou, *Ibid.*

Syderitis. La sideritis qu'on trouvait indiquée chez les auteurs du XVIème siècle était en fait le *Stachys recta* de Linné ou épiaire. Il en existait plusieurs variétés : la Grande épiaire ou *Stachys silvatica*, diurétique, emménagogue (qui déclenchait les règles), antispasmodique ; l'Ortie rouge ou *Stachys palustris L.*, réputée fébrifuge ; *Stachys recta L.*, la Crapaudine, *Herba sideritis*, excitante, astringente (qui avait la propriété de provoquer une rétraction des parties qu'elle touchait et de ralentir ou d'arrêter les évacuations) et vulnéraire (cicatrisant des plaies). Matthiole (1500-1577) la disait *tressouveraine tant prinse au dedans qu'appliquee au dehors, pour souder les plaies.* Il citait Arnaldus qui la prescrivait comme diurétique et lithontriptique (qui brisait les calculs). Il la recommandait en bains de bouche et en gargarismes pour les gingivites, les stomatites et les angines. Il lui attribuait *quelque vertu abstersive : mais pour la plus grand part ell'est humide, & mediocrement froide : à raison delaquelle ell'appaise les inflammations, & soude. Voilà que dit Gal. d'une syderite. Mais il n'est pas facile de juger de laquelle des trois il a voulu parler*. Fuchs (1501-1560) parlait de la Sideritis comme d'une des espèces du Tetrait. De *tempérament* humide et modérément froid, ses propriétés résolutives (activité anti-inflammatoire qui dissipait les engorgements), abstersives (qui enlevaient les sécrétions à la surface des tissus lésés) et astrictives en faisaient un bon anti-inflammatoire. De Meuve (?- ?) suivant Dioscoride (1er siècle) en décrivait trois espèces, sans compter la *Sideritis achillea*, toutes de tempérament médiocrement humide et froid, astringentes, bonnes pour les inflammations, les dysenteries et les hémorragies de toutes natures. Vitet (1738-1809) ne parlait que de la *Sideritis hirsuta* ou Crapaudine utilisée comme antidiarrhéique et pour réduire les hernies mais sans grand succès. François V. Mérat (1780-1851) et Adrien De Lens (1786-1846), dans le tome VI de leur *Dictionnaire universel de matière médicale,* rappelaient que Dioscoride avait donné le nom de Sideritis à une plante guérissant toutes les plaies causées par le fer. Fracastor, *Les trois livres*, 314, 316, 328, 363 ; Matthiole, *Ibid.*, 567, 569 ; Fuchs, *Ibid.*, 526 ; De Meuve, *Ibid.* 1689, 548 ; Dechambre, S1, **34**, 783 ; R. Teyssou, *Ibid.*

Tamarin. La pulpe du tamarinier, *Tamarindus indica*, était utilisée comme laxatif doux. Matthiole (1500-1577) prescrivait les fruits du tamarinier *à ceux qui sont oppilés, aux hydropics, à ceux qui ont la jaunisse, & aux maladies de la ratelle, ils sont bons pour guerir la rongne, les lèpres, vitiligines, & lichenes, & à toutes escorchures de la peau qui provient d'humeurs brulees. Ils nuisent à ceux qui ont l'estomac froid, mais on corrige ce mal, y ajoustant du macis, mastic, canelle, ou nard Indic.* De Meuve qui le désignait sous le nom de Tamarindi ou Oxyphaenici le jugeait de *tempérament* froid et sec au second degré, propre à combattre l'acrimonie des humeurs, l'hydropisie, la jaunisse et la rattelle. Lémery (1645-1715) l'estimait détersif (qui nettoyait plaies et ulcères), astringent (qui avait la propriété de provoquer une rétraction des parties qu'il touchait et de ralentir ou d'arrêter les évacuations), modérément laxatif, utile dans les fièvres continues et dans les dysenteries. Vitet (1738-1809) lui reconnaissait des vertus laxatives, le pouvoir de tempérer la soif et la chaleur de tout le corps, mais déconseillait son emploi chez l'enfant ou les patients dont l'estomac ou l'intestin contenaient des matières acides. François V. Mérat (1780-1851) et Adrien De Lens (1786-1846), dans le tome VI de leur *Dictionnaire universel de matière médicale,* le recommandaient comme laxatif, rafraîchissant (qui diminuait la température du corps), antiscorbutique et antiseptique. Ils le prescrivaient dans les fièvres inflammatoires, bilieuses, putrides. Ils rappelaient que Fallope (1523-1562) et Alpinus (1553-1617) l'utilisaient dans la gonorrhée. Fracastor, *Les trois livres*, 239 ; Matthiole, *Ibid.*, 156 ; De Meuve, *Ibid.* 1689, 583-584 ; Lémery, *Traité universel…*, 756 ; Vitet, *Ibid.*, 24 ; Mérat, De Lens, *Ibid.*, **6**, 635 ; R. Teyssou, *Ibid.*

Térébenthine. *La plus exquise entre toutes autres resines,* affirmait Matthiole (1500-1577) qui la considérait comme échauffante (substance médicamenteuse qui excitait l'action organique, accélérait la circulation et augmentait la chaleur animale), ramollissante, résolutive (elle faisait disparaître les engorgements), digestive (qui avait la propriété de désagréger et de disperser les matières stagnant dans les tissus) et mondifiante (qui purifiait). *Chez les Anciens, le mot térébenthine joint au mot résine, a été d'abord exclusivement appliqué au produit d'exsudation du Pistacia terebinthus* (Bourgoin). La térébenthine commune était fournie par les pins. L'huile volatile, ou essence de térébenthine, passait pour cathérétique (topique caustique) et Ambroise Paré (1509-1590) l'employa comme telle pour traiter un accident de saignée, chez Charles IX (1550-1574). Selon Dioscoride (1er siècle), elle guérissait la gale en onguent, associée au vert de gris et au vitriol ; elle traitait les otites purulentes, instillée dans le conduit auditif externe avec huile et miel. Enfin, elle était recommandée dans la toux, chez les phtisiques et comme diurétique. Son goût détestable en rendait l'administration difficile, même sous forme de bolus (doses fractionnées). On en fabriquait donc des pilules en la faisant bouillir jusqu'à consistance solide, qui permettait de la former en petites sphères. Prescrite comme diurétique, elle avait la réputation de soigner la pierre et les coliques néphrétiques, ainsi que les rétentions d'urine. Pour l'édition de 1898 du Dorvault : *Les térébenthines font depuis très longtemps partie de la matière médicale. Ce sont des excitants énergiques très utiles dans les catarrhes de la vessie ; on les a conseillées aussi dans les catarrhes chroniques des poumons. A l'extérieur, elles sont souvent employées contre les pleurodynies et les rhumatismes musculaires.* On voit qu'elle n'avait rien perdu de son actualité en cette fin de XIXème siècle. Fracastor, *Les trois livres*, 238, 296, 302, 306, 345, 352, 361 ; Matthiole, *Ibid.*, 90 ; Teyssou, *Ibid.*

Terre de Lemnos, terre sigillée. Selon Matthiole (1500-1577), *la terre seellee qui croist en une spelonque* (caverne) *s'apporte de l'isle de Lemnos d'un lieu marescageux. Les habitans du lieu la choisissent, & la meslent avec du sang de chevre : puis la forment en trocisques, & la marquent de l'image d'une chevre, parquoy est nommee des Grecs Shragis aegos, cestadire, Seel de chevre.* On la recommandait mélangée avec du vin, contre les poisons, la diarrhée, les piqures ou morsures des animaux *venimeux*, les plaies et les ulcères. Elle entrait dans la composition de la thériaque. Fracastor, *Les trois livres*, 239, 240, 263, 275, 276, 281, 287, 289, 302, 304, 367 & 368 notes ; Matthiole, *Ibid.*, 752 ; R. Teyssou, *Ibid.*

Thapsia. Il s'agissait du faux fenouil, *Thapsia garganica* L., présent en Sicile et au Maghreb, connu de Theophraste (-372/-287), de Dioscoride (1er siècle), de Pline (23-79) et de Galien (129-201), et qui, à l'époque, remplaçait le turbith comme purgatif. Matthiole (1500-1577) disait de cette plante que son jus et l'écorce de la racine chassaient la bile par le haut et par le bas. Elle avait pour propriété d'attirer les humeurs du plus profond du corps et d'ouvrir et de relâcher les pores du corps. On ne devait pas dépasser quatre oboles de l'écorce ou trois oboles[32] du jus sous peine d'effets indésirables dangereux. Eupnéisante, elle soulageait les douleurs

[32] L'obole pesait douze grains, environ 600 mg.

de côté invétérées et la dyspnée. En topique, elle entrait dans la composition de préparations l'associant au miel, à la cire, à l'encens ou au soufre pour traiter les lèpres, les enflures, les duretés, les douleurs du côté ou du poumon, des pieds ou des jointures. On extrayait de l'écorce de sa racine, la résine de thapsia des apothicaires. Pour Nicolas Lémery (1645-1715), *cette plante... purge la pituite et les sérosités ; mais elle agit avec tant de violence et d'âcreté, qu'on n'ose pas beaucoup en user : on s'en sert extérieurement mêlée dans des onguents, pour la gratelle* (gale) *et les autres maladies de peau.* Adolphe Gubler (1821-1879) soulignait sa puissante action révulsive (qui détournait une humeur ou le principe d'une maladie vers une partie plus ou moins éloignée) qui en faisait un vésicatoire très prescrit à son époque, notamment avec le sparadrap de thapsia, l'emplâtre de thapsia ou le taffetas à la résine de thapsia. Ses indications révulsives étaient les mêmes que celles de l'huile de croton. D'après Emile Perrot (1867-1951), *son nom botanique vient de l'île de Thapsos où le recueillaient les Anciens et de Garganos, dans les Pouilles siciliennes.* Fracastor, *Les trois livres*, 237, 368 notes ; Matthiole, *Ibid.*, 671 ; R. Teyssou, *Ibid.*

Thériaque. De Meuve la définissait ainsi : *C'est une opiate, ou un electuaire mol composé de soixante & trois ingrediens sans y comprendre le vin & le miel.* La thériaque, *theriaca*, était composée de substances végétales : oignon de scille, iris de Florence, gingembre, dictame, spicanard, stoechas, safran, myrrhe, piment, racines de gentiane, de roseau aromatique, de meum, de valériane, de nard celtique. On ajoutait du piment, du scordium, de la cannelle, du jonc odorant, des semences de fenouil, de l'opium et du castoréum. On préparait à part un mélange de miel de Narbonne dans du vin blanc additionné de baume de Judée, de storax, de sagapenum. On incorporait la poudre à ce mélange. On pouvait y ajouter de la réglisse, de la rose, de la gentiane, de l'ail, de la térébenthine ou des vipères. La destinée première de la thériaque était de permettre de résister aux venins. Mais elle guérissait aussi les syncopes, les palpitations et les défaillances cardiaques, les céphalées, les vertiges, la surdité, la vue défaillante, l'épilepsie, la dyspnée, les faiblesses d'estomac, les coliques, les lithiases urinaires, les obstructions de toutes sortes, les fièvres débutantes, les rétentions fœtales ou placentaires et, enfin, la rage. Extérieurement, elle guérissait les morsures de chevaux ou de chiens enragés (De Meuve). On l'appliquait sous forme d'emplâtre sur les bubons, les charbons, les furoncles, les anthrax précisait Nicolas Alexandre (1654-1728), qui en rappelait les utilisations vétérinaires par les paysans chez les chevaux, les bœufs, les moutons, les chèvres, les chiens, les chats, voire les poules ou les pigeons. Il ajoutait : *Ils en font comme une selle à tous chevaux : de sorte que souvent avec la seule thériaque, ils se guérissent eux & leur bétail de diverses maladies, dont peut-être ils auraient bien eu de la peine de se garantir par d'autres remedes.* En 1668, Moïse Charas (1618-1698) lui consacrait un ouvrage intitulé *thériaque d'Andromaque*, du nom du médecin romain qui, au 1er siècle, l'aurait inventée pour Néron (37-68). Sa vogue s'affaiblit à partir de la seconde moitié du XVIIIème siècle ; Wilhelm Heberden (1710-1801) faisait table rase des superstitions contenues dans les anciennes pharmacopées en publiant, en 1745, son *Antitheriaca* dans lequel il dénonçait les recettes saugrenues et les ingrédients souvent répugnants ou infects de l'ancienne matière médicale. Rappelons néanmoins que Théophile de Bordeu (1722-1776), dans ses *Recherches sur quelques points d'histoire de la médecine*, Paris, 1764, était laudatif à propos de ce composé monstrueux *qui dure encore, et, qui durera toujours, qui toujours sera l'écueil de tous les raisonnements, de tous les systèmes et qu'on ne bannira jamais ; elle est, pour ainsi dire, suivant le cœur, suivant l'instinct ou suivant le goût de tous les hommes. Il me semble que la thériaque, qui tient essentiellement des liqueurs spiritueuses, et qui ne peut être suppléée en partie que par le vin et ses préparations, contient éminemment toutes les vertus nécessaires dans les incommodités et beaucoup d'accidents de maladies. Elle console la nature ; elle la remet dans tous les cas de langueur, de faiblesse, de tristesse ; elle réveille les fonctions de l'estomac, toujours en faute dans les maladies ; elle excite dans le corps un tumulte d'ivresse, nécessaire pour vaincre les dérangements de ce viscère important, qui est à tant d'égards un des centres de la vie, de la santé et de l'exercice de toutes les fonctions ; elle réussit dans mille cas qui semblent opposés, parce qu'elle a mille côtés favorables à la santé ; elle réunit, pour ainsi dire, tous les goûts possibles de tous les estomacs.* Effet placebo ? Le Dechambre lui consacrait encore cinq pages, en 1887, et le Dorvault, une rubrique, en 1898. Cette recette polypharmaque venue de la nuit des temps, puisqu'elle aurait été composée avec 54 substances, pour la première fois, par Mithridate VI (-135/-63), figurait encore dans le Dorvault en 1995 ! Fracastor, *Les trois livres*, 239, 240, 287, 301, 325, 328, 354, 355, 368 notes ; De Meuve, *Ibid.,* 590-591 ; Alexandre, *Ibid.*, 1759, 579-580 ; Teyssou, *Ibid.*

Thym, *Thymus vulgaris, Thymus erectis.* Matthiole (1500-1577) en donnait cette pittoresque description : *Le Thym est conneu de tous. C'est une herbe qui produit force branchettes, environnees de plusieurs feuilles, petites, estroittes : elle porte à sa cime de petites testes toutes garnies de fleurs purpurées. Il croist es lieux maigres & pierreux. Il a telle vertu que si on en boit avec du sel & du vinaigre, il purge le phlegme du ventre. Sa decoction est profitable à ceux qui ne peuvent tirer leur aleine, qu'ils ne soyent droits, aux asmatics : il chasse les vers du ventre : il fait sortir les mentrues, l'enfant du ventre de la mère, & l'arrièrefais : il fait uriner... Il est bon à manger à ceux qui ne voyent guères clair. Il est bon en sausse pour ceux qui sont en bonne santé.* Le *temperament* du *Tin,* comme l'écrivait Fuchs (1501-1566*),* était échauffant (substance médicamenteuse qui excitait l'action organique, accélérait la circulation et augmentait la chaleur animale) et desséchant (qui desséchait les ulcères en absorbant le pus ou en arrêtant sa sécrétion) au troisième degré. Il le recommandait dans les mêmes indications que Matthiole mais également pour évacuer la bile et la mélancolie, pour traiter l'épilepsie et les maladies mentales, pour soigner les maladies des articulations, les douleurs lombaires et des membres inférieurs, y compris celles dues à la goutte. Le thym vrai, farigoule, *Thymus vulgaris* L., dont Jean de Renou (1568-1620) disait également qu'*il provoque les mois aux femmes, fait sortir le fruit du ventre, mondifie* (fortifie) *les parties nobles intérieurement, notamment les poumons et soulage merveilleusement la vue*. Cette plante connaissait, dans la seconde moitié du XIXème siècle, un regain d'intérêt pour l'acide thymique ou thymol, isolé en 1719, par Caspar Neumann (1683-1737), antiseptique comparable à l'acide phénique, dont on connaît les applications en marge des découvertes pasteuriennes. Les feuilles avaient les mêmes indications que le serpolet, selon Vitet (1738-1809), mais agissaient avec plus de force : échauffantes (qui excitaient l'action organique, accéléraient la circulation et augmentaient la chaleur animale), excitantes, constipantes. A son habitude, il contestait l'effet stimulant de l'eau distillée de thym et reprochait à l'huile essentielle de brûler la bouche et la langue. Gubler, toujours plus tolérant que son homologue des Lumières, admettait les qualités tonifiantes de la plante, qu'elle partageait avec tous les amers astringents (qui avaient la propriété de provoquer une rétraction des parties qu'ils touchaient et de ralentir ou d'arrêter les évacuations). Utilisée en cuisine comme condiment aromatique, elle possédait un pouvoir répulsif vis-à-vis des insectes. On en confectionnait des tisanes stimulantes et on en préparait des bains fortifiants. L'huile essentielle appliquée sur les dents cariées en cautérisait la pulpe. Fracastor, *Les trois livres*, 280, 328, 360, 369 notes ; Matthiole, *Ibid.*, 430 ; Fuchs, *Ibid.*, 563-564 ; Vitet, *Ibid.*, 482 ; Gubler, *Ibid.*, 357 ; R. Teyssou, *Ibid.*

Tormentille. La tormentille ou potentille, *Potentilla erecta* Hampe, *Tormentilla erecta* L., finalement *Potentilla Tormentilla* Necker, était prescrite à l'intérieur contre les hémorragies, les diarrhées, les dysenteries épidémiques, les fièvres intermittentes. Matthiole (1500-1577) lui attribuait des vertus anti-abortives en boisson et en application avec du vinaigre sur l'abdomen et les lombes. En bain, elle arrêtait les ménorragies. On obtenait le même résultat en enduisant le ventre de la femme avec sa racine broyée et incorporée à du miel et à du nard. A l'extérieur, on l'appliquait aussi sur les gingivites, les ulcères purulents, les contusions, les hématomes. Leonhart Fuchs (1501-1566) contestait l'interprétation que les Modernes donnaient de son *temperament* : loin d'être froide et sèche au troisième degré, son pouvoir astringent (qui avait la propriété de provoquer une rétraction des parties qu'elle touchait et de ralentir ou d'arrêter les évacuations) la montrait bien *privée de froidure* mais cependant desséchante (qui desséchait les ulcères en absorbant le pus ou en arrêtant sa sécrétion) au troisième degré, semblable en cela à la quintefeuille astringente, elle aussi sèche au troisième degré. L'auteur de l'*Historia stirpium* vantait la résistance de la potentille aux venins, son action thérapeutique sur les anévrysmes, les tumeurs de la thyroïde, son efficacité sur la dysenterie, les vomissements et les crachements de sang. Jean de Renou (1568-1620) la recommandait comme sudorifique et dans toutes les *maladies pestilentieuses*. La racine de *Tormentilla erecta* avait, pour Vitet (1738-1809), quelque utilité dans le traitement des diarrhées, de la dysenterie, des hémorragies utérines, des hémoptydsies. Il la prescrivait à l'extérieur : *En gargarismes elle tend à déterger les ulcères de la bouche, à répercuter l'inflammation récente des amygdales & du voile du palais, & à fortifier les gencives*. Gubler (1821-1879), observant une tradition séculaire, attribuait les propriétés astringentes et toniques de sa racine aux tannins qu'elle contenait. A l'extérieur, on l'utilisait contre la leucorrhée, les gingivites, les ulcères, les contusions et les hématomes. A l'intérieur, on l'employait dans la diarrhée, la dysenterie, les hémorragies, la fièvre intermittente. La racine se prenait en poudre : 2 à 4 grammes ; la décoction : 60 grammes de poudre dans 1 litre d'eau, à la dose de 30 à 60 grammes, comme tonique astringent. Son usage persistait, à la fin du XIXème siècle, en décocté, comme astringent. Fracastor, *Les trois livres*, 280, 328, 360, 369 notes ; Matthiole, *Ibid.*, 541 ; Fuchs, *Ibid.*, 184 ; Vitet, *Ibid.*, 296 ; Gubler, *Ibid.*, 359 ; Teyssou, *Ibid.*

Trèfle. Ancien *Trifolium pratense* Matth., *Trifolium pratense* L., pour les Modernes, le plus commun, à fleurs rouges, utilisé par voie buccale ou en topique contre les inflammations. Matthiole (1500-1577) lui attribuait de multiples propriétés thérapeutiques : *La graine & les feuilles beuës en eau sont bones à la pleuresie, à la difficulté d'urine, au mal caduc, aux commencements des hydropisies, aux suffocations de matrice : elles provoquent les menstrues… Les feuilles pilées & beuës avec vinaigre miellé servent contre les piqueures de serpens... On use de la racine aux antidotes.* Fuchs (1501-1566) le considérait comme légèrement astringent (qui avait la propriété de provoquer une rétraction des parties qu'il touchait et de ralentir ou d'arrêter les évacuations), modérément dessicatif (qui desséchait les ulcères en absorbant le pus ou en arrêtant sa sécrétion), digestif (qui avait la propriété de désagréger et de disperser les matières stagnant dans les tissus) ce qui en faisait un bon anti-inflammatoire. Schroeder (1600-1664) estimait que la présence en abondance d'un sel âcre et volatil dans ces plantes les destinait au traitement de l'hypocondrie, de la colique et des *autres affections qui dépendent de l'acide des premières voies*. Lémery (1645-1715) considérait le *Trifolium pratense* comme détersif (qui nettoyait plaies et ulcères), humectant (qui augmentait la liquidité du sang), rafraîchissant (qui diminuait la température du corps), adoucissant, anti-inflammatoire pris en externe comme en interne. Dans le trèfle des prés, *Trifolium pratense, Trifolium repens*, c'était la fleur et les feuilles qui intéressaient Vitet (1738-1809). Les fleurs, car on les prescrivait dans la toux catarrale et dans l'asthme ; les feuilles, car leur suc apaisait un peu la soif des fébricitants et guérissait les pertes blanches, mais n'avait en revanche aucune action sur les *taches des yeux* ou les hémorroïdes. Jourdan (1788-1848) employait l'herbe fleurie avec ce commentaire laconique : *On prétend qu'elle est un peu laxative*. Fracastor, *Les trois livres*, 239, 271, 280, 293, 363 ; Matthiole, *Ibid.*, 491 ; Fuchs, *Ibid.*, 559-560 ; Schroeder, *Ibid.*, 532 ; Lémery, *Ibid.*, 790-791 ; Vitet, *Ibid.*, 356 ; Jourdan, *Ibid.* **2**, 628 ; R. Teyssou, *Ibid.*

Trochisques. Les trochisques, ou pastilles, étaient composés de substances sèches pulvérisées et malaxées dans un liquide, le plus souvent de l'eau ou du vin avec, comme excipient, un mucilage ou de la mie de pain. On leur donnait ensuite la forme d'une tablette, ou d'une pilule, puis, après séchage, on les conservait dans des petits pots. Trochisques d'Andron : trochisques astringents (qui avaient la propriété de provoquer une rétraction des parties qu'ils touchaient et de ralentir ou d'arrêter les évacuations) composés d'alun, sel ammoniac, colcothar, myrrhe, encens, noix de galle, etc. Fracastor, 368 notes ; R. Teyssou, *Ibid.*

Troène. On employait les feuilles et les fleurs du *Ligustrum vulgare* L, pour leurs vertus astringentes (qui avaient la propriété de provoquer une rétraction des parties qu'elles touchaient et de ralentir ou d'arrêter les évacuations), desséchantes (qui desséchaient les ulcères en absorbant le pus ou en arrêtant sa sécrétion), détersives (qui nettoyaient plaies et ulcères) et fluidifiantes. Selon Fuchs (1501-1566) le troène avait le même *tempérament* que le cyprès c'est-à-dire froid et desséchant, doué de vertus cicatrisantes de la bouche et du pénis du fait de leur astringence. Il rappelait que Pline prescrivait le jus de troène pour les affections des tendons et des articulations et recommandait les grains des grappes ou les feuilles pour traiter les pédiculoses. Matthiole (1500-1577) recommandait la décoction des feuilles pour traiter les brûlures, les inflammations, le charbon et affirmait que la macération des fleurs dans de l'huile longtemps exposée au soleil produisait un onguent bon pour les plaies. La macération des fleurs dans de l'eau donnait un breuvage qui calmait les flux de ventre et de matrice, et qui était bon pour les crachements de sang. Feuilles et fleurs étaient prescrites en gargarisme, contre les pharyngites, les aphtes et les gingivites, notamment scorbutiques. Haller (1708-1777) ne l'employait qu'à usage externe : l'infusion des feuilles, astringente, il la prescrivait, en gargarisme et en bains de bouche, dans les angines oedèmateuses et dans les gingivites scorbutiques ; en injection urétrale, il la conseillait dans les blénorragies. L'huile dans laquelle on avait fait macérer ses fleurs servait à cicatriser les glossites. Vitet (1738-1809), après avoir énuméré les vertus thérapeutiques des feuilles, des fleurs et des baies du troène : scorbut, diarrhée, et précisé qu'on en faisait grand cas, ajoutait avec son scepticisme habituel : *Toutes ces propriétés paroissent très-incertaines.* Au XIXème siècle, Jourdan parlait succinctement du *Ligustrum vulgare* L. comme d'un léger astringent peu usité. Mérat (1780-1851) et De Lens (1786-1846), en 1832, plus bavards, nous apprenaient que les feuilles du troène étaient amères et styptiques (astringents), que ses fleurs blanches, chantées par Virgile, *Alba ligustra cadunt* (Tombent les blanches fleurs du troëne), étaient détersives (qui nettoyaient plaies et ulcères) et vulnéraires (cicatrisant des plaies), que leur décoction était usitée dans les maux de gorge, les aphtes, les ulcères scorbutiques de la bouche pour raffermir les gencives. Enfin, le Dorvault de 1898, rejoignait Jourdan et se contentait de résumer les vertus thérapeutiques en une ligne : *Les feuilles et les fleurs passent pour astringents légers…* Fracastor, *Les trois livres*, 285, 353 ; Fuchs, *Ibid.*, 335-336 ; Matthiole, *Ibid.*, 126-127 ; Lémery, *Dictionnaire univ.*, 435 ; Haller, *Ibid.*, 157-158 ; Vitet, *Ibid.*, 287 ; Jourdan, *Ibid.*, **2**, 631 ; François V. Mérat et Adrien De Lens, *Ibid.*, **4**, 114 ; Dorvault, 1898, *Ibid.*, 973.

Turbith minéral. Le sulfate jaune de mercure était connu de Paracelse (1493-1541) et d'Oswald Croll (1560-1609). Joseph

Duchesne (1544-1609) était l'inventeur de pilules composées de polypode de chêne, de raisins de Corinthe, de mirobolans, de fleur de buglosse, de bourrache, de feuilles de séné, de turbith minéral, de racines d'hellébore noir, de myrrhe, de macis, de girofle, de cannelle. Duchesne prescrivait ces pilules dites *Tartarées mélanagogues* dans *diverses maladies, d'autant qu'elles purifient toute la masse du sang de plusieurs corruptions qui sont causes efficientes de beaucoup de maux.* Le turbith minéral était *propre aux fièvres tierces, bâtardes et quartes, à la vérole et à la gale et aux maladies où il y a grande corruption d'humeurs*, renchérira Brice Bauderon (1539-1623) quelques décennies plus tard. Sa formule, sulfate basique de mercure, tenue secrète jusque-là, ne fut donnée qu'en 1608, par le chimiste Jean Beguin (?-?). Puissant vomitif et purgatif, il devint inusité dès le XIXème siècle, sauf en topique, dans l'herpès. Fracastor, *Les trois livres*, 369 notes ; Duchesne, *Ibid.*, 336-337. R. Teyssou, *Ibid.*

Tussilage, *Tussilago Farfara* L., ou, pas-d'âne, herbe aux pattes, herbe de saint Quirin. De temps immémoriaux, les fleurs séchées de tussilage étaient recommandées pour calmer la toux, lutter contre l'essoufflement, faciliter l'expectoration. Les feuilles étaient prescrites dans les épanchements de la plèvre et dans la phtisie pulmonaire. Fuchs (1501-1566) leur attribuait un *tempérament* un peu ambivalent : *Les feuilles verdes de Pas d'Asne ont une admistion de substance aqueuse : tellement que par cest raison elles peuvent estre dictes froides, & humides. Mais elles sont plus acres, estans seches : & par ce chaudes... Les fueilles de Pas d'Asne, broyées & avec miel appliquées, remedient aux Erisipelles, & à toutes inflammations. Ces mesmes seches, bruslees, guerissent ceux, qui sont vexez de seche toux, & de difficulté d'aleine, quant par un entonnoir, ils en reçoivent la fumée, la bouche ouvert. Elles rompent les abcés du Thorax. Lamesme peut la racine prise en parfum. Et jette hors la portee de l'enfant mort, cuicte en eau miellee, & prinse en breuvage.* Schroeder (1600-1664) proposait de fumer dans une pipe un mélange de feuilles hachées avec de la poudre de succin et des grains d'anis pour arrêter les catarrhes qui tombaient sur la trachée ou les poumons. Vitet (1736-1809) la considérait comme un bon expectorant dans l'asthme, la phtisie, la péripneumonie, la toux catarrhale. William Cullen (1712-1790) comme Louis Alibert (1766-1837), doutait de son efficacité dans le traitement de la tuberculose. Le tussilage faisait partie des quatre fleurs pectorales (spécifiques des affections du poumon) avec le bouillon blanc, le coquelicot, la mauve et on l'utilisait encore au XIXème siècle, dans ce mélange, comme antitussif et expectorant. Fracastor, *Les trois livres*, 304 ; Fuchs, *Ibid.*, 107 ; Schroeder, *Ibid.*, **1**, 536 ; Vitet, *Ibid.*, 149 ; R. Teyssou, *Ibid.*

Valériane, *Valeriana officinalis L.*, valériane sauvage, Phu. Fuchs (1501-1566) l'appelait Valerienne et rappelait que les Latins la désignaient sous la double dénomination de *Phu* ou de *Nardus sylvestris*. De *tempérament,* elle était chaude et sèche au second degré. Gaspard Bauhin (1560-1624), tout comme Fracastor du reste, parlait de *Phus magnus, minus et minimum* et renvoyait à Matthiole (1501-1577) pour ses qualités thérapeutiques que celui-ci énumérait ainsi : diurétique, bonne pour la douleur du côté, emménagogues (provoquant les règles), alexitère (contrepoison), efficace contre la peste et les piqures d'animaux venimeux. On disait de la petite valériane qu'elle exerçait un pouvoir attractif irrépressible chez les chats. De Meuve (?- ?) en connaissait également de trois sortes : la grande, la moyenne et la petite. La grande était la meilleure. Selon Jean de Renou (1568-1620), la petite valériane *a une vertu échauffante* (substance médicamenteuse qui excitait l'action organique, accélérait la circulation et augmentait la chaleur animale) *et alexitère* (contrepoison) *; voilà pourquoi quelques-uns l'appellent thériacale, aussi on la mêle souvent parmi les antidotes ; outre-ce, elle a la propriété de provoquer les urines et les menstrues*. On utilisait, le plus souvent, un infusé des racines. La valériane était considérée, jusqu'au début du XXème siècle, comme un antispasmodique puissant, destiné essentiellement à traiter les maladies nerveuses. On la disait fébrifuge, sédative, antihystérique et surtout antiépileptique : Lazare Rivière (1589-1655) semblait en avoir parlé le premier et Domenico Panaroli (1587-1657) l'avoir expérimentée avec succès. Pierre Pomet (1658-1699), la recommandait dans les maladies des femmes, mais aussi dans l'asthme, la toux, l'hydropisie, les obstructions hépatiques et l'épilepsie. Haller (1708-1777) ne dérogeait pas à ce qui était pour lui une évidence : la valériane était un puissant antiépileptique :

J'ai guéri complettement avec le suc de la racine de Valériane, une demoiselle de condition, qui étoit véritablement épileptique et des accès de laquelle j'avais été témoin. Il utilisait également l'huile distillée de valériane. A l'appui de sa conviction, il citait Simon Auguste David Tissot (1728-1797) qui était le plus catégorique : *La valériane est devenue le remède de confiance de tous les médecins éclairés : je lui dois la guérison d'un grand nombre d'épilepsies essentielles. Je suis persuadé que quand elle ne guérit pas, c'est parce que le mal est incurable.* Au siècle suivant, dès 1808, Jean Louis Alibert (1766-1837) ne partageait plus cet engouement et constatait son inefficacité, chaque fois qu'il l'avait utilisée dans cette indication. En 1839, Jonathan Pereira (1804-1853) partageait la même opinion. Enfin, Adolphe Gubler (1821-1879), en 1866, émettait ce jugement définitif : *En somme, malgré l'exemple fameux de Fabius Columna* (célèbre guérison de ce membre d'une illustre famille napolitaine), *la valériane est d'une faible ressource contre l'épilepsie proprement dite : les succès qu'on a obtenus se rapportent à des cas d'hystérie épileptiforme.* Jean-Baptiste Fonssagrives (1823-1884), en 1866, lui reconnaissait trois propriétés : antispasmodique, dépresseur de la soif et régulateur du système nerveux. Fracastor, *Les trois livres*, 238 ; Matthiole, *Ibid.*, 32-33 ; Bauhin, *Ibid.*, 262-263 ; De Meuve, *Ibid.*, 615 ; Haller, *Ibid.*, **1**, 68, 69 ; Tissot, *Traité de l'épilepsie*, Lausanne, 1770, 309 ; R. Teyssou, *Ibid.*

Vatrachium : Fracastor, *Les trois livres*, 237, 368 notes, voir Baratrachium.

Verdet. Le vert-de-gris, *aerugo*, verdet, était un acétate de cuivre, plus ou moins basique dû à l'oxydation de lames de cuivre immergées dans du marc de raisin. On l'appelait aussi *aes viride* ou *verde rame* (Matthiole). Il n'était utilisé qu'en applications externes, dans les onguents ou les emplâtres, en raison de sa toxicité. Mais on soulignait sa causticité : *Le verdegris se montre acre au gouster, il resout, diminue, consume non seulement la chair tendre, ains aussi la dure* (Matthiole). On employait ses qualités détersives (qui nettoyaient plaies et ulcères) sur certaines lésions cutanées : *Tout verdegris restraint, attenue, eschauffe, guerit les cicatrices des yeux, en fait sortir les larmes, reprime les* *ulceres corrosifs, contregarde les plaies d'inflammation, cicatrise les ulceres incorporé avec huile & cire, cuit avec miel oste les callosités, & mondifie les ulceres sales...* (Matthiole). Il entrait dans la composition de l'onguent égyptiaque avec le miel, l'alun et le vinaigre, onguent réputé efficace contre la gangrène, la suppuration et toute pourriture. Le verdet favorisait la détersion rappelait Vitet (1738-1809) mais, intérieurement, le verdet & les crystaux de Vénus (symbole alchimique du cuivre) étaient un poison. Néanmoins il le prescrivait dans les *ulcères dont les chairs sont molles, spongieuses, élevées & arrosées d'un pus séreux ou sanieux* ; dans les *ulcères de la cornée* et dans les *ulcères de jambe. L'Officine* de 1898 le proposait encore en collyre dans les ulcérations de la paupière, et, à l'extérieur, *pour réprimer les chairs fongueuses, les excroissances syphilitiques*. Fracastor, *Les trois livres*, 237, 325, 354, 368 notes ; Matthiole, *Ibid.*, 737 ; Vitet, *Ibid.*, 324 ; R. Teyssou, *Ibid.*

Verveine, *Verbena officinalis* L., verveine commune, l'herbe aux enchantements, était une plante magique que les druides récoltaient avec une truelle d'or. Matthiole (1500-1577) écrivait à son propos : *Il n'y a herbe qui tienne plus de la noblesse romaine, que l'herbe sacrée, qu'aucuns appellent Peristereon, les Latins verbenaca. C'est l'herbe que les Ambassadeurs portent vers l'ennemi. La table de Jupiter est nettoyée de cett'herbe, les maisons en sont purgées & benittes... Les magiciens sont bien plus enragés après cett'herbe, disant que ceux qui se frottent de cett'herbe obtiennent tout ce qu'ils desirent, qu'elle chasse les fievres, fait que les personnes s'entr'aiment, & qu'elle guerit toute maladie.* Elle était essentiellement utilisée, en raison de sa nature chaude et dessicative (qui desséchait les ulcères en absorbant le pus ou en arrêtant sa sécrétion), dans les douleurs céphaliques de cause froide. Dépouillée de ses attributs sacrés, à l'instar de la sauge, elle survivra chez les herboristes comme tisane somnifère et, bouillie avec du vinaigre, comme cataplasme dans les pleurésies. Sa tisane se donnait comme stomachique et diaphorétique (qui provoquait la transpiration). Elle desséchait et resserrait, affirmait également Fuchs (1501-1566) qui la recommandait pour traiter le feu Saint-Antoine (ergotisme), les morsures de serpents et des bêtes rampantes, la ladrerie (lèpre), les fièvres quotidianes ou quartes, l'épilepsie. Pour l'anecdote, Fuchs affirmait : *On dit que si on arrouse une salle de l'eau, ou la vervaine aura trempé, ceux qui assisteront au bancquet, s'en trouveront tous resjouis.* Gaspard Bauhin (1560-1624) conseillait sa décoction dans du vin pour désopiler (qui détruisait les obstructions) le foie, les reins et les poumons. Il ajoutait que *l'eau distillée au mois de juin, en prenant 3 onces le matin & le soir pendant huit jours, guerit l'epanchement de bile, & resiste aux venins, & à la peste.* Vitet (1738-1809) déniait toute activité thérapeutique démontrée à la *Verbena officinalis* : qu'elle favorise l'expectoration, qu'elle soit efficace dans la guérison des inflammations pulmonaires, qu'elle lève les obstructions du foie et de la rate, qu'elle soit vermifuge, qu'elle traite les lithiases biliaires, qu'elle cicatrise les plaies, qu'elle calme les céphalées et les conjonctivites, bien malin qui pourrait l'affirmer en l'absence de preuve expérimentale ! Quel avenir connut cette plante magique, célébrée par les druides, réputée pour avoir la propriété magique de susciter l'amour et de produire des ensorcellements, l'*Herbe sacrée,* l'*Herbe à tous les maux* ? Le Dorvault de 1898 consacrait son abandon par les médecins en rappelant qu'elle était *inusitée aujourd'hui, si ce n'est chez les gens de la campagne, qui font bouillir les feuilles avec du vinaigre et les appliquent ensuite sur le point douloureux dans la pleurésie.* Mais laissons à Gubler (1821-1879) le mot de la fin : *Somme toute, la verveine est une plante simplement amère et légèrement tonique, qui ne se distingue par aucune vertu spéciale*. Fracastor, *Les trois livres*, 238, 328 ; Matthiole, *Ibid.*, 589 ; Fuchs, *Ibid.*, 408-409 ; Bauhin, *Ibid.*, 2, 494 ; Vitet, *Ibid.*, 273 ; Dorvault 1898, *Ibid.*, 981 ; Gubler, *Ibid.*, 369 ; R. Teyssou, *Ibid.*

Vinaigre. Le vinaigre avait, depuis Galien (129-201), la réputation d'être à la fois chaud et froid et apocroustique (astringent et répercussif) ou seulement répercussif (qui poussait et chassait les humeurs). En application externe, il empêchait la surinfection des ulcères, prévenait la gangrène, dissolvait les humeurs séreuses et oedémateuses. Pour Matthiole (1500-1577) : *Le vinaigre refroidit & retraint. Il est bon à l'estomac, il donne appetit. Il estanche le sang de quelque part qu'il vienne ou le beuvant ou se tenant assis dedans. Cuit parmi les viandes sert aux flux de ventre. On en met sur les playes sanglantes : appliqué avec laine qui a son suin, ou* *avec esponge empesche les inflammations : il engarde le fondement & la matrice de tomber : item guerit les gencives rongees & sanglantes.* C'était un contrepoison éprouvé contre les venins de serpents, l'opium, la ciguë, l'if, les champignons vénéneux. Schroeder (1600-1664) rappelait que Sylvius buvait une cuillérée de vinaigre avant d'aller visiter ses malades pour se préserver de la peste. L'explication par Vitet de la fermentation acétique valait d'être rapportée tant elle reflétait les conceptions chimiques de son époque, 1780 : Le vinaigre, disait-il, *est un fluide produit du vin par la fermentation acéteuse, faisant effervescence avec les alchalis, formant avec eux des sels neutres ; teignant en rouge le sirop violat ; d'une saveur acide, d'une odeur acéteuse plus ou moins vive suivant qu'il est plus ou moins privé de phlegme*. Les indications dépassaient de loin les contre-indications, ce qui méritait d'être souligné chez l'auteur de la *Matière médicale réformée ou pharmacopée médico-chirurgicale.* En effet *l'Acetum* dilué dans de l'eau sucrée calmait la soif, diminuait la chaleur du corps et la transpiration, avait une action diurétique, retardait la contagion. Il était préventif des maladies consécutives aux fatigues de la canicule, au confinement dans un air altéré par des matières putrides. Par contre, il ne prévenait pas la rage ni les maladies inflammatoires au début. Le Dorvault de 1898 citait évidemment les travaux de Pasteur sur le *Mycoderma aceti* mais l'utilisation en thérapeutique restait identique : coupé d'eau, il était légèrement diurétique et sudorifique, efficace dans les affections bilieuses, putrides, scorbutiques, hémorragiques. Enfin, de tous temps, il a été considéré comme propre à éviter la contagion, même si cette propriété a été un peu exagérée. Fracastor, *Les trois livres*, VII, 46, 48, 169, 230, 266, 274, 278, 280, 281, 286, 287, 288, 290, 293, 297, 303, 316, 346, 353, 354, 368 notes ; Matthiole, *Ibid.*, 722 ; Schroeder, *Ibid.*, **1**, 569 ; Vitet, *Ibid.*, 343-344 ; Dorvault, 1898, *Ibid.*, 996 ; R. Teyssou, *Ibid.*

Violette : *Viola odorata* L.. Elle faisait partie des cinq cordiales (qui augmentait rapidement la chaleur du corps), les autres étant la buglosse, l'œillet, la bourrache et le souci. On recommandait également la violette dans le traitement de la toux, de la pharyngite, de la pleurésie. Mais ses indications allaient bien au-delà : fièvre, céphalée, constipation, maladies des reins et lithiases urinaires. Le sirop violat, *syrupus violatus*, pouvait être simple (violette et sucre) ou composé. On y incluait alors de la semence de coing et de mauve, du jujube, de l'eau de courge et des sebestes. On le prescrivait dans les trachéites, la pleurésie mais également dans les fièvres et les maladies aiguës et bilieuses. Matthiole (1500-1577) écrivait à propos notamment de ses applications gynécologiques et obstétricales : *Ses fleurs seches sont bones en decoction contre les inflammations de la matrice, & pour attirer le flus menstrual, recevant la fumée d'icelle par une selle perce : avec miel guerissent les ulceres de la bouche, avec cerat les fentes et crevasses du fondement. La graine prinse en bruuage du poids de deux drachm. avec du vin, ou appliquée en mode de pessaire, avec du miel, attire les menstrues des femmes, l'arrierefais, & l'enfant hors du ventre. Les racines avec du vinaigre amolissent la dureté de la ratelle, & allegent les podagres.* Selon Brice Bauderon (1539-1623), *le syrop violat rabat l'acrimonie de la bile, tempère la chaleur des viscères, lâche le ventre en lenissant* (adoucissant) *et profite aux maladies de la poitrine, il est propre au commencement aux inflammations de côté et à l'âpreté de la trachée-artère et en l'ardeur des fièvres aiguës et apaise la soif.* La fleur de la *Viola odorata* facilitait l'expectoration dans la toux catarrale et dans l'asthme pituiteux, associée au coquelicot, à la mauve, à la guimauve. Le sirop de violette était plus efficace dans les toux essentielles et convulsives, dans l'asthme convulsif, dans l'inflammation essentielle des poumons avec difficultés d'expectoration, dans les fièvres avec oppression, inflammation, soif. Les étamines des fleurs étaient indiquées pour l'épilepsie. Les feuilles étaient relachantes. Les semences étaient diurétiques et émétisantes. La racine était purgative. Le miel violat augmentait l'expectoration, plus que le sirop. *La conserve de violette pouvait faire expectorer avec facilité, & adoucir l'arrière-bouche, la trachée-artere & les bronches pulmonaires.* Dans le Dorvault de 1898, la violette sèche était employée en infusion comme béchique (antitussif calmant et adoucissant) et mucilagineuse. Le rhizôme de violette, émétisant, contenait un principe actif, la violine, proche de l'émétine. Fracastor, *Les trois livres*, 285, 305 ; Matthiole, *Ibid.*, 509 ; Vitet, *Ibid.*, 159-160 ; Dorvault 1898, *Ibid.*, 999 ; R. Teyssou, *Ibid.*

Vipère. La vipère commune, *Vipera berus* Daud., était connue, redoutée et exploitée pour ses qualités médicinales, jusqu'au XIXème siècle finissant. Sous le haut patronage de Galien (129-201), les anciens médecins lui accordaient d'innombrables indications : les fièvres malignes et pestilentielles, la lèpre, la syphilis, la petite vérole, le scorbut, les rhumatismes, la paralysie, la rage. Matthiole (1500-1577) avait écrit : *La chair des vipères cuite et mangee esclaircit la vue, aide fort aux debilites des nerfs, & garde de croistre les ecrouelles… La chair des vipères est chaude et dessicative* (qui desséchait les ulcères en absorbant le pus ou en arrêtant sa sécrétion)... *Elle purge le corps universellement par les pores de la peau…* Cardan prétendait qu'elle guérissait *les tabides* (malades qui étaient consumés par le marasme) *et ceux qui ont les poulmons ulcérés… les ladres, veroles, & qui contre toute esperance les engraisse, & guerit ceux qui sont de tout abandonnés… la teste de vipere liee dedans un linge & pendue au col, est un grand remede contre les esquinances* (inflammations de la gorge)... Jean de Renou (1568-1620) affirmait en 1624 que *la chair des vipères est doüée d'une vertu grandement dessicative & digestive* (qui avait la propriété de désagréger et de disperser les matières stagnant dans les tissus), *& mediocrement eschauffante, voylà pourquoi estant avalée elle se faict bien tost voir en l'habitude & superfici du corps, où elle pousse tous les excremens et tout le venin qui peut estre au dedans, & le consume quant & quant*. On lui attribuait donc des vertus alexipharmaques (qui protégeaient des poisons), sudorifiques, dépuratives, diurétiques et aphrodisiaques. Certaines parties de l'animal possédaient des indications spécifiques. Ainsi, comme on l'a vu, les têtes desséchées, portées en collier, guérissaient les laryngites aiguës ; la graisse était souveraine contre la variole ou les fièvres et, en topique, efficace contre les maladies articulaires ou nerveuses ; le fiel, et l'eau distillée de vipères, étaient sudorifiques ; on appliquait la poudre de peau de vipère sur les morsures d'animaux venimeux. Antoine J.-L. Jourdan (1788-1848) rappelait les recettes pour obtenir le vin de vipère : *On préparait ce vin, autrefois peu usité aujourd'hui tombé totalement en désuétude, soit en faisant périr une vipère vivante dans du vin, soit en faisant fermenter des vipères hachées en morceaux avec du moût de raisin dans un* *tonneau.* Adolphe Gubler (1821-1879) écrivait, en 1868 : *De tous ces usages, un seul subsiste encore maintenant ; mais nous pouvons affirmer sans crainte qu'il n'est pas moins irrationnel que les autres. Si la vipère commune tient aujourd'hui la place de la vipère d'Egypte dans la formule compliquée de la thériaque, c'est qu'une tradition, respectable par son antiquité même, la protège contre les sévérités de la science moderne.* Fracastor, *Les trois livres*, 56, 229, 239, 318, 362 ; Matthiole, *Ibid.*, 213-216 ; Jourdan A. J. L., *Pharmacopée universelle ou conspectus des pharmacopées…*, Paris, 1828, **1**, 584 ; R. Teyssou, *Ibid.*.

Vitriol. Le vitriol, dans ses trois variétés, était connu de Dioscoride (1er siècle) et de Pline (23-79). On identifiait : le vitriol bleu ou couperose bleue, sulfate de cuivre ; le vitriol vert ou couperose verte, sulfate de fer cristallisé, et le vitriol blanc ou couperose blanche, sulfate de zinc cristallisé. Ce dernier, qui figurera longtemps dans le codex comme astringent (qui avait la propriété de provoquer une rétraction des parties qu'il touchait et de ralentir ou d'arrêter les évacuations) énergique destiné aux affections buccales, était également utilisé dans les ulcères de la peau en concurrence avec l'alun. On l'administrait en cas d'empoisonnement par les champignons vénéneux. Selon Matthiole (1500-1577) : *Le vitriol restraind, eschauffe, & fait venir escarre. Mangé du poids d'une drachme* (3,6 g), *ou prins avec miel, fait mourir les vers larges du ventre : il fait vomir, beu avec de l'eau est bon à ceux qui ont mangé des champignons venimeux : detrampé en eau, & instillé avec de la laine dedans les narines, purge le cerveau…* Jean de Renou (1568-1620) signalait ses effets secondaires fâcheux sur l'estomac, pour lequel il était corrosif et vomitif. De Meuve (?- ?) disait du vitriol pris intérieurement qu'il était chaud et desséchant (qui desséchait les ulcères en absorbant le pus ou en arrêtant sa sécrétion) au quatrième degré. Astringent, il conservait les chairs trop humides et les resserrait en consumant leurs sérosités. Il confirmait son activité vermifuge et son pouvoir alexipharmaque (qui protégeait des poisons) vis-à-vis des champignons vénéneux. L'huile de vitriol, la quintessence du vitriol pour les alchimistes, qui y cherchaient la pierre philosophale, était obtenue par distillation du vitriol vert (sulfate de fer). Très corrosive, elle n'était jamais employée seule, mais diluée ou associée à des décoctions ou à des conserves (préparations pharmaceutiques molles obtenues en mélangeant du sucre à une pulpe de fruit ou à une poudre qui lui donnaient sa consistance). L'eau de vitriol, ou eau forte, acide sulfurique, H_2SO_4, possédait les mêmes propriétés. Fracastor, *Les trois livres*, 237, 295, 344 ; Matthiole, *Ibid.*, 755 ; De Meuve, *Ibid.*, 627 ; R. Teyssou, *Ibid.*

Xylobalsamon. C'était le bois du baumier, *Balsamodendrum* ou *Commiphora.* Il se présentait sous forme de petits branchages très fins, longs d'une dizaine de centimètres. La décoction de ce bois dans de l'eau soulageait les douleurs abdominales, chassait les crudités (substances n'ayant pas subi la coction qui les rendrait assimilables), traitait les convulsions, était diurétique, guérissait les morsures des bêtes venimeuses, si l'on en croit Matthiole (1500-1577) qui s'en contentait mais préférait le baume extrait de l'arbre ou même les graines, tous les deux beaucoup plus difficiles à se procurer. Renou (1568-1620) confirmait cette rareté et soupçonnait les apothicaires de lui substituer des succédanés sans vertus thérapeutiques comme le lentisque. Au XIXème siècle on le trouvait encore dans les pharmacopées aux côtés du légendaire baume de la Mecque, comme excitant nervin. Appelé également baume de Judée, d'Egypte, de Constantinople, selon sa provenance, il était également produit par le *Commiphora opobalsamum* Engle, et renommé depuis l'Antiquité comme un précieux cosmétique par les femmes orientales, jusqu'à une époque récente. Le baume obtenu par incision était le plus précieux. Il ne parvenait pas en Europe, car réservé aux grands seigneurs turcs ou arabes. On a vu que seul le baume obtenu par ébullition des rameaux et des feuilles de l'arbre était exporté. On le considérait comme un cicatrisant des lésions externes. En interne, on le prescrivait dans les affections respiratoires chroniques. Il figurait dans la thériaque, mais quel ingrédient n'y figurait pas ! Fracastor, *Les trois livres*, 238 ; Matthiole, *Ibid.*, 47 ; Renou, *Ibid.*, 311 ; Dorvault, *Ibid.* 1850, 146.

Zédoaire : la zédoaire officinale était le rhizome du *Koempferia rotunda*, originaire des Indes, selon le Mérat et De Lens, ou du *Curcuma zedoaria* Rosc., selon le Dechambre, dénomination plus récente. On l'utilisait comme stomachique. On la considérait également comme un excellent sudorifique, vermifuge et alexipharmaque (qui protégeait des poisons). Matthiole (1500-1577) la classait parmi les remèdes chauds et secs au second degré. Elle était carminative, dissipait la mauvaise haleine résultant de la consommation du vin, de l'ail ou de l'oignon, elle était anti-diarrhéique et alexitère vis-à-vis des morsures des animaux venimeux. Elle résolvait les apostèmes de l'utérus, calmait les vomissements et les douleurs coliques. Schroeder (1600-1664) considérait le vinaigre de zédoaire comme un excellent préservatif contre la peste. Lémery (1645-1715) décrivait la *Zedoaria longa*, racine longue, blanchâtre, du diamètre d'un auriculaire et la *Zedoaria rotunda*, coupée en rondelles séchées, grisâtre, toutes deux discussives (qui dissipaient les humeurs accumulées dans un engorgement ou une tumeur), atténuantes (qui fluidifiaient les humeurs), carminatives (qui chassaient les gaz), alexipharmaques (qui protégeaient des poisons), antidiarrhéique, emménagogue (qui déclenchaient les règles), abstersif (qui enlevait les sécrétions à la surface des tissus lésés). Vitet (1738-1809) l'utilisait comme sialagogue mais soulignait son action échauffante sur la bouche, l'œsophage et l'estomac. Par ailleurs, il la prescrivait dans l'apoplexie, la léthargie, la paralysie et les aphasies. Il l'employait associée au nitre *dans les maladies fébriles avec affoiblissement des forces vitales & musculaires.* Il doutait de son efficacité comme cataménial (qui déclenchait les règles), comme vermifuge et dans le traitement de l'asthme et des coliques venteuses. Gubler (1823-1879), comme Lémery un siècle auparavant, distinguait la zédoaire longue, *Curcuma zedoaria*, de la zédoaire ronde, *Curcuma aromatica* Roscoë dotées toutes deux des mêmes propriétés thérapeutiques : stomachiques, vermifuges, sudorifiques et alexipharmaques (qui protégeaient des poisons). Elle entrait dans la composition du baume de Fioravanti[33]. Selon le Dorvault de 1898 : *Tous ces produits sont des excitants fort peu employés aujourd'hui*. Fracastor, 238, 331 ; Matthiole, *Ibid.*, 359 ; Schroeder,

[33] Ce baume contenait de multiples ingrédients : gomme arabique, galbanum, oliban, myrrhe, gomme de lierre, bois d'aloès, petit galanga, girofle, consoude, cannelle, noix de muscade, noix de zédoaire, gingembre, dictame blanc, musc et ambre gris, tous ces composants pilés et mêlés étant arrosés de térébenthine, d'huile de laurier et d'eau-de-vie. Il était réputé pour déterger et raviver les plaies, pour prévenir la gangrène et fortifier les tendons.

Ibid., **1**, 567 ; Lémery, *Ibid.*, 835-836 ; Vitet, *Ibid.* 200 ; Gubler, *Ibid.*, 373 ; R. Teyssou, *Ibid.*

Bibliographie

Alexandre (Dom Nicolas), *Dictionnaire botanique et pharmaceutique contenant les principales proprietez des minéraux, des végétaux et des animaux d'usage avec les préparations de pharmacie internes et externes les plus utiles en médecine & en chirugie, le tout tiré des meilleurs auteurs, sur tou des Modernes, ouvrage utile aux jeunes pharmaciens & chirurgiens, aux Hôpitaux, aux Communeautés, & aux personnes charitables qui pansent les Pauvres. Par ****, Paris, 1748.

Alexandre (Dom Nicolas), *Dictionnaire botanique et pharmaceutique*... Paris, 1759.

Anglada Charles, *Traité de la contagion pour servir à l'histoire des maladies contagieuses et des épidémies,* Paris, 1853.

Alpinus Prosper, *De praesigienda vita et morte aegrotantium libri septem in quibus ars tota hippocratica praedicendi in aegrotis varios morborum eventus,...* Venise, 1785 ; Fracastor, *Hieronymi Fracastorii Veronensis* M.D.V.CI. *De diebus criticis libellus porrojudicari in morbis est, quum morbi augescunt, aut in alium morbum transeunt, aut desinunt. Hippocr. de Affectionibus,* Venise, Alde, 1735.

Bauderon Brice, *La pharmacopée de Bauderon reveüe, et exactement corrigée…* par François Verny… Lyon, 1681.

Bauhin Gaspard, *Histoire des plantes de l'Europe et des plus usitées qui viennent d'Asie, d'Afrique et d'Amérique...*, Lyon, 1706.

Beau J.H.S., *De la contagion dans les maladies, Concours pour une chaire de pathologie médicale... présentée et soutenue en juin 1851*, Paris, 1851.

Boissier de Sauvage F., *Les chefs-d'œuvre de monsieur Sauvage ou recueil de dissertations qui ont remporté le prix dans différentes académies…* Lyon, 1770.

Boissier de Sauvage F., *Nosologie méthodique ou distribution des maladies…*, Lyon, 1772,

Bordeu, *Oeuvres complètes*, Paris, 1818.

Bouchut Eugène, *Nouveaux éléments de pathologie générale et de séméiologie*, Paris, 1857.

Boyle Robert, *Nouveau traité... sur la convenance des remèdes spécifiques avec la philosophique des corpuscules & sur l'usage & les propriétés des médicaments simples*. De la traduction de Mr Rostagny, Lyon, 1689.

Bretonneau Pierre Fidèle, *Traité de la dothinentérie ou de la spécificité*, publié la première fois d'après les manuscrits originaux… par le Dr. Louis Dubreuil-Chambardel… Paris, 1922.

Cagnard de Latour Ch., Mémoire sur la fermentation vineuse présenté à l'Académie des sciences le 12 juin 1837, *Annale de Chimie et de physique*, **68**, 206-222.

Calmette A., *L'infection bacillaire et la tuberculose chez l'homme et les animaux…*, Paris, 1920.

Céline, *Cahiers 3, Semmelweis et autres écrits médicaux*, Paris, 1977.

Charas Moyse, *Pharmacopée royale galénique et chymique*, Lyon, 1753.

Chomel J.B., *Abrégé de l'histoire des plantes usuelles, contenant leurs différens noms latins, français et vulgaires, leur dose, leurs principales compositions en pharmacie, et la manière de s'en servir,* Paris, 1804.

Chomel A.F., *Elémens de pathologie générale,* Paris, 1817.

Chométy Ph., Rossellini Michèle, *Traduire Lucrèce Pour une histoire de la réception française du De rerum natura (XVI*e*-XVIII*e *siècle),* Paris, 2017.

Clerc N.G., *Medicus veri amator ad appolineae artis alumnos,* Moscou, 1764.

Cornil A.V., Babes V., *Les bactéries et leur rôle dans l'étiologie, l'anatomie et l'histologie pathologiques des maladies infectieuses*, Paris, 1890.

Corvisart J.N., *Essai sur les maladies et les lésions organiques du cœur et des gros vaisseaux*, Paris, 1818

Dechambre A, *Dictionnaire encyclopédique des sciences médicales,* Paris, 1864-1889.

Delattre Léon, *Essai sur l'histoire de la saignée,* thèse, Paris, 1886.
De Meuve, *Dictionnaire pharmaceutique ou plûtost apparat medico pharmaco-chymique dans lequel est contenu en francoys...,* Paris, 1678.
Dézeimeris J.E., *Dictionnaire historique de la médecine ancienne et moderne,* Paris, 1828-1839.
Diemerbroeck Isbrandi de, *Tractatus de peste in quatuor libros distinctus Truculentissimi morbi historiam ratione & experientia confirmatam exhibens, Ab auctore emendatus plurimisque in locisadauctus*, Amsterdam, 1665.
Dieulafoy Georges, *De la contagion*, thèse présentée au concours pour l'agrégation… le 29 avril 1872, Paris, 1872.
Dodoens Rembert, *Histoire des plantes, en laquelle est contenue la description entiere des herbes, c'est à dire, leurs Especes, Forme, Noms, Temperament, Vertus et Operations : non seulement de celles qui croissent en ce païs, mais aussi des autres estrangeres qui viennent en usage de Medecine.* Par Rembert Dodoens Medecin de la Ville de Malines. Nouvellement traduite de bas Aleman en François par Charles de l'Escluse, Anvers, 1567.
Dorvault François, *L'officine ou répertoire général de pharmacie pratique,…* troisième édition considérablement augmentée, Paris, Labé, 1850.
Dorvault François L. M., Würtz Frédéric, *L'officine ou répertoire général de pharmacie pratique…* treizième édition entièrement revue et augmentée par Frédéric Würtz, Paris, Asselin & Houzeau, 1893.
Dorvault François L. M., Würtz Frédéric, *L'officine ou répertoire général de pharmacie pratique…* quatorzième édition entièrement revue et augmentée par Frédéric Würtz, Paris, Asselin & Houzeau 1898.
Duchesne Joseph, *La pharmacopée des dogmatiques*, Paris, 1629.
Duchesne Joseph, *Traicté familier de l'exacte préparation spagyrique des médicaments, pris d'entre les minéraux, animaux et végétaux, avec une brève response au livret de Jacques Aubert…* Paris, 1630.
Duclaux E., *Pasteur, Histoire d'un esprit*, Paris, 1896.

Dulieu Louis, La microbiologie à Montpellier avant l'ère pastorienne, *Bulletin de l'Académie Nationale de Médecine*, **174,** N° 3-6, 13, 20, 27 mars 1990, 371-376.

Dulieu Louis, *La médecine à Montpellier, De la première à la troisième république*, tome IV, 2ème partie, Avignon, Octobre 1990.

Dumesnil René, *Histoire illustrée de la médecine*, Paris, 1935.

Eloy Nicolas F.J., *Dictionnaire historique de la médecine ancienne et moderne,* Mons, 1778.

Fernel Jean, *Universa medicina,* Maastricht, 1626.

Fernel Jean, *La Pathologie de Jean Fernel premier médecin de Henri II roy de France ouvrage très utile à ceux qui s'appliquent à la guérison des maladies du corps humain mis en françois par A.D.M. docteur en medicine,* Paris, 1655.

Fernel Jean, *Les sept livres de la thérapeutique…*, Paris, 1655.

Fernel, *Le meilleur traitement du mal vénérien, 1579,…* Le Pileur …Paris, 1879.

Fracastor, *De diebus criticis libellus...,* Venise, Alde, 1735 in Alpinus Prosper, *De praesigienda vita et morte...*

Fracastor, *La syphilis...,* traduction et commentaires d'Alfred Fournier, Paris, 1869.

Fracastor, *Syphilis sive morbus gallicus* … Christine Dussin, Paris, 2009.

Fracastor, *Les trois livres de Jérôme Fracastor sur la contagion, les maladies contagieuses et leur traitement*, traduction et notes par Léon Meunier. Paris, 1891.

Hyeronymi Fracastorii Veronensis *Opera Omnia…* ex tertia editione, Venetiis, apud Juntas, 1584, préface.

Fuchs Leonhart, *L'histoire des plantes mis en commentaire par Leonart Fuschs medecin tresrenomme et nouvellement traduict de Latin en Françoys avec vraye observation de l'auteur, en telle diligence que pourra temoigner cette œuvre presente,* Lion, 1560.

Gilibert Jean-Emmanuel, *Histoire des plantes d'Europe ou élémens de botanique pratique*, Lyon, 1798.

Grasset J., *L'art de prescrire, étude de thérapeutique générale*, Montpellier, Paris, 1885.

Greenblatt S., *Quattrocento*, Paris, 2011.

Gubler Adolphe, *Commentaires thérapeutiques du codex medicamentarius,* Paris, 1868.
Gubler Adolphe, *Cours de thérapeutique*, Paris, 1880.
Guéneau de Mussy Henri, *Aperçu de la théorie du germe contage. De l'application de cette théorie à l'étiologie de la fièvre typhoïde. Considérations sur les moyens prophylactiques*, Paris, 1877.
Guibourt, *Histoire naturelle des drogues simples…*, Paris, 1869.
Haller, Alb. de, *Histoire des plantes suisses ou matière médicale et de l'usage économique des plantes…* traduit du latin…, Berne, 1791.
Heursel-De Meester V., Delmotte Robert, *Archéologie végétale des simples d'après Dodonée, Matthioli, C. Clusius etc. Plantes identifiées selon les principes de Linnée et autres botanistes modernes...* Ypres, 1912.
Hutten, Ulric de, *Livre... sur la maladie française & sur les propriétés du bois de gaïac*, orné d'un portrait de l'auteur précédé d'une notice historique sur sa vie et ses ouvrages, traduit du latin, accompagné de commentaires par le Dr F.-F.-A. Potton, Lyon, 1865.
Hildenbrand J.V. von, *Du typhus contagieux suivi de quelques considérations sur les moyens d'arrêter ou d'éteindre la peste de guerre et autres maladies contagieuses...*, traduit de l'allemand avec un discours préliminaire… par J.-Charles Gasc…, Paris, 1811.
Hippocrate, Littré, *Œuvres complètes*, Paris, 1839-1861.
Hoffmann Friedrich. *La médecine raisonnée de Mr Fr. Hoffmann.* Premier Médecin du Roi de Prusse, Paris, 1739-1743.
James Robert, *Dictionnaire universel de médecine…*, Paris, 1746-1749.
Jourdan A.J.L., *Pharmacopée universelle ou conspectus des pharmacopées…*, Paris, 1828.
Leclerc Henri, *Précis de phytothérapie*, Paris, 1922.
Lémery Nicolas, *Cours de chymie contenant la manière de faire des opérations qui sont en usage dans la médecine,* Paris, 1713.
Lémery Nicolas, *Dictionnaire universel des drogues simples,* Paris, 1760.
Lémery Nicolas, *Pharmacologie universelle contenant toutes les compositions de pharmacie qui sont en usage dans la médecine,*

tant en France que par toute l'Europe ; leurs vertus, leurs doses, les manières d'opérer les plus simples et les meilleures avec un lexicon pharmaceutique, plusieurs remarques et des raisonnements sur chaque opération... 5ème édition, Paris, 1763-1764.

Lucrèce, *De la nature des choses*, M. Nisard, Paris, 1843.

Matthiole Pierre André, *Commentaires... sur les six livres de Ped. Dioscoride...*, Lyon, 1579.

Mérat F.V., de Lens A.J.,., *Dictionnaire universel de matière médicale, contenant l'indication, la description et l'emploi de tous les médicaments connus dans les diverses parties du globe,* Paris, 1829-1834.

Mérat F.V., de Lens A.J., *Supplément au dictionnaire universel de matière médicale et de thérapeutique générale...*, Paris, 1846.

Moreau de Jonnes, *Rapport au conseil supérieur de santé sur le choléra-morbus pestilentiel (1831),* Paris, 1831.

Ozanam J.A., *Histoire médicale générale et particulière des maladies épidémiques, contagieuses et épizootiques,* Lyon, 1835.

Paré A., *Oeuvres complètes d'Ambroise Paré...* par J.-F. Malgaigne, Paris, 1841.

Panckouke, *Dictionnaire des sciences médicales par une société de médecins...*, Paris, 1812-1822.

Perrot Em., *Matières premières usuelles du règne végétal...*, Paris, 1943-1944.

Pomet Pierre, *Histoire générale des drogues*, Paris, 1735.

Pouteau Cl., *Œuvres posthumes*, Paris, 1783.

Pringle, *Observations sur les maladies des armées dans les camps et les garnisons suivies de mémoires sur les substances septiques et anti-septiques et de la réponse à De Haen et à Gaber* ; Encyclopédie des sciences médicales, Paris, 1837.

Quincy John, *Pharmacopée universelle raisonnée où l'on trouve les critiques des principales préparations...*, Parsydenhamis, 1749.

Rayer P., *De la morve et du farcin chez l'homme*, Paris, 1837.

Renou Jean de, *Le grand dispensaire médicinal,* Lyon, 1623.

Renou Jean de, *Les œuvres pharmaceutiques*, Lyon, 1637.

Reuter de Rosemont Louis, *Histoire de la pharmacie à travers les âges*, Paris, 1932.

Schroeder J., *La pharmacopée raisonnée de Schröder commentée par Michel Ettmuller,* Lyon, 1698.
Sennert Daniel, *Institutionum medicinae libri V* ... Wittemberg, 1645.
Sennert Daniel, *Practicae medicinae*, Wittemberg, 1652-1664.
Serres (Olivier de), *Le théatre d'agriculture et le mesnage des champs*, Paris, 1605.
Singer Charles, *Histoire de la biologie*, édition française par le Dr. F. Gidon ...Préface du Dr. Laignel-Lavastine... avec 181 figures, Paris, 1934.
Sobel André, *La vie tragique de Philippe I. Semmelweis, sauveur des mères*, Paris, thèse, 1934.
Sydenham, *Médecine pratique... avec des notes... traduit en françois sur la dernière édition angloise par feu M.A.F. Jault...*, Paris, 1784.
Tardieu Ambroise, *De la morve et du farcin chroniques chez l'homme et les solipèdes*, thèse de doctorat, Paris, 1843.
Teyssou Roger, *La médecine à la Renaissance.* L'Harmattan, Paris, septembre 2002.
Teyssou Roger, *Dictionnaire mémorable des remèdes d'autrefois*, Paris, 2007.
Teyssou Roger, *Quatre siècles de thérapeutique médicale du XVIème au XIXème siècle en Europe,* Paris, 2007.
Triaire Paul, *Bretonneau et ses correspondants ouvrage comprenant la correspondance de Trousseau et de Velpeau avec Bretonneau...,* Paris, 1892.
Vallery-Radot, *La vie de Pasteur*, Paris, 1900
Vitet Louis, *Matière médicale réformée ou pharmacopée médico-chirurgicale contenant l'exposition méthodique des médicaments simples...,* Lyon, 1780.
Zehnacker Hubert, Fredouille J.-C., *Littérature latine*, Paris, 2009.

Sciences

aux éditions L'Harmattan

Dernières parutions

ONTOGÉNÈSE ET VARIATIONS GÉNÉTIQUES DE L'ARCHITECTURE DU SYSTÈME RACINAIRE DES MONO ET DICOTYLÉDONES MODÈLES

Varin Sébastien

Dans un contexte de changements globaux mondiaux, les plantes modèles sont prévues pour servir comme aide importante dans la compréhension du développement, de mécanismes de communications, de la production d'énergies, biocarburants, matériaux, aliments à partir des plantes. Interface biologique majeure au rôle clef dans un grand nombre de processus et en raison de sa sensibilité à l'environnement, le système racinaire sera présenté puisqu'il démontre une plasticité considérable mais contrainte génétiquement. Cette synthèse correspond au deuxième point d'une étude constituée de quatre tomes.

(26.50 euros, 254 p.)

ISBN : 978-2-343-10045-6, ISBN EBOOK : 978-2-14-003146-5

PLASTICITÉ ET INSTABILITÉ DÉVELOPPEMENTALE

Concept en biologie – Exemple des végétaux

Varin Sébastien

La plasticité est une idée introduite par Woltereck en 1909, juste après la séparation conceptuelle du génotype et du phénotype par Johannsen. Depuis, le caractère plastique des traits et le caractère évolutif du phénomène de plasticité ont été négligés. Or, Darwin l'avait prédit en signalant qu'il n'avait pas suffisamment insisté sur le rôle de l'environnement dans sa théorie de l'évolution. Cette étude est basée sur une rétrospective clarifiée du concept de Plasticité dans le monde animal et végétal. Cette synthèse correspond au premier point d'une étude constituée de quatre tomes.

(30.00 euros, 290 p.)

ISBN : 978-2-343-10046-3, ISBN EBOOK : 978-2-14-003147-2

IMPLICATION DES BACTÉRIES SOLVANTOGÈNES ET RHIZOBACTÉRIES ÉMETTRICES DE COV DANS LES CHANGEMENTS GLOBAUX ET LA PLASTICITÉ

Varin Sébastien

Les composés organiques volatils participent à des phénomènes perturbant les équilibres de l'atmosphère et contribuent aux changements globaux. Ils sont

surtout émis par les sources biogènes. Ce livre est le quatrième point d'une étude composée de quatre tomes. Il s'intègre parfaitement dans une optique philosophique de biomimétisme. Il présente : les connaissances actuelles des échanges d'informations médié par des volatils entre les bactéries, les plantes et mammifères comme l'homme, et enfin, les perspectives techniques du concept de Plasticité des organismes dans ce contexte de changements globaux.
(45.00 euros, 542 p.)
ISBN : 978-2-343-10043-2, ISBN EBOOK : 978-2-14-003264-6

RHIZOBACTÉRIES ET PGPR ÉMETTRICES DE COMPOSÉS ORGANIQUES VOLATILS ET IMPLICATION PERMACULTURALE-AGRO-ÉCOLOGIQUE
Varin Sébastien
Les systèmes agricoles durables (biodynamie, agroforesterie, agroécologie et permaculture) reposent sur une cohérence milieu-système très forte, où le contexte pédoclimatique a une grande importance. L'équilibre de ce milieu vivant et complexe dépend de celui des hommes, des animaux, des plantes et des micro-organismes du sol. Ces derniers représentent une importante part de la biodiversité de la planète. C'est à ce compartiment vivant et aux effets des rhizobactéries sur la plasticité des plantes, qu'est consacré ce livre correspondant au troisième point d'une étude constituée de quatre tomes.
(35.50 euros, 344 p.)
ISBN : 978-2-343-10044-9, ISBN EBOOK : 978-2-14-003265-3

BAROMÈTRES, MACHINES PNEUMATIQUES ET THERMOMÈTRES
Chez et autour de Pascal, d'Amontons et de Réaumur
Locqueneux Robert
Cet ouvrage présente à la fois une histoire et une anthologie des travaux de quelques physiciens qui ont conçu et fabriqué des baromètres, des machines à vide et des thermomètres, instruments qui, en leur temps (XVIe et XVIIIe siècles), furent des inventions nouvelles. Les travaux de trois auteurs sont privilégiés : Pascal, Amontons et Réaumur avec une remise en contexte de leurs ouvrages, des événements qui les motivent, des travaux qui les inspirent, des questions qu'ils se posent et des phénomènes qu'ils veulent interpréter.
(Coll. Acteurs de la Science, 21.00 euros, 204 p.)
ISBN : 978-2-343-04995-3, ISBN EBOOK : 978-2-336-37182-5

CE MONDE QUI VIENT
Sciences, matérialisme et posthumanisme au XXIe siècle
Basquiat Jean-Paul - Préface de Paul Basquiat
Le monde qui vient sera ce que nous en ferons. Encore faut-il avoir le courage de regarder l'avenir en face. C'est à cet effort salutaire que cet opuscule invite le lecteur. Appuyé sur les recherches les plus pointues, il propose de décrypter sous tous ses aspects le monde nouveau porté par l'évolution des sciences et des techniques.
(Coll. Questions contemporaines, 10.00 euros, 66 p.)
ISBN : 978-2-343-05055-3, ISBN EBOOK : 978-2-336-36475-9

MANUEL DES PROBABILITÉS OU MATHÉMATIQUES DE L'INCERTAIN
Laloire Jean-Claude - Préface de Michel Delecroix
Ce manuel présente les aspects pratiques de l'analyse des données et les aspects théoriques des probabilités. Cela permet à la fois de comprendre les phénomènes observés, d'en déduire une prévision et ainsi de se projeter vers l'avenir avec un maximum de sécurité. Les méthodes proposées s'appliquent aussi bien aux sciences humaines qu'aux sciences biologiques et médicales et sont mises en pratique à l'aide de nombreux exercices corrigés.
(48.00 euros, 504 p.)
ISBN : 978-2-343-04627-3, ISBN EBOOK : 978-2-336-36043-0

MILLE ANS D'ASTRONOMIE ET DE GÉOPHYSIQUE
D'Aristote au haut Moyen Âge
De Felice Pierre
Le ciel et la terre sont observés depuis la plus haute antiquité. Ne disposant pas d'instruments de mesure appropriés, les hommes proposent des explications incluant l'action divine ou s'en affranchissant. D'Aristote (IVe siècle avant J.-C.) jusqu'à Isidore de Séville (VIe-VIIe siècles après J.-C.), les auteurs grec, latin, médiéval ont compilé et décrit les connaissances de leur temps sur les astres, les phénomènes atmosphériques et géophysiques en tentant de démythifier le monde qui les entoure. Ce livre illustre aussi le difficile processus de naissance de la connaissance.
(Coll. Acteurs de la Science, 14.00 euros, 128 p., Illustré en noir et blanc)
ISBN : 978-2-343-03816-2, ISBN EBOOK : 978-2-336-36544-2

LA VALEUR DE L'ESPÈCE
La biodiversité en questions
Lherminier Philippe
Philippe Lherminier est généticien; il propose de s'interroger sans faux-semblant sur la valeur de l'espèce. Que perd-on lorsqu'une espèce s'éteint ? Quelle valeur disparaît ? Il y a de multiples réponses : l'espèce vaut parce qu'elle est utile ou inutile, abondante ou rare, connue ou inconnue, ancienne ou récente, proche ou lointaine, ressemblante ou différente de l'homme, comprise ou mystérieuse.
(Coll. Acteurs de la Science, 13.50 euros, 128 p.)
ISBN : 978-2-343-04141-4, ISBN EBOOK : 978-2-336-35913-7

QUESTIONNEMENTS D'UN OCÉANOGRAPHE
Une immersion dans le monde de la recherche et les questions éthiques qu'elle soulève
Pichevin Thierry
Ce livre décrit de l'intérieur le travail de recherche en océanographie physique de Thierry Pichevin, son contexte, ses méthodes et ses enjeux procurant ainsi au lecteur une immersion dans le quotidien d'un chercheur. D'autre part, il procède à l'analyse éthique rigoureuse des questionnements rencontrés, tout en montrant que tout chercheur peut être confronté à des questionnements comparables.
(22.00 euros, 226 p.)
ISBN : 978-2-343-03444-7, ISBN EBOOK : 978-2-336-35786-7

À L'OMBRE DES FORÊTS
Usages, images et imaginaires de la forêt
Sous la direction de Philippe Billet, Claire Harpet et Jean-Philippe Pierron
Qu'est-ce qu'une forêt ? De quoi sont faites les forêts ? Nous construisons tous une image de la forêt empreinte de vécus et d'imaginaires, procédant d'une accumulation de souvenirs, de connaissances et de représentations médiatiques et institutionnelles. A l'aune d'une prise de conscience de la finitude des ressources naturelles et du changement climatique, il est fondamental de savoir ce que la «forêt» veut dire.
(Coll. Éthique, droit et développement durable, 26.00 euros, 248 p.)
ISBN : 978-2-343-02807-1, ISBN EBOOK : 978-2-336-35819-2

UN BOTANISTE AUTOUR DU MONDE
Afrique, Amérique, Australie
Delange Yves
L'auteur, botaniste, nous invite à la découverte des différents milieux naturels peu connus des Européens, notamment ceux encore peu altérés par la civilisation et caractéristiques de formations extrêmement riches sur le plan de la diversité biologique, tels que les mattorales ou hauts plateaux mexicains, le bush, le veld et le fynbos en Afrique australe, ou encore le mulga, le mallee et la jarrah forest australiens.
(Coll. Biologie, écologie, agronomie, 25.00 euros, 256 p.)
ISBN : 978-2-343-03492-8, ISBN EBOOK : 978-2-336-35415-6

VOYAGES D'UN BOTANISTE EN EURASIE
France, Scandinavie, Italie, Grèce, Japon, Inde, Cambodge
Delange Yves
L'auteur, botaniste, nous présente ici nombre d'espèces végétales, à travers ses récits de voyages, des pays du nord de l'Europe jusque dans la lointaine Asie, avec des séjours dans différents espaces méditerranéens. Il livre également de nombreuses informations recueillies au cours de rencontres avec différentes cultures, concernant les productions agricoles, l'alimentation, les traditions culinaires, mais aussi diverses spiritualités vouées aux cultes de la nature, en Inde et en Extrême-Orient.
(Coll. Biologie, écologie, agronomie, 21.50 euros, 224 p.)
ISBN : 978-2-343-03491-1, ISBN EBOOK : 978-2-336-35416-3

COELACANTHE (LE), UNE ESPÈCE ANIMALE À L'ÉPREUVE DES MÉDIAS
Barrère Florent
Le coelacanthe est l'objet de bien des fantasmes : affaire commerciale dans les îles Comores ; course au «spécimen» naturalisé dans les muséums ; étude anatomique dans le seul but de conforter l'hypothèse du «grand-père de l'Homme»... Devenu à ses dépens vedette médiatique, le coelacanthe s'extraira de ce marasme par un retour à son objet scientifique initial : dans les années quatre-vingt, le coelacanthe est enfin filmé dans son milieu naturel.
(Coll. Champs visuels, 20.00 euros, 192 p.)
ISBN : 978-2-296-99785-1, ISBN EBOOK : 978-2-296-53096-6

L'HARMATTAN ITALIA
Via Degli Artisti 15; 10124 Torino
harmattan.italia@gmail.com

L'HARMATTAN HONGRIE
Könyvesbolt ; Kossuth L. u. 14-16
1053 Budapest

L'HARMATTAN KINSHASA
185, avenue Nyangwe
Commune de Lingwala
Kinshasa, R.D. Congo
(00243) 998697603 ou (00243) 999229662

L'HARMATTAN CONGO
67, av. E. P. Lumumba
Bât. – Congo Pharmacie (Bib. Nat.)
BP2874 Brazzaville
harmattan.congo@yahoo.fr

L'HARMATTAN GUINÉE
Almamya Rue KA 028, en face
du restaurant Le Cèdre
OKB agency BP 3470 Conakry
(00224) 657 20 85 08 / 664 28 91 96
harmattanguinee@yahoo.fr

L'HARMATTAN MALI
Rue 73, Porte 536, Niamakoro,
Cité Unicef, Bamako
Tél. 00 (223) 20205724 / +(223) 76378082
poudiougopaul@yahoo.fr
pp.harmattan@gmail.com

L'HARMATTAN CAMEROUN
TSINGA/FECAFOOT
BP 11486 Yaoundé
699198028/675441949
harmattancam@yahoo.com

L'HARMATTAN CÔTE D'IVOIRE
Résidence Karl / cité des arts
Abidjan-Cocody 03 BP 1588 Abidjan 03
(00225) 05 77 87 31
etien_nda@yahoo.fr

L'HARMATTAN BURKINA
Penou Achille Some
Ouagadougou
(+226) 70 26 88 27

L'HARMATTAN SÉNÉGAL
10 VDN en face Mermoz, après le pont de Fann
BP 45034 Dakar Fann
33 825 98 58 / 33 860 9858
senharmattan@gmail.com / senlibraire@gmail.com
www.harmattansenegal.com

www.ingramcontent.com/pod-product-compliance
Lightning Source LLC
LaVergne TN
LVHW010936061026
849535LV00007B/2424
* 9 7 8 2 3 4 3 1 3 4 5 2 9 *